静脉信息编码与辨识

王 军　王国庆　李 明　著

科学出版社
北　京

内 容 简 介

本书首先对比分析了指纹、语音、掌纹、虹膜和人脸识别等技术的特点和问题，讨论了基于手部静脉信息设计识别系统的鲜明特点和重要意义，然后以设计鲁棒静脉识别系统为研究目的，以手部多源静脉图像信息为主要研究对象，以由浅及深的特征编码模型为研究脉络，设计实现了多种有效的静脉特征编码模型，取得了极高的身份认证成功率，充分证明了所提出模型用于静脉及其他类型图像识别问题的有效性，对于推动手部静脉信息识别在安全领域的应用具有重要的意义。

本书可供从事图像处理、模式识别（尤其是生物特征识别方向）研究的专业人员以及信息处理、计算机科学等专业的研究生、教师、工程技术人员和科研人员参考使用。

图书在版编目（CIP）数据

静脉信息编码与辨识 / 王军，王国庆，李明著. —北京：科学出版社，2018.9
ISBN 978-7-03-058801-2

Ⅰ. ①静… Ⅱ. ①王… ②王… ③李… Ⅲ. ①手–静脉–身份认证–特征识别 Ⅳ. ①R319

中国版本图书馆 CIP 数据核字（2018）第 212415 号

责任编辑：惠 雪 曾佳佳 / 责任校对：彭 涛
责任印制：张克忠 / 封面设计：许 瑞

科 学 出 版 社 出版
北京东黄城根北街 16 号
邮政编码：100717
http://www.sciencep.com

北京凌奇印刷有限责任公司印刷
科学出版社发行 各地新华书店经销
＊

2018 年 9 月第 一 版　开本：720×1000　1/16
2024 年 10 月第二次印刷　印张：17
字数：340 000
定价：129.00 元
（如有印装质量问题，我社负责调换）

前　言

　　静脉图像由于其特有的特征丰富、体内分布和活体检测等特性正逐步成为主流的生物特征识别模型之一。然而，其潜在的成像特性导致存在成像系统特殊、成像对比度低等问题，从而使得设计鲁棒静脉特征编码模型比较困难。为了设计实现有效的基于静脉信息的身份认证模型，本书依循由浅及深的图像特征编码模型设计的思路提出了多种有效的静脉识别框架，同时通过实验证明所提出框架也可用作其他类型图像识别任务。

　　（1）为解决无高质量开源静脉数据库供研究问题，本书在对现有静脉采集设备相关介绍基础上，设计了第一代手背静脉图像采集设备，并采集构建了共计 500 幅图像的小型数据库。为解决所采集静脉图像对比度低的问题，本书提出基于图像质量评价参数反馈的光照自适应控制策略，并通过设计有效手部多源信息同步采集结构实现第二代采集装置（手部多源生物特征信息同步采集装置），构建了一定规模的手部多源生物特征信息数据库，为后续识别算法设计打下基础。

　　（2）为改进传统静脉图像对比度增强模型存在引入伪静脉信息的缺陷，本书提出静脉图像组分信息分解模型，该模型将静脉图像定义为静脉信息、光照信息和高斯噪声信息乘积加和，设计能通过凸优化策略求解的能量函数，通过对目标函数的最小化过程解得光照组分估计结果，并基于该结果进行偏置修复得到准确的对比度增强结果。采用经典阈值分割方法对偏置修复前后和其他类型增强方法处理后的结果进行分割，通过实验结果对比证明所提出静脉图像预处理方法的有效性。

　　（3）为解决传统的基于静脉骨架信息进行模板匹配模型存在的分割结果不准确、模板信息覆盖度不完整导致的识别效果较差问题，本书设计有效的邻域最大类间距离阈值分割方法对经过偏置修复的静脉图像进行准确分割，随后经过细化和去毛刺得到准确的单像素分布二值静脉图像，提出改进模板生成策略得到更加完整的匹配模板，之后通过计算待匹配图像和模板图像修正的豪斯多夫距离（modified Hausdorff distance, MHD）得到相对准确的识别结果。为解决单一拓扑结构模板匹配模型对较大规模图像匹配准确性低的问题，本书对分割后图像提取宽度分布模型（width distribution model, WDM）特征，在对特征进行有效选择后将其映射至 Hough 变换空间计算图像相似度，在识别决策阶段对模板匹配相似度和 WDM 特征相似度进行线性融合，得到具有极高识别率的静脉骨架特征提取和识别模型。

（4）为利用局部不变性特征提取模型在非接触采集静脉图像中的抗干扰特性，首先设计实验证明了传统基于局部不变性特征（local invariant feature, LIF）模型的静脉识别系统的弊端，即其中必备的对比度增强预处理过程对于关键点检测和实际匹配结果具有相反作用。为解决这一问题，分别从改进特征提取和匹配策略、有效特征选择策略设计两个方面进行改进模型的设计。针对第一种改进模型，在特征提取阶段用基于核映射实现的根尺度不变转换特征（root scale-invariant feature transform, RootSIFT）代替传统的尺度不变性特征（scale-invariant feature transform, SIFT）模型，在匹配阶段，提出全新的镜像匹配策略，可以有效地去除类内及类间的误匹配，进而得到准确的匹配识别结果。第二种改进模型为特征选择方法设计，利用之前模板生成策略中的偏置修复和邻域最大类间分布阈值方法得到稳定的分割结果，并基于该分割结果组合得到特征选择模板，将其用于原图像提取 SIFT 特征点的选择，基本将所有误匹配结果全部去除，得到稳定的匹配识别结果。

（5）为解决多类型图像分布静脉数据库有效特征提取模型设计困难问题，本书提出质量依赖型特征编码模型。首先，设计无参考图像质量评价模型对多类型静脉样本进行分类，得到质量二分类结果。其次，在特征设计阶段，基于 Fisher 准则设计邻域最优阈值寻找策略，并基于邻域方差分布统计关系设计二进制编码权值得到有效的改进型局部二进制编码模式（discriminative local binary pattern, DLBP）特征编码模型。最后，在特征提取阶段，对于预处理得到的高质量静脉图像，直接进行特征编码值和对应权值计算得到特征分布直方图；对于低质量静脉图像，首先对其直接进行特征编码值计算，随后对经过偏置修复的图像计算对应编码权值，将两者组合得到最终特征表示，经过大量实验设计证明了所提出方法的有效性和普适性。

（6）为解决现有特征编码模型表征能力不足问题，提出利用深度卷积神经网络设计端到端静脉特征学习和分类模型。为解决样本不足导致深度网络模型训练难收敛、易过拟合问题，分别提出结构自生长网络模型和相似图像知识迁移网络模型。在基于静脉图像直接训练网络模型实验设计中，本书首先初始化一个单隐层网络结构，之后通过网络结构自生长准则迭代得到与样本库规模匹配的具有一定特征学习能力的静脉识别模型。在相似图像知识迁移网络模型设计阶段，为了充分利用已训练完成的卷积神经网络（convolutional neural network, CNN）结构具有的极强特征表达能力，本书提出基于相似图像知识迁移的网络微调策略，通过利用邻域网络模型训练样本之间潜在相似性可以一方面加快网络收敛，另一方面避免由于源训练样本和目标样本之间差异大而引起的网络过拟合问题。在相似图像选择策略方面，本书提出基于稀疏字典元素相似性的图像选择模型，该方法的有效性通过网络模型的微调和有效识别结果的得出得到验证。

（7）为解决无基于静脉信息的性别判定模型问题，本书基于稀疏滤波模型设计了无监督特征学习方法，并通过对所学习特征子空间分布进行有监督聚类得到具有性别属性的二分类结果，充分证明了基于静脉信息进行性别认证思路的可行性。之后为了提高现有分类结果精度，对之前训练完成的知识迁移网络的损失函数和输出层进行改进设计，并以性别判定为目标进行二次微调，最终得到可同步进行性别和身份判定的模型。

此外，通过观察无监督聚类结果和设计的质量评价分组结果发现其属性空间分布具有高度一致性，从而利用无监督性别判定模型替代原有的基于图像对比度信息的快速锐化（constrast information fast sharpness of mages, CFISH）的质量评价模型，得到可同时实现性别判断和身份认证的多模态静脉信息挖掘模型。

（8）为解决基于单一生物特征信息进行身份认证存在的可靠性和稳定性相对较差的问题，本书提出手部多源生物特征编码和识别模型。分析所构建的手部多源生物特征数据库具有的多尺寸分布特性，基于 Fisher 准则和 1×1 卷积核组设计了特征编码层，并利用该层替代导致现有网络中只能接受固定尺寸输入的全连接层，得到可同步接受不同尺寸输入的深度特征编码网络，并通过多源样本库输入解决训练样本不足问题，最终得到有效的手部多源生物特征信息认证模型。此外，本书还通过实验发现所提出的深度特征编码网络模型能够通过编码层的设计同步学到通用性和任务特定性特征表示，并且通过设计对比实验（尺寸归一化和直接输入）发现多尺寸分布样本同时训练可以大大改善网络识别结果。

本书受到国家自然科学基金项目（61876184）、中国矿业大学研究生教育教学改革研究与实践项目（YJSJG-2018-005）、中国矿业大学学科前沿科学研究专项项目（2018XKQYMS26）等项目的资助和支持。

限于作者水平，书中难免存在疏漏和不足之处，恳请读者批评指正！

作　者

2018 年 5 月初

目　　录

前言

1 绪论 ··· 1
　　1.1 手部多源信息认证的研究意义 ·· 1
　　1.2 生物特征识别技术 ··· 2
　　　　1.2.1 生物特征识别技术概况 ·· 2
　　　　1.2.2 生物特征识别系统性能评价准则 ··························· 5
　　1.3 静脉识别研究现状 ··· 7
　　　　1.3.1 静脉识别特点和系统构成 ···································· 7
　　　　1.3.2 静脉识别系列产品 ··· 9
　　　　1.3.3 静脉图像采集系统设计相关研究 ························· 10
　　　　1.3.4 静脉匹配技术相关研究 ······································ 11
　　1.4 本书研究内容 ··· 15
　　　　1.4.1 本书主要研究工作 ··· 15
　　　　1.4.2 本书的章节安排 ·· 18

2 手部多源生物特征信息采集系统 ··· 22
　　2.1 静脉图像采集简介 ··· 22
　　2.2 单源手背静脉图像采集装置设计 ·································· 23
　　　　2.2.1 成像光源系统设计 ··· 23
　　　　2.2.2 图像传感器及镜头设计 ···································· 28
　　　　2.2.3 第一代单源手背静脉图像采集装置 ····················· 32
　　2.3 基于质量评价的自适应光照控制策略 ··························· 34
　　　　2.3.1 图像锐化及对比度分布描述子 ··························· 36
　　　　2.3.2 图像光照组分估计 ··· 38
　　2.4 多源信息同步采集及数据库建立 ·································· 43
　　　　2.4.1 手部多源生物特征信息同步采集装置设计 ············ 43
　　　　2.4.2 手部多源生物特征图像数据库构建 ····················· 48
　　2.5 本章小结 ··· 50

3 静脉骨架提取与匹配 ·· 52
　　3.1 静脉图像模板生成 ··· 52

3.2 基于光照背景估计的鲁棒静脉图像分割 ……………………………… 53
　　3.2.1 静脉图像分解及不均匀分布修正 ………………………… 53
　　3.2.2 基于偏置修正的鲁棒静脉图像分割 ……………………… 60
3.3 改进模板生成及匹配识别 ……………………………………………… 68
　　3.3.1 静脉分割图像细化与裁剪 ………………………………… 68
　　3.3.2 鲁棒静脉匹配模板生成 …………………………………… 70
　　3.3.3 基于 MHD 判定的模板匹配 ……………………………… 72
3.4 基于 WDM 特征的改进匹配策略设计 ………………………………… 75
　　3.4.1 宽度信息描述子生成 ……………………………………… 76
　　3.4.2 基于 WDM 和改进模板匹配的鲁棒静脉识别实验 ……… 79
3.5 本章小结 ………………………………………………………………… 81

4 对比度增强依赖静脉图像特征编码模型 …………………………………… 84
4.1 特征编码模型鲁棒性 …………………………………………………… 84
4.2 依赖编码模型分析 ……………………………………………………… 85
　　4.2.1 基于 SIFTs 的对比度依赖特征编码模型分析 …………… 85
　　4.2.2 先进对比度增强方法 ……………………………………… 88
　　4.2.3 对比度依赖模型问题分析实验 …………………………… 92
4.3 基于镜像匹配策略的模型改进 ………………………………………… 101
　　4.3.1 特征点镜像匹配策略设计 ………………………………… 101
　　4.3.2 RootSIFT 特征提取 ………………………………………… 104
　　4.3.3 匹配实验设计及结果分析 ………………………………… 106
4.4 区域选择编码与匹配 …………………………………………………… 109
　　4.4.1 基于谷形算子的层级静脉分割方法设计 ………………… 111
　　4.4.2 特征提取及选择模板生成策略 …………………………… 117
　　4.4.3 识别实验与结果分析 ……………………………………… 122
4.5 本章小结 ………………………………………………………………… 130

5 静脉图像质量依赖纹理编码模型 …………………………………………… 133
5.1 图像质量评价的反馈 …………………………………………………… 133
5.2 局部二进制编码特征 …………………………………………………… 134
　　5.2.1 传统 LBP 编码方法 ………………………………………… 134
　　5.2.2 圆形邻域 LBP ……………………………………………… 135
　　5.2.3 Uniform LBP 模型 ………………………………………… 137
5.3 最大类间方差型二进制特征编码 ……………………………………… 138
　　5.3.1 改进型局部二进制编码模式（DLBP）模型原理 ………… 140

5.3.2　$DLBP_{P,R}^{ri}$ 模型特性分析 ································· 142
　　　5.3.3　$DLBP_{P,R}^{ri}$ 最优阈值计算 ································· 145
　5.4　质量依赖静脉识别实验 ··· 146
　　　5.4.1　基于 CFISH 的静脉图像质量分组 ························· 148
　　　5.4.2　基于 $DLBP_{P,R}^{ri}$ 的分组静脉图像特征提取和匹配策略设计···· 152
　　　5.4.3　识别实验与结果分析 ·· 154
　5.5　本章小结 ··· 163

6　相似图像知识迁移网络模型 ··· 165
　6.1　高鲁棒迁移学习模型 ·· 165
　6.2　深度卷积神经网络模型 ··· 165
　　　6.2.1　DCNN 模型历史发展 ·· 167
　　　6.2.2　DCNN 模型分析 ·· 168
　6.3　基于结构自生长静脉识别模型 ···································· 174
　　　6.3.1　静脉识别网络结构设计 ····································· 175
　　　6.3.2　小样本网络结构自生长策略 ······························· 176
　　　6.3.3　结构自生长网络训练方法 ·································· 177
　　　6.3.4　结构自生长静脉网络识别实验 ···························· 179
　6.4　基于相似图像知识迁移网络的静脉识别 ························ 185
　　　6.4.1　基于稀疏字典元素分布的图像相似度判定准则 ········ 186
　　　6.4.2　"粗到细"网络微调策略设计 ······························· 191
　　　6.4.3　基于线性分类指导的任务特定知识迁移网络训练 ····· 193
　　　6.4.4　改进边界分布 SVM ·· 194
　　　6.4.5　识别实验与结果分析 ·· 196
　6.5　本章小结 ··· 202

7　多源多模态手部生物特征信息挖掘 ···································· 205
　7.1　双模态识别网络 ··· 205
　7.2　静脉图像潜在性别判定信息挖掘 ································· 206
　　　7.2.1　基于生物特征信息的性别判定模型相关研究 ··········· 207
　　　7.2.2　基于滤波器模型的静脉性别信息表征 ···················· 209
　　　7.2.3　基于无监督特征学习模型（USFL）的静脉性别信息表征··· 215
　7.3　静脉图像多模态信息挖掘 ·· 219
　　　7.3.1　性别依赖多模态静脉图像编信息码模型 ················· 219
　　　7.3.2　基于相似图像知识迁移的静脉图像多模态信息挖掘 ·· 226
　7.4　手部多源生物特征信息深度编码和识别 ························ 233

  7.4.1 深度卷积神经网络模型相关研究分析 …………………… 234
  7.4.2 深度特征编码网络模型设计 …………………………………… 236
  7.4.3 基于 DFLCN 的手部多源信息识别实验 ………………… 239
 7.5 本章小结 …………………………………………………………… 241
参考文献 …………………………………………………………………… 242
后记 ………………………………………………………………………… 256

1 绪 论

1.1 手部多源信息认证的研究意义

基于人脸、指纹、掌纹、虹膜等信息设计实现的传统生物特征识别系统已被应用于对特定人员信息进行管理的各行各业中，例如欧盟采用的基于生物特征信息实现的在线护照、美国的访客登录系统等都采用了相关的技术方法。以在线交易为主的互联网金融行业的发展和兴起也导致设计稳定的身份认证系统得到日益重视，美国十年前因单一信用卡模式而发生的诈骗损失一直都高达数十亿美元[1]。除此之外，日益严重的爆炸、恐怖袭击等层出不穷的社会恶性冲突，也对更加有效且多功能的人员身份认证和相关模式鉴定提出了更严格的要求。

上述原因以及民众和组织机构对于社会治安稳定的日益重视极大地促进了愈发智能的生物特征识别技术和其产品市场的发展和成长，仅从 2003 年至 2008 年这 5 年的时间，全球生物特征识别市场投资已由之前的 7.19 亿美元快速增长至 46.39 亿美元[2]。据国际生物识别集团（International Biometric Group, IBG）发布的《生物识别市场与产业报告 2012—2016》显示[3]，目前各类主流生物特征识别技术及其应用前景中，指纹识别系统所占市场份额最大，为 66.70%；发展最快的是人脸识别系统，到 2016 年为止市场份额已增长至 11.4%；包括语音识别、虹膜识别、静脉识别和掌形识别在内的其他几种相对主流的生物特征识别技术市场占有额分别为 3.0%、8.0%、2.4%和 1.8%，2012~2016 年各类生物识别系统市场占有份额如图 1-1 所示。

当采用 700~1100nm 的近红外光照射人体手部静脉组织时，静脉血管中的血红蛋白会吸收大量该光谱范围的光，而以骨骼和脂肪为主要成分的其他手部生物组织则无法对其产生吸收，从而使得手部表面漫反射和折射的光分布发生差异，近红外感光摄像头就可以采集得到具有明显静脉血管分布的图像，而该图像拓扑结构分布存在明显的个体差异性，使得其可以用于身份认证[4]。特有的"活体检测"特性，以及在实际应用中具有的非接触图像采集、无法伪造、不易受环境污染以及使用便捷等特性使得基于静脉识别技术设计身份认证模型研究得到越来越多学者和企业的关注和投资[5]。

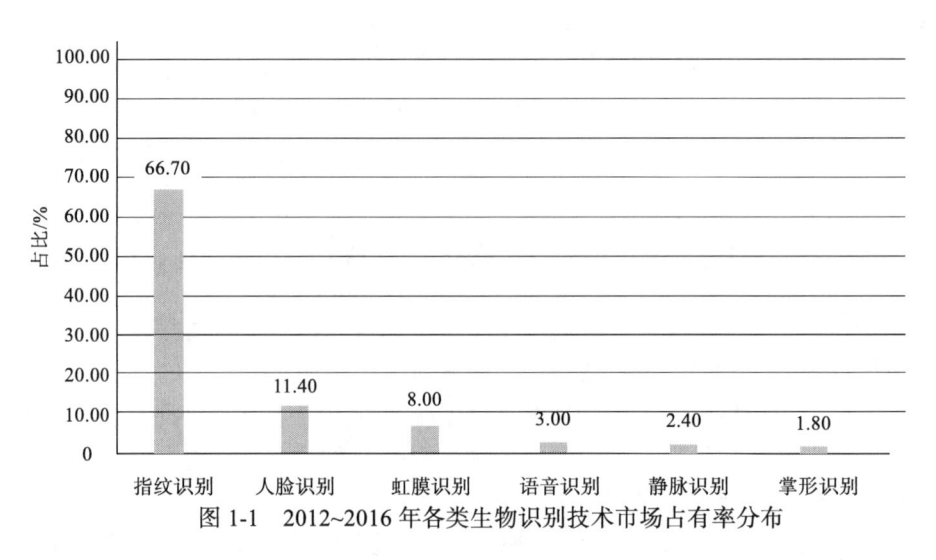

图 1-1　2012~2016 年各类生物识别技术市场占有率分布

全球最大的静脉识别设备供应商日本富士通公司在近期的企业发展报告中指出，虽然基于静脉识别技术的身份认证模型的市场占有率仅为 2.4%，但随着静脉识别技术日益成熟以及多元化应用研究成果日益丰富，这一技术模型市场占有率增长至 10%乃至更大的市场占有率的局面指日可待。面对指纹识别、人脸识别以及其他几种传统识别方法潜在的鲁棒性差、易伪造等缺点与日益增长的稳定生物特征识别技术需求而产生的巨大市场空间，已有十多年技术和产品积累的静脉识别模型，一定会成为最有力的竞争者之一。

除此之外，静脉识别模型设计是包括图像采集、灰度图像增强和分割、特征编码和分类等模式识别、电路设计、图像处理等多学科在内的交叉研究领域，以此作为研究课题并开发出高识别率的静脉识别系统的过程能够大大提升自身的科研和实践能力。

1.2　生物特征识别技术

1.2.1　生物特征识别技术概况

基于人脸、指纹、虹膜等信息设计实现的生物特征识别系统具有防伪性能佳、不容易出现信息丢失、难伪造或被盗取以及随身"携带"验证等优势，系统设计的核心技术在于如何设计有效设备采集这些生物特征信息，并设计鲁棒且稳定的算法将获取的生物特征图像或声音等信息表征为数字向量，随后设计有效的分类识别算法实现最终的认定和身份识别过程。目前主流的几种生物特征识别技术的设计和实现主要涉及图像模式识别认证、语音信号处理和传感器技术等研究。已成功应用于身份认证产品研究的生物特征信息主要有虹膜图像、视网膜图像、手形特征、指纹信息、人脸特征以及耳廓分布等,而对人体行为信息进行分析和识别的源信息有声音信号、按键力度分布以及手写签名等方式。以这些特征为基础研究和设计稳定的身份认证模型的相关研究在过去几年内已经获得了跨越式的进步[6]。几种应用较为广泛的生物特征识别技术主要介绍如下。

1. 虹膜识别技术

虹膜信息是位于人眼角膜和眼球的晶状体之间的血管膜图像,任意采集对象的虹膜图像的水晶体结构、纹理信息、细丝和凹点等信息具有样本特定分布特性。虹膜图像内部的纹理以及细节信息在出生时就已基本发育完整,并且不会随着年龄的变化而发生改变,也不会受到疾病影响。此外,即使人的左右眼的虹膜特征信息分布也基本不相同。

但虹膜识别最大的问题在于图像采集时对采集者具有严格要求:采集者需要将眼睛睁得足够大才可以保证采集的虹膜图像的完整性,但这样极容易使得被采集对象眼部感到不适。此外,对于眼睛较小的对象,无法保证其采集时虹膜图像的完整性,同时眼部虹膜图像的采集过程不卫生,这些使得虹膜识别这一技术的用户体验较差,无法得到普适性研究应用。

2. 人脸识别技术

随着在线交易等互联网金融的日趋平民化以及金融安全需求,人脸识别技术是近几年研究最为深入的生物特征识别技术之一。常见的人脸识别技术中图像采集过程要求采集背景、外界光照强度以及图像的整体分辨率保持高度一致,从而使得识别系统识别率较高。此外,人脸图像采集对于光照系统波长、脸部附着物或采集对象工作性质等无严格要求,因此使得其研究前景更为广阔。

然而,作为目前图像采集过程限制最少的生物特征识别方法之一,当人脸图像采集时由于非限制性而出现光强不一致、表情多变、身体姿态多变或脸上存在明显遮挡物等情况时,均会使得识别系统鲁棒性降低。

3. 指纹识别技术

指纹信息指的是人体手指末端的皮肤表层突线隆起而出现的花纹形状表皮,具体由手指末端组织内部的角质层的细胞组成,该识别技术也是目前诸多生物特征识别技术中研究时间最长的一种技术。目前,该项技术也已基本发展成熟,学校、公司甚至警务单位的考勤大都采用的是指纹识别技术。由于这一技术的长期发展和市场普及率，其有效的识别效果已使得这项技术成为生物特征识别的代名词和其他类型生物特征识别系统设计时最常参考的标准之一。

然而，作为非体内分布特征，指纹识别存在的最大问题是其信息完整度极其容易被破坏，容易被伪造，且实际设计实现指纹识别模型时大量指纹信息的分布导致特征提取和识别算法无法实现实时性。此外，由于指纹识别最早的应用之一是犯罪嫌疑人鉴定，因此最初将其民用化时并没有得到普及。

4. 静脉识别技术

静脉识别技术的实现原理是利用静脉血液中血红蛋白与其周围脂肪组织对于特定波长近红外光存在不同的吸收特性，进而使得由手部表层漫反射得到的光强分布不一致，从而得到明显的静脉信息分布。此外，选择静脉而非手部动脉信息进行身份认证的原因在于静脉相较动脉更靠近手部表层皮肤，因此当用近红外光照射手部表层时，利用反射光得到静脉信息变得更充分，也更容易。静脉图像具有样本结构数量较多，曲线和交叉点等信息分布也比较复杂，且个体差异十分明显的特点，因此以手掌静脉、手背静脉以及手指静脉为信息载体设计实现生物特征识别系统的相关研究越来越丰富。静脉识别技术较其他生物特征识别技术的主要优点如下：

（1）活体识别特性。当以手掌、手指或手背静脉信息作为载体进行身份认证模型设计时，获取的是只有活体内部才存在的静脉血管信息。实际图像采集时，非活体样本和活体样本之间的静脉分布具有明显差异，不法分子无法像伪造指纹信息一样对死者静脉信息进行伪造而盗取相关财产。

（2）体内特征分布特性。当利用手部静脉信息进行身份认证系统设计时，信息载体是手背、手掌或手指内部静脉血管分布特征，而非手部表面信息，因此，静脉识别系统不会受到任何手部表面存在的损伤、表层附着物以及表皮磨损等干扰。

（3）非接触采集特性。基于手部静脉信息进行身份认证系统设计时，图像的采集过程是非接触采集，具体实验对象只需放置在指定区域，即可完成静脉图像采集和特征提取识别过程。这一非接触采集和识别特性，可以使得基于静脉信息进行身份认证的系统不存在卫生问题，并且能有效避免采集对象内心的抵抗。

（4）安全等级较高特性。手部静脉识别技术具有上述的活体检测、体内特征不会受外界干扰以及非接触采集等特点，使得静脉图像信息不像人脸、指纹等信息极其容易被复制，所以手部静脉识别技术的安全等级极高，尤其适用于银行、政府、保密产品等安全等级要求高的情形。

虽然上述4种主流的生物特征识别技术所采用的源图像内容不一致，但其用于身份认证时系统识别流程和方法原理大致相同,系统基本框架如图 1-2 所示。

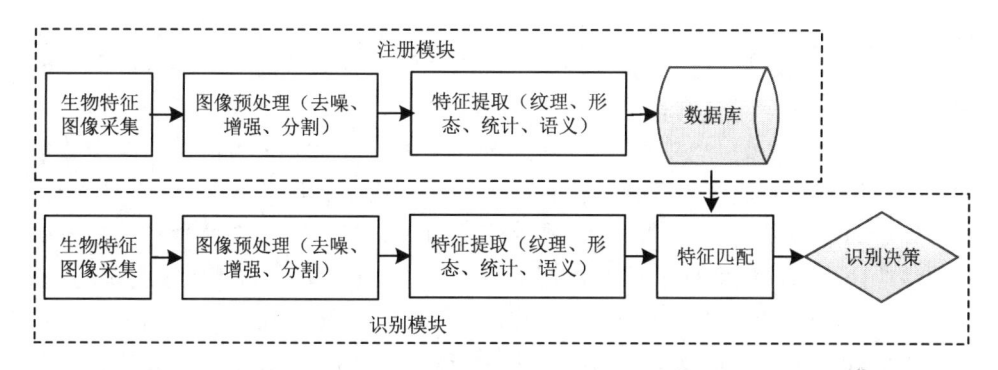

图 1-2　生物特征识别系统原理框架

如图 1-2 所示模型框图,经典的基于生物特征信息实现的身份认证系统主要包括注册和识别两个大模块。在用户信息注册过程中,首先登记用户属性信息,之后通过稳定的图像采集系统获取用户生物特征图像信息,然后对采集的图像进行有效的预处理和鲁棒特征提取,并基于所提取特征得到注册模板数据库。在认证识别过程中,除进行和之前注册模块相似的图像采集、预处理和特征提取过程外,还需设计有效的相似度度量准则计算当前待匹配图像和模板库中样本相似距离,基于最终计算结果判断用户身份信息。

1.2.2　生物特征识别系统性能评价准则

典型的基于生物特征信息设计的身份认证系统具有两种不同的功能模式,即身份识别(identification)模式和身份认证(verification)模式。识别实验指的是将所采集的生物特征图像与待匹配数据库中的所有注册图像提取特征后进行一一对比,通过特征信息的"一对多"的匹配模式判断当前用户身份,也就是通过设计方法准确回答"用户是谁"的问题。认证试验则是将当前采集对象与数据库中与其所登记属性一致的图像进行简单的"一对一"的匹配,基于匹配结果判断当前用户身份的合法性,即回答"当前用户属性与所采集图像之间是否匹配"的问题。

在识别模式实验中,假设当前待识别对象数据信息必然存在于注册模板库中,那么识别目标就变成设计合理的识别算法找到当前对象注册的属性信息(身份证号、血型、学历等)。对于这种实验模式,一般选用匹配识别正确率准则(correct recognition rate,CRR)来对系统工作性能进行评价,计算方法如式(1-1)所示。

$$CRR = \frac{\text{分类正确的样本个数}}{\text{总的注册样本个数}} \quad (1\text{-}1)$$

在认证模式实验中，假设 S 表示当前采集得到的需要进行认证的样本个体，R 表示样本采集时所登记的属性信息，那么实际匹配识别时会存在两种可能的结果：其一为待认证对象为假冒者，此时 $S \neq R$；二是待认证对象为注册用户，此时 $S=R$。在认证时，实际结果判断通过 S 和 R 之间的相似性结果与既定阈值之间的关系得到，如果实际相似性距离大于既定阈值，则判定为已注册用户，否则判定为非注册用户。基于这一准则实现身份认证可能存在两种错误，分别是非注册用户被接受和注册用户被拒绝，相对应的评判方法为错误接受率（false acceptance rate, FAR）和错误拒绝率（false rejection rate, FRR）。不同的身份认证应用场合对于两种错误率分布具有不同的要求，例如警方在寻找犯罪嫌疑对象时，要求 FRR 要尽可能的小，而在交通运输系统中的安全检查中，要求 FAR 尽可能小。实际身份认证中，两种结果如果均能达到 0 是最好的，然而由于两种识别情况对应的是相同的识别阈值，因此两者之间的相互制约导致这一结果无法达到。但基于这两种错误率在不同阈值设置下计算结果可以得到系统接受特性（receiver operating characterisitics, ROC）曲线，该曲线（图 1-3）可以表示系统的整体识别性能。

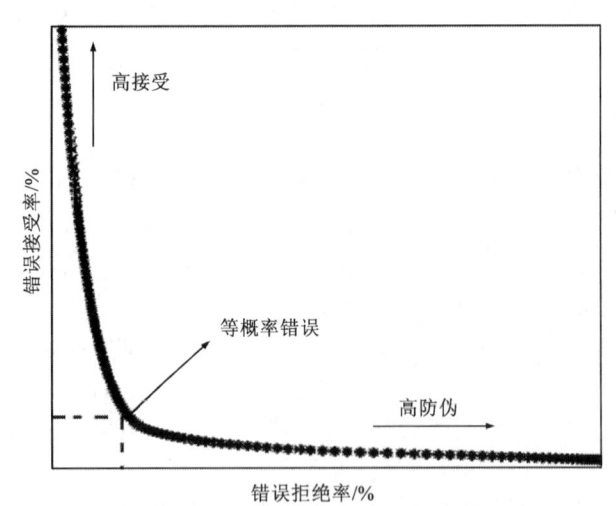

图 1-3　生物特征识别系统 ROC 曲线示意图

如图 1-3 所示的基于生物特征信息的身份认证系统的 ROC 曲线分布示意图，等误率（equal error rate, EER）是 ROC 曲线中 FAR 和 FRR 相等时的系统性能指标。在该曲线分布结果中，一个相对较小的 FRR（对于错误接受容忍度更高）识别系统通常 FAR 较大，反之一个较小的 FAR（防伪性能更佳）通常会导致系统 FRR 较大。而 EER 的分布是一个特征提取和识别算法评价的最优指标，该值越小，算法识别率越高，系统性能越佳。

作为用于身份认证的特征信息，系统的实时性是衡量其实用性的重要指标之一。在实际进行身份认证工作时，待匹配识别对象对于识别过程等待时间不可能过长，具体识别时间分布根据不同的场合不一样。例如，在机场安检系统中，如果以虹膜识别作为认证方式，则一般用户可接受等待时间为 0.5~1.8s[7]。识别系统鲁棒性是另一个极其重要的性能指标，其主要衡量系统对于待匹配用户差异性和外界不可控环境变换的自适应能力。一个可以实际应用的生物特征识别系统，应该对待匹配用户不做任何限制，对其工作环境无苛刻要求，实现这两个要求的最为核心的部分在于如何设计实现一个对于图像的尺寸、旋转、光照不均匀或采集环境变化等均具有良好不变性的鲁棒算法[8, 9]。

生物特征识别系统在识别实验模式下，需要将待匹配样本与注册模板库中的全部样本信息进行对比判断，因此该模式实验速度与样本库大小具有直接关系，如果样本库越大，则对应的识别速度就越慢，所以一般识别模式主要在类别较少情况下进行设计。在认证实验模式下，得到待匹配样本的属性信息后，只需将所采集图像与相应属性的注册信息进行匹配识别即可，因此其搜索范围较识别模式小很多，识别算法的速度与样本库大小无关系，更适合用于大样本身份认证环境。但为了对后续设计算法进行充分的对比分析，本书对两种模式均进行了详细的对比实验设计和结果分析。

1.3 静脉识别研究现状

静脉识别具有的特征丰富、活体检测以及体内特征等特点导致其具有极高的安全性和鲁棒性，且相关研究成果也越来越丰富，其对应产品具有的高安全性也得到了安检、打卡等不同领域的认可和接受，目前已有大批国内外研究组从静脉信息有效采集、图像增强和有效特征匹配算法设计等方面进行了广泛深入的研究。

1.3.1 静脉识别特点和系统构成

静脉识别系统设计的基本原理在于手背、手掌或手指等位置的静脉血管信息可以在近红外波长光照下成像，得到的图像的血管分布具有样本特定分布，而且该分布不随着年龄变化而变化，具有高度可区分和长期分布稳定特性[10]，使其可用作身份认证。手部静脉血管也具有唯一性，同一个体的左右手静脉分布完全不同，而且对于双胞胎其静脉分布也不同。与虹膜图像识别、指纹识别等其他类型生物特征识别相比，静脉图像具有纹理特征明显、图像采集相对较容易、识别系统成本低的特点。此外,最为重要的特性是静脉信息属于人体皮下组织,因此相比其他类型生物特征识别方式具有明显的抗干扰能力强、用户可接受度高等特点[11]。

(1)高度防伪特性。肉眼和一般的图像采集设备很难有效捕捉到皮下静脉组织的特定网络拓扑结构,因此静脉血管纹理分布相较其他类型生物特征信息更难被复制或伪造。此外,静脉图像识别技术的识别对象是人体固有的生物特征,不像指纹存在用树脂可伪造其表面分布的危险,可有效防止由非生物体制作的伪造信息对识别系统进行入侵和信息盗用的隐患,大大降低了图像源造假而被破坏的可能性。

(2)高度免疫特性。不同于以指纹或掌纹为信息源的生物特征识别系统,静脉识别系统对于采集对象手背清洁度无要求,采集图像中静脉分布清晰度和纹理特征有效性不会受表面存在附着物、表皮干燥或相关皮肤疾病等影响,降低了系统误读概率。

(3)用户可接受度高。尽管最初的静脉采集设备多为接触型,即要求采集对象将手放置在固定平台上采集以保证成像质量,但近几年该成像方式已基本被非接触成像替代。非接触图像采集方式可以使采集对象不会因为担心出现身体数据遗留而出现排斥使用的心理,且使得系统使用方式友好,用户可接受度高。

图 1-4 所示为基于人体手部静脉信息的身份认证系统原理框架图,其中主要包含了静脉图像采集系统和图像处理识别算法设计两大模块。其中,静脉图像采集系统设计是静脉识别的第一步,同时也是较为困难的一个部分。静脉血管是人体手部皮下组织,在可见光条件下无法得到静脉图像信息,因此需要基于静脉血管和周围其他组织的感光原理差异进行特定成像系统的设计,通常高质量静脉图像采集系统的设计主要包括以下几个方面的工作。

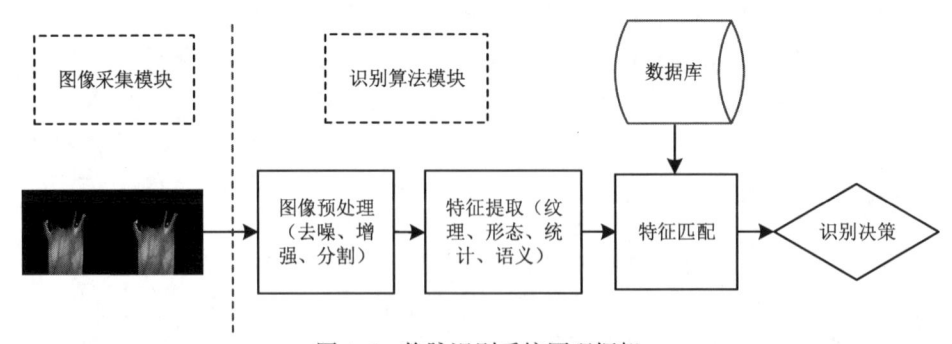

图 1-4 静脉识别系统原理框架

(1)光学成像组合系统设计,这一部分作为成像系统最核心的部分,主要包括了图像传感器选型、光源系统波长选择及空间组合结构设计、光学镜头的选型以及滤光片的选择等多方面的工作。

（2）控制模块的设计，基于图像质量评价系数反馈信号，实现光照系统参数的实时有效控制，并且控制好不同位置静脉图像采集时间，使得上位机软件能够方便地再现控制信号流通过程，得到高质量图像显示。

（3）辅助静脉图像分析和处理算法，由于静脉图像特定成像原因导致其直接成像对比度较低，设计合理的去噪和对比度增强等预处理方法可以在一定程度上降低系统对硬件处理能力的要求。

图像处理识别算法模块则主要包含了信息注册和样本识别验证两个过程，注册过程主要需考虑的算法设计有：有效数据库模板生成以及基于样本库分布进行高效分类器设计等，识别过程则在完成一系列图像处理得到特征向量后，与注册模板进行有效的相似度计算即可得到最终结果。其中，图像预处理过程包括冗余信息和噪声去除，从而增加静脉信息与背景信息对比度，静脉特征提取通过设计有效的纹理、拓扑结构等方法得到有效的低维度特征向量，为了隐私保护，一般特征编码过程是不可逆的，随后将这些向量特征保存至模板库中。特征匹配则通过设计准确快速的相似度判定算法得到待匹配图像和模板库之间的特征向量相似度判定结果，最终实现有效身份认证。

1.3.2 静脉识别系列产品

亚洲地区的第一代基于静脉信息进行身份认证的系列商业产品 BK-100 是由韩国的 BK System 公司在 1997 年发布的，该产品由于识别率相对无法达到工业要求而没有得到大面积推广应用。随后几年，BK 公司推出一系列改进型静脉识别产品，但均未成为市场热销系列产品。2004 年，在静脉识别产品商用化方面最为成功的富士通公司首次推出了以 PalmSecure 为技术核心的产品，该系统中的扫描器尺寸与手掌大小基本一致，通过将其内置于东京三菱银行推出的 ATM 取款机，可以实现准确的客户身份接口，从而一方面取代传统银行卡，另一方面高效防止欺诈行为出现[12]。

在得到三菱银行的用户充分认可后，日本骏河银行也在其 ATM 产品中内置了这一识别设备。之后，富士通公司在保证识别率前提下对识别设备尺寸进行缩小，将其嵌入笔记本产品作为开启入口。2007 年，日立公司将其公司最新研发实现的非接触小型便携式"手指静脉识别装置"及对应开发套件推向市场，得到大量公司的咨询和购买，成为主流的信息安全解决方案之一。2010 年，NEC 公司开发出可以同时对手指指纹和指静脉进行识别的小型设备[13]。

2013 年初，在国际消费类电子产品展会上美国的生物特征识别支付设备制作公司 PulseWallet[14]推出一款将富士通公司的 PalmSecure 技术进行整合设计实现的无卡式消费终端，使用者无需银行卡，只需扫描手掌信息即可实现付款。

2014年3月，富士通将PalmSecure技术嵌入智能手机产品实现身份认证，该技术利用近红外光照系统扫描用户手掌静脉，实现手机设备的解锁和登录[8]。

2012年9月21日，*Science*杂志以图片导读方式在目录页刊登了简短的题为《中国高速发展生物特征识别》的报告，文中指出，尽管中国由于美国的禁止出口生物特征识别设备而在该领域是零基础研究，但其仍然依靠一批高水平科研团队突破了进出口限制的"封锁"，设计出了一系列有效的识别算法，以国防科技大学和北京大学为代表的一系列科研团队的研究使得中国的生物特征识别技术研究处在高速发展阶段。2012年1月，由谢剑斌带领的国防科技大学生物特征识别团队正式宣布，其经过近十年努力成功设计实现一套基于手指静脉信息的身份认证系统，其"识假率"低至万分之0.1，并基于这一技术获得5项国家发明专利，成功打破了日韩等国家在该领域的技术垄断。与此同时，北京大学的李文新教授带领的团队也成功开发出了一套静脉识别产品，并将其成功应用于该校的学生体育锻炼考勤工作中。

2012年11月，以中科院自动化研究所为发起者的国家级生物特征识别产业技术创新战略联盟正式成立，为生物特征识别技术领域的产学研合作和发展带来了机遇，包括指纹识别、虹膜识别以及静脉识别在内的多种生物特征识别研究各自为战、缺乏合作交流的局面得到有效缓解。联盟秘书长、中科院孙哲南副研究员表示，在现有的多类型生物特征识别技术中，静脉识别技术安全性较其他技术高，在中国也正在被应用于考勤、门禁等各个领域，但大部分核心技术和产品掌握在外国公司手中已成为制约中国静脉识别研究领域发展的主要因素。随着国内一些高校和研究所在算法设计和高识别率产品研发出相关成果，国内的各个公司（如山东凌佳科技、广东智冠信息等公司）于近几年陆续推出了一系列基于指静脉或掌静脉识别技术的考勤一体机、门禁识别系统、ATM取款系统等产品。

1.3.3 静脉图像采集系统设计相关研究

第一幅相对较清晰的静脉图像是Cross等于1995年采集得到，他们在实验中发现直接采用CCD在可见光条件下进行拍摄无法得到具有清晰血管分布的静脉图像，但当使用发射波长为900nm的近红外光作为辅助光源设计时，采集的图像中静脉信息较周围其他生物组织灰度值要低很多，从而得到了有一定静脉血管分布的图像[15]。为解决不同采集对象手部厚度分布不一致，或表层存在磨损等情况导致的静脉成像受损，Kono等在2002年设计实现了LED阵列光源系统设计，并通过手动调节不同位置的光源强度实现不同采集对象在不同表皮分布情况下的有效静脉图像信息[16]。之后在2003年，加拿大的Drever等基于Sobel算子实现了静脉图像的分割提取，得到具有相对完整静脉信息分布的二值图像[17]。日本的 Miura 等在 2004 年基于对静脉线条跟踪次数的计算实现了有效静脉纹理分割结果[4]。同期，Lin 等通过研究发现，人体的静脉血管和周围其他组织的实时温度明显不同，进而通过设计热成像仪采集得到了清晰的手部静脉信息分布图像[5]。

2004 年，Miura 等通过将光源和采集成像 CCD 放置于手指两端设计实现了非接触指静脉图像采集装置[18]。基于这一透射式非接触采集成像原理，Kono 等于 2006~2007 年[19]设计了一系列的非接触手部静脉图像自适应采集装置，该装置可以有效避免静脉图像采集中不可控光照变化的影响，设计的位置报警装置可以有效避免非接触过程手指旋转对静脉信息分布差异带来的影响。2008 年，华南理工大学的吕佩卓团队首次设计实现一种手部静脉信息感兴趣区域自适应定位算法，并取得了较好的手背静脉定位结果[20]。为了避免光照强度分布不一致导致的静脉图像对比度低的问题，Dai 等设计实现了一种光照强度自适应控制的静脉图像采集装置[21]，通过采集图像对比度分析证明所提出思路的有效性。2009 年，为了达到图像采集和识别的实时性要求，王元铂等领导的北京理工大学生物特征识别团队[22]基于数字信号处理（digital signal processing, DSP）的超强浮点运算和并行计算能力设计实现了超快速静脉图像采集装置。2010 年，Wang 等基于光侧透射原理实现一种较传统指静脉采集设备尺寸小近一半的装置，并成功将其嵌入计算机实现登录和解锁功能[23]。2011 年，中国矿业大学的生物特征识别研究团队设计实现一种可对人脸和手掌静脉信息进行同步采集和识别的双模态身份认证装置，该研究获得了全国挑战杯学术作品竞赛二等奖。2012 年，为改进现有光源对于厚度较大的手部静脉透射采集时透射能力差导致的成像质量低的问题，Liu 等[24]使用激光管代替传统的近红外光源，通过利用其具有的较强穿透特性得到了较好的成像结果。

1.3.4 静脉匹配技术相关研究

作为一种典型的计算机视觉识别课题之一，可用于静脉特征提取和匹配识别的经典方法有很多，国内外众多研究人员分别从传统的形态学分析、频域空间特性、空域图像拓扑和统计特征等到近几年兴起的矩阵分布聚类子空间、深度卷积神经网络等诸多角度进行了深入的研究[25]。

其中，按照静脉识别匹配模型研究时间顺序，比较有代表性的几个研究成果如下所述。

2003 年，以林喜荣为代表的清华大学生物特征识别研究团队[26]首次将分水岭算法应用于分类器算法设计中，通过对静脉图像的交叉点、端点等对应关系得到特征向量表示，之后利用分水岭分类器得到准确的分类结果。2004 年，Shimooka 等[27]基于人工免疫算法设计了有效的静脉识别模型，其将部分识别模板作为免疫抗体，通过正向和反向抗体消除策略实现了有效的静脉匹配任务。同年，Huttenlocher 等[28]基于模糊空间设计了静脉特征模板匹配模型，基于 Hamming 距离设计了有效的模板特征向量度量准则。2005 年，新加坡南洋理工大学教授 Gao 等[29]基于 Hausdorff 距离设计实现了高效的静脉模板匹配准则。2006 年，中国民航大学的杨金峰教授基于在静脉识别领域的大量研究成果，成功获得了第一个以静脉识别为主题的国家自然科学基金项目，并在项目进行期间，分别围绕静脉拓扑结构特征编码、多尺度特征信息融合、静脉图像对比度增强等开展一系列的工作[30-32]。2007 年，Shahin 领导的美国田纳西大学生物特征识别团队[33]提出了二值化静脉像素点逐一对比的精准静脉识别模型，其使用中值滤波进行了静脉图像预处理，然而该方法由于识别时间长并未得到广泛应用。2009 年，Yu 等[34]提出静脉图像分割和细化算法，并通过计算细化静脉骨骼图像之间的改进 Hausdorff 距离得到最终的匹配识别结果。同年，天津大学的仪器仪表实验室的刘铁根教授等[35]提出 Harr 小波空间静脉特征提取方法，并在分类器设计环节使用 K 最近邻分类算法（K-nearest neighbor, KNN）改进支持向量机（support vector machine, SVM）得到准确的静脉图像分类识别结果。2009 年，刘湘滨等[36]提出将经典的图像统计特征描述模型 Hu 矩理论引入静脉特征提取方法设计中，取得了 95%的相对较高的识别结果。2010 年，Liu 等[37]将流形空间聚类方法引入静脉矩阵分析算法设计中，并通过提取的低秩空间特征得到了较好的识别结果。同年，Lee 等[38]提出加权局部二进制编码模式模型进行特定静脉图像特征编码，并结合有效的权值设计得到较好的识别结果，但其中权值设计方法的非自适应特性使得该方法不具有普适性。

上述一系列方法虽然均在当时属于比较有效的静脉特征提取和识别模型，但其研究并没有主线可循，因此通过对目前已有所有有效静脉识别方法的统计分析，本节将其进行比较分类，具体典型的静脉特征编码模型可以分为以下四类。

静脉拓扑结构编码模型：针对静脉图像拓扑结构进行编码的方法主要包括线性分布特征（line-like feature）和曲线分布特征（curve-like feature）两种，针对这两种空间分布结构进行有效编码的模型有像素分布跟踪编码方法[39]、最大曲率点分布编码方法[40]、平均曲率信息编码方法[41]、Gabor 特征编码方法[42]、主曲率信息编码方法[43]、最大邻域内差信息编码方法[44]以及多尺度高斯滤波图像信息编码方法[45]等。此外，为提高拓扑结构编码模式的有效性和准确性，针对包括静脉感兴趣区域（negion of interest, ROI）内径、静脉线性结构角度和长度以及坐标分布等几何参数信息进行量化编码成为拓扑结构编码模型的必备步骤之一。在基于拓扑结构特征编码信息的匹配策略设计方面，基于经典的模式匹配 Hausdorff 距离[10, 25]以及 Hamming 距离[46-48]的特征向量距离计算能够得到有效的特征匹配结果。此外，针对特定静脉信息描述特征的距离度量，基于相位相关性准则参数[49]以及像素匹配率[50]等准则的相似度计算方法能够在特定特征计算空间中得到快速有效的结果计算。此类方法虽然能够对视觉捕捉的静脉差异信息进行有效特征编码和匹配识别，但是精确的静脉图像分割是保证此类方法计算结果有效性的前提。然而，静脉图像由于其潜在成像特性而导致其存在图像对比度低、灰度强度分布不均匀等特点，进而导致传统及各类改进型的图像分割方法在进行静脉信息分割和提取时，无法得到准确且一致的信息分布以及会引入伪静脉信息等缺点，最终导致基于静脉拓扑结构编码和匹配的静脉识别模型准确性无法满足实际应用需求。

基于灰度矩阵分析的统计特征编码模型：静脉图像是一种具有特定灰度值分布的矩阵，经典的矩阵空间分析方法，如主成分分析（principal component analysis, PCA）[51]、核主成分分析（kernel PCA）[52]、改进主成分分析（二维主成分分析）[15]等方法均可以通过矩阵主成分提取、矩阵特征值求解以及矩阵空间分布表征等思路实现有效的静脉特征提取，且文献[15, 51, 52]中的模型取得的高识别率也充分证明了此类模型的有效性。然而，由于静脉图像在采集过程中光照衰减的不可控性导致的同一样本的不同图像灰度分布不一致、图像采集设备中的高斯白噪声导致伪静脉信息出现、非接触静脉图像采集过程中出现的光照和附着物遮挡等导致静脉信息不完整等形成的静脉灰度矩阵分布发生不可控的干扰变化，均会导致这类分析方法准确性及有效性降低。

上述两种方法虽然均在静脉识别任务中取得了较为满意的识别结果，然而其主要作用是对静脉宏观拓扑结构或矩阵统计分布等特性的特征编码，而静脉分布的细节信息（如交叉点、邻域曲率突变等）采用上述方法是无法关注到的，进而导致其针对稍大规模静脉图像库进行特征提取和匹配时效果无法满足要求。此外，通过观察静脉图像分布（图4-1）可知，不同样本的静脉图像分布的宏观特性差异相对较小，而其交叉点相对整体图像的位置和个数等细节信息则会成为静脉匹配的关键决定部分，因此如何针对静脉细节信息设计有效的特征编码方法可以为提高静脉识别系统的识别率提供有效解决方案。

局部灰度细节信息编码模型：和上述拓扑结构编码模型类似，静脉图像局部细节信息编码首先需要将静脉纹路进行准确二值化分割，得到高质量的血管网络分布，随后再基于特定分布信息进行特征提取方法设计。其中，比较有效的几种细节信息提取和编码方法包括静脉直线向量位置及角度信息[15]、指静脉关节形状信息[53]、交叉点和节点信息[54]、主信息点[55]等几种针对静脉特定形状关键点信息编码方法。此外，为避免静脉分割时导致细节特征编码的不准确，设计基于静脉图像局部灰度分布特性的编码方法取得鲁棒且高判别的识别结果。例如局部二进制编码模型[56]、局部微分编码[57]、局部三进制编码[58]以及局部线性二进制编码[59]等编码方法,这类方法通过对局部邻域进行基于特定阈值定义准则的二值化得到具有良好不变性的特征表示,并能有效地区分静脉信息分布差异性。但是,此类方法由于编码区域集中在较小的邻域内,导致空间相对结构信息丢失进而导致识别率无法得到进一步提升。基于块结构统计编码信息与局部邻域阈值编码信息的融合虽能够在一定程度上克服由于空间全局结构信息丢失而导致的识别率不稳定的问题,但块结构部分特征对于非接触采集情况下的静脉样本图像不具有旋转、仿射和尺度不变性,进而导致这种融合方法的鲁棒性无法满足实际应用要求。

局部不变性特征(local invariant feature, LIF)编码模型:在各类计算机视觉信息特征编码任务中取得成功及广泛应用的局部不变性特征编码模型主要包括尺度不变性特征(scale-invariant feature transform, SIFT)模型[60]、快速尺度不变特征(specded-up robust features, SURF)模型[61]、仿射不变改进型(affine scale-invariant feature transform, ASIFT)模型[62]以及特征检测点增强(root scale-invariant feature transform, RootSIFT)模型[63]。这些模型均包括多尺度空间建立、极值点检测和特征描述子生成三个步骤,且基于对不同步骤进行特定改进而得到更多的适用于不同图像特性的局部不变性编码模型。Ladoux 等[64]首次将 SIFT 特征应用于静脉识别任务,所建立模型包括噪声信息去除、对比度增强和静脉图像二值化等步骤,然而由于预处理过程算法的有效性问题导致最终提取的特征点相对较少,使得识别结果相对较差,但这一尝试为后续的更多基于 LIF 模型进行静脉特征提取方法设计奠定了基础(尤其是其设计的对比度增强成为后续模型必备的预处理步骤之一)。为克服由于二值化过程导致梯度信息丢失使得提取特征点相对较少这一缺陷,文献[65-67]等直接对经过对比度增强处理的静脉图像进行 SIFT 或 SURF 等特征提取,其识别效果较二值化后进行特征提取模型取得一定程度的提升,而这一模型的最大问题是其由于对比度增强导致的静脉信息分布的变化以及引入伪静脉信息导致错误接受率(FAR)和等误率(EER)较高。为去除由于预处理过程导致的误匹配点增加这一问题,Kang 等[68]在对 DoG-HE 增强处理后图像提取 SIFT 特征点后,基于局部邻域二进制编码模式特征匹配搜索策略实现了有效的误匹配特征点的去除,降低了系统的误匹配率。然而,此类方法由于无法去除伪静脉特征点匹配这一问题导致识别结果可信度无法满足实际应用要求。

虽然基于 LIF 进行特征提取的模型具有存在误匹配导致识别结果不可靠的缺点,但是此类模型仍然是以非接触图像采集和识别为发展方向的静脉识别课题研究中最为有效的特征提取算法之一,因此目前大量的静脉识别系统都直接采用 LIF 模型或辅以其他类型特征进行编码而实现最终的识别模型的设计。

1.4 本书研究内容

1.4.1 本书主要研究工作

本书以设计鲁棒静脉识别系统为研究目的，以手部多源生物特征图像（主要为静脉图像信息）为研究对象，采用由浅及深的特征编码模型为研究脉络，从鲁棒静脉图像分割和细化算法设计、改进静脉模板匹配模型设计、现有基于不变性特征编码的静脉识别模型缺陷分析及改进策略设计、判别局部二进制编码模型及其在静脉识别研究中应用、结构自生长型静脉编码网络模型设计、基于相似图像知识迁移的静脉识别网络模型设计、手部多源生物特征同步识别网络模型设计、基于无监督学习静脉信息多属性挖掘八个主要研究角度入手，设计实现了多种由浅及深的静脉特征编码模型，取得了极高的身份认证成功率，充分证明了所提出方法用于静脉及其他类型图像模式识别问题的有效性。

本书的主要创新性研究内容包括五个方面。

1. 基于质量评价参数反馈的手部多源认证信息同步采集

静脉识别研究中存在的需解决的最为重要的两个问题为：①无开源高质量静脉图像数据库；②传统关于静脉图像采集设备介绍的文献中的样本图像对比度均很低，容易从视觉上让研究者对于其具有的可用于身份认证的特性产生怀疑。为了解决这一问题，我们首先根据已有文献介绍进行合理硬件选型，设计实现第一代采集装置并构建小规模手背静脉图像样本库，分析其成像质量差原因后，提出了基于成像质量评价参数反馈的改进策略。在成像质量评价体系设计采用无参考质量评价模型，基于图像邻域对比度分析和成像结构有效性分析构建层级无参考静脉图像质量评价体系，并依据该评价体系计算得到的质量评价参数对第一代采集装置中存在的无反馈光照控制的问题进行了改进设计。除此之外，分析传统的采用单一静脉图像信息进行识别存在鲁棒性差、识别率低等问题，本书提出了手部多源图像信息认证模型。基于对第一代采集装置引入反馈控制系统和多源图像同步采集结构设计等两方面改进得到高质量手部多源生物特征信息图像库，并将所构建数据库开源供相关领域研究人员使用。

2. 基于静脉光照组分估计的对比度增强和图像分割

静脉图像由于其潜在成像特性使得其成像对比度较低，这一特性使得无法对其进行直接分割或特征提取。现有的有效分割方法均通过设计线性或非线性变换函数对像素点或邻域进行操作，实现背景和目标信息的不同程度拉伸得到有效对比度增强结果。然而，由于不同时刻采集静脉图像灰度分布的差异导致无法得到稳定结果，存在伪静脉信息或信息丢失等问题，因此这些方法均存在分割后处理算法设计进行伪静脉信息的去除或残缺图像修复。不同于传统对比度增强方法直接对输入静脉图像进行处理思路，本书在分析静脉图像灰度分布差异成因时得出由于光照系统的自然损耗或不稳定性而导致同一采集对象不同时刻成像灰度分布不一致的问题，随后本书从静脉图像组分分解方法设计角度入手，设计包含光照变化灰度分布和真正静脉灰度差异分布的能量函数，并通过对函数优化得到光照组分估计结果，并基于该结果得到灰度分布统一的真正静脉灰度分布图像信息。通过该方法对输入灰度图像的偏置修复，大大改进传统阈值分割方法的实验效果。在图像分割方法设计中，通过实验分析发现传统阈值分割方法对偏置修复后图像进行分割虽然不存在伪静脉信息和噪声信息，但其存在分割结果不连通的可能性。为解决这一问题，提出了一种邻域动态阈值分割方法，该方法通过对选定邻域而非全局进行分割可以得到精确的连通静脉分割结果。

在基于分割结果进行模板建立和匹配模型设计阶段，相较传统的基于模板拓扑结构相似度的匹配方法，本书提出改进的加权匹配方法，该方法除考虑基于单像素宽度静脉信息的特征相似度外，还同时考虑了能够对静脉图像全局和中心线分布结构和对样本静脉血管宽度信息进行同步描述的综合特征编码，将两种不同的特征分别进行相似度计算，并将得到的计算结果通过线性加权（线性加权参数通过大量实验获得），将加权匹配度和既定阈值之间的关系作为最终的匹配识别结果。

3. 深入分析性能最优静脉识别模型之一的基于 LIF 方法的静脉识别框架缺陷，并提出改进策略

局部不变性特征（LIF）编码模型由于其在非接触手部静脉成像条件下具有的旋转、几何形变以及简单的光照不变等特性成为最主流且最成功的静脉特征编码方法之一，然而由于对比度低导致的灰度梯度差分信息不明显导致特征点分布稀疏，使得其典型识别框架中必备对比度增强这一预处理过程。

基于前面章节对于对比度增强会引入伪静脉和噪声信息的认知，我们认为 LIF 模型中必备的对比度增强也会引入这一变化，从而导致增加的特征点中存在较多的伪静脉信息特征点，使得在匹配识别阶段为保证较低的 FRR 而增加 FAR，进而降低系统的稳定性。为证明所提出观点的正确性，本书在自行构建静脉数据库上对已有基于 LIF 方法设计的静脉识别模型中的对比度增强方法都进行了实验，结果证明了所提出疑问的正确性，进而也对已发表相关模型的普适性提出疑问。

在改进策略设计方面，本书分别从对比度增强依赖和选择性依赖两个角度进行了特征提取和匹配方法设计，得到了较好的改进结果。

为充分利用 SIFT 等 LIF 模型在非接触静脉识别系统中的鲁棒特征表征优势，且去除 CE 带来的增加误匹配可能性的影响，本书从改进匹配策略和设计区域选择编码与匹配方法两个角度进行改进方法的设计，并通过实验结果的改进验证了所提出方法的有效性，此外，所提出改进模型也适用于其他基于 LIF 方法的图像匹配识别框架改进。

在对比度增强非依赖（质量依赖型）识别模型设计中，通过构建多质量分布静脉样本库，并设计质量评价算法对样本进行分类。基于分类结果，引入质量依赖型特征提取模型，该模型巧妙地通过对不同质量（高对比度、低对比度）样本设计不同特征提取策略，进而有效避免对比度增强方法带来的影响。在特征提取模型设计阶段，设计实现了改进型局部二进制编码模式，该模型将 LBP 算法定义为二分类问题，并引入最小分类残差概念，基于 Fisher（费希尔）准则将分类阈值选择定义为局部区域类间方差最大化问题，将解得类间方差最大值对应的像素值定义为最优阈值，同时通过计算最优方差和局部邻域分布方差关系定义编码权值，将基于最优阈值计算得到的编码权值和二进制纹理编码值组合得到最终的特征表示。

4. 基于结构自生长和知识迁移的深度静脉特征编码和识别网络模型设计

依循 "from shallow coding to deep coding" 的研究思路，引入可以学习到鲁棒且高判别语义特征信息的深度卷积神经网络（deep convolutional neural networks, DCNN）模型进行有效静脉识别特征编码和分类算法设计。当前基于 DCNN 模型进行生物特征识别模型研究大都集中在人脸图像任务中，而针对其他生物特征图像的分析模型基本没有，制约这一研究发展的主要原因在于其他类型生物特征图像数据库规模较小，与基于大规模样本库训练得到有效的 DCNN 模型这一特性相违背。为解决无大样本库训练深层网络模型这一问题，本书从"设计输入样本规模匹配层级网络模型"和"基于知识迁移进行有效特征提取"两个思路出发设计实现有效的深度静脉图像特征编码模型。

在小规模静脉图像识别卷积神经网络模型设计阶段，为解决训练样本数量不足（本章所构建数据库的样本量为 500，属于样本量不足的情况）而导致的复杂卷积神经网络训练不充分，从而导致分类识别能力下降问题。本书提出一种网络层的自生长的方法，从初始的简单网络结构开始，根据生长规则，自动生长到识别能力和检测效率达到预期设定阈值停止，从而得到输入样本规模匹配层级网络模型，通过得到的实验结果证明所提出方法在静脉识别及其他类型小样本识别方面的有效性。

在相似图像知识迁移网络模型设计阶段，本书提出一种利用邻接训练样本潜在共享属性的知识迁移模型。在具有相似知识空间的训练样本选择方面，本书提出一种基于稀疏字典元素分布的图像相似度判定准则，并得到有效的与静脉图像相似的样本选择结果。在得到相似样本选择后，所设计知识迁移模型针对静脉识别的特定过渡和迁移策略为"人脸（VGG face 到 PolyU-NIR face，共享人脸属性）—近红外成像（PolyU-NIR face 到 Lab-made-NIR vein，共享近红外属性）"，这一设置可以有效利用邻域模型之间的相似属性，从而使得模型微调前的特征表征参数空间存在交叉性，从而一方面使得网络微调时的收敛速度加快，另一方面则有效避免由于微调样本库较源训练库较小而引起的过拟合问题。此外，本书所设计的知识迁移网络模型也可以用于解决其他基于迁移学习的图像识别网络设计问题。

5. 手部多源信息多模态特征挖掘

人脸、指纹、步态以及虹膜等生物特征图像信息除可用作身份认证外，相关研究表明其通过适当的特征编码，也可用作软生物识别技术（soft biometric）（性别、生理属性等）。为判断静脉信息是否可用于区分性别属性，本书基于稀疏滤波构建了无监督特征学习模型，通过对数据空间属性相似性的聚类得到的特征表示进行分类，发现其可用作性别判断，且识别效果在特征编码方法设计适当时可以取得先进的识别结果。

深度卷积神经网络作为目前最优的图像特征学习模型，其图像特征编码和识别能力已通过各类视觉识别任务得到验证。在得出静脉信息可用作性别判定任务的结论后，本书在已实现的知识迁移网络模型基础上，以性别判定为目标修改输出层和损失函数，进行再次微调，对得到的特征表示进行二次提取，分类器设计阶段引入改进 SVM 分类器得到较上述监督学习更有效的识别结果，同时训练得到一种可用于手部静脉多模态信息同步编码的知识迁移网络模型。

基于性别分类结果观察图像分布，其与之前的质量二分类模型结果基本一致，因此以上述无监督聚类模型替代所设计的质量分类模型作为预处理改进之前的质量依赖静脉纹理编码和识别框架，得到基本一致的高识别率身份认证结果。

1.4.2 本书的章节安排

针对研究内容之间的内在联系，本书各章节内容分布安排如下（图1-5）：

第1章为全书绪论部分，这一部分首先分析了所选课题的研究背景和意义，并对生物特征识别技术相关概念和典型的识别技术做了简单的总结和比较，基于比较结果将手部静脉识别作为本书的核心研究对象，最后对本书主要创新性工作进行了简要介绍。

第 2 章为手部多源生物特征信息采集系统设计，主要介绍了实验室自行设计实现的第一代及第二代手部静脉及其他生物特征信息采集装置。首先从静脉血管及其周围组织特性分析入手介绍了静脉成像原理；之后对装置的核心部件——光源系统、采集系统和滤光片等的具体指标进行了介绍，并给出了所设计装置的具体选型方案；之后构建了第一代手背静脉图像采集装置。对其存在的成像对比度低的问题进行分析后，提出了基于层级静脉图像质量评价体系的自适应光照控制策略，同时通过设计实现手部多源生物特征信息同步采集结构提出了第二代采集装置，并构建高质量手部多源生物特征图像数据库，为后期的模型对比分析提供了研究基础。

第 3 章为经典的静脉骨架匹配模型改进方法介绍，首先提出了一种全新的基于光照背景估计的静脉图像偏置修复（光照控制）和分割方法；之后基于该方法对图像进行分割、细化和改进模板匹配生成，通过实验结果证明所提出偏置修复模型对于阈值分割方法改进效果和提出的改进模板匹配策略对提高骨架匹配识别的有效性。在分析现有模板匹配仅考虑单像素骨架拓扑分布差异性存在的鲁棒性低的缺点后，提出一种对宽度特征进行编码的宽度分布模型（width distribution model, WDM）特征提取方法，并将其与之前模板匹配度结果在决策层进行融合得到改进识别结果。

第 4 章对现有的最有效静脉识别模型——基于 LIF 特征提取的静脉识别模型的问题进行了分析和改进。首先，通过对已有基于 LIF 的静脉识别框架中的所有 18 种对比度增强方法进行了实验分析，得出对比度增强这一过程对关键点提取和识别结果改进存在完全不同变化的结论，证明了对比度增强对 LIF 模型的影响；之后为了充分利用 LIF 模型在非接触静脉识别系统中的鲁棒特征表征优势，并且去除对比度增强对识别结果带来的不利影响。本章从改进匹配策略和设计区域选择编码与匹配方法两个角度进行了特征提取和匹配方法设计，得到了较好的改进结果，证明所提出方法对于基于 LIF 的静脉识别和其他类型图像框架的有效性。

第 5 章在前两章分析得出的对比度增强影响及改进方法基础上，从质量分组角度提出了对比度非依赖静脉特征编码和识别模型。该模型巧妙地通过对不同质量（高对比度、低对比度）样本设计不同特征提取策略，进而有效避免对比度增强方法带来的影响。在特征提取模型设计阶段，通过引入 Fisher 准则定义最大类间方差优化问题，并通过对该问题求解得到最优局部二进制编码阈值，设计实现了改进型高判别 LBP 模型，该编码模型对各个编码重要性通过计算最优方差和局部邻域分布方差关系定义编码权值进行了排序选择，将基于最优阈值计算得到的编码权值和二进制纹理编码值组合得到最终的特征表示。通过实验证明所提出方法对于解决静脉识别和其他类型图像特征编码和识别问题的有效性。

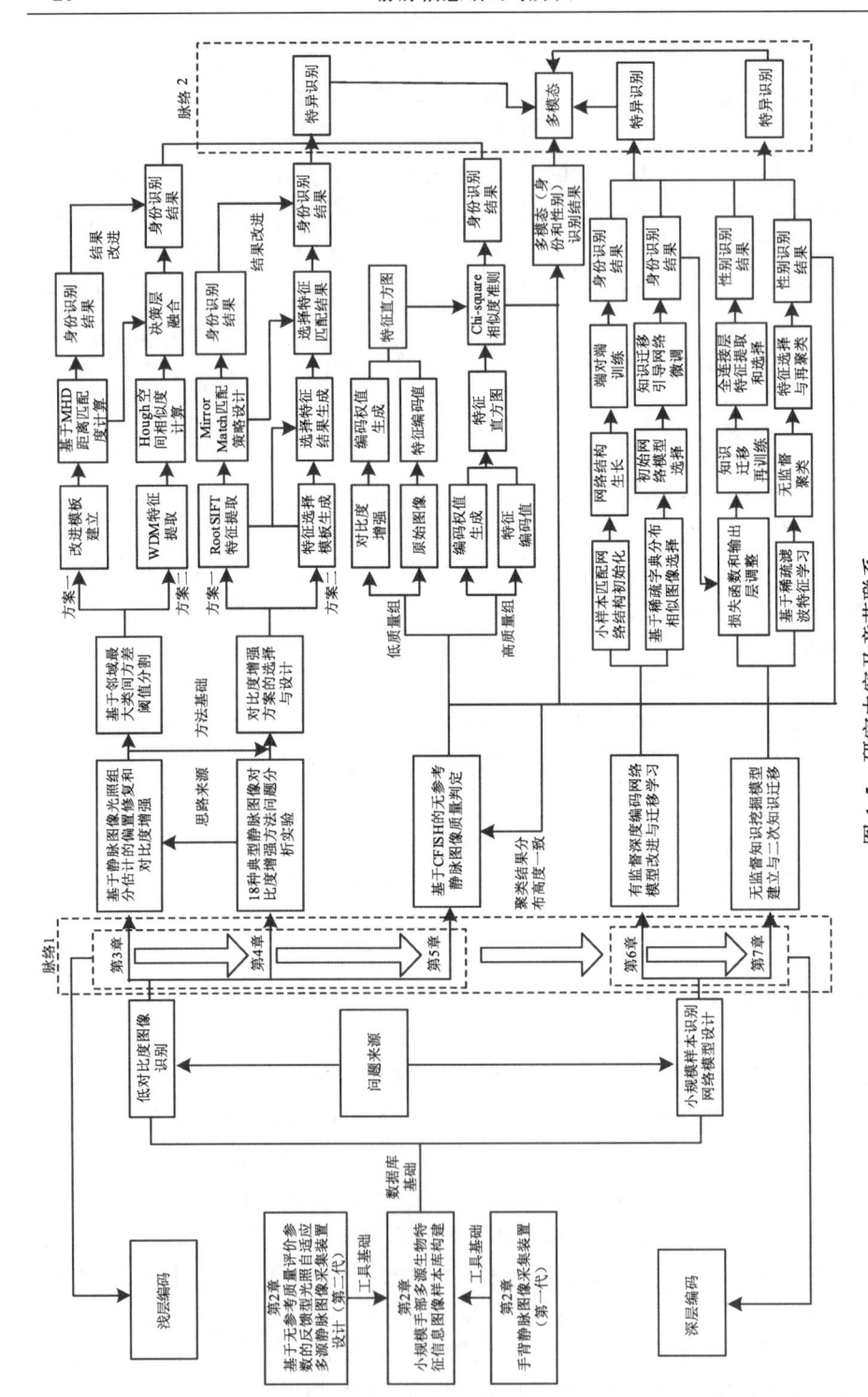

图 1-5 研究内容及章节联系 两个虚线框代表两个主要研究脉络

第 6 章为全书的第二大部分，即静脉图像深层编码阶段。本章尝试将可以通过权重正向学习和误差方向传播训练得到具有极强特征学习和编码能力的深度卷积神经网络模型引入静脉特征编码任务中。为解决直接将深度卷积神经网络模型用于静脉图像识别存在的训练数据规模小导致的网络训练不充分的问题，本章分别从针对静脉图像设计特定网络结构自生长策略的传统网络模型改进和基于相似图像知识迁移的网络微调两个角度进行深度特征编码模型设计。在网络结构自生长策略设计中，以图像规模匹配度为准则对网络结构进行初始化，之后在初始网络中通过结构自生长准则添加隐层最终通过收敛准则得到规模匹配静脉特征深度编码网络结构。在基于相似图像知识迁移模型设计中，首先设计了基于稀疏字典元素分布的图像相似度判定准则选择模型微调源训练库，之后通过利用邻接模型相似性进行网络模型参数初始化知识迁移，得到端对端静脉图像编码深度网络。此外，本章所设计的模型对于其他视觉模式识别与分析任务也具有借鉴意义。

第 7 章为全书的第三大部分，本章对静脉信息多模态信息（身份认证和性别判定）挖掘进行了研究。首先基于稀疏滤波设计无监督特征编码和聚类模型，并基于特征属性相似度分布和分类结果得出静脉图像除可用作身份识别之外，也可用作性别判断的结论，得到基于多模态特征同步学习策略的静脉信息挖掘模型。为进一步提高性别判断结果，在第 6 章设计的知识迁移网络模型基础上通过改进损失函数和输出层设计进行二次微调得到性别特征深度编码网络模型。此外，通过观察性别判定结果和第 5 章得出的质量分类结果分布之间的高度相似性，提出将无监督性别判定模型作为预处理改进第 5 章的静脉识别模型，通过特征学习和手工编码方法的多模态静脉信息挖掘模型。

后记中主要对本书在静脉识别和手部多源信息认证等方面提出的模型进行了总结，同时针对模型开发过程中一些思路进行了拓展，指出了在原有模型基础上有待深入完善的工作，说明了未来基于该课题将要进行的进一步研究方向。

2　手部多源生物特征信息采集系统

2.1　静脉图像采集简介

静脉图像的成像原理[69]为人体手部静脉血液中的血红蛋白成分对于特定波段分布的近红外光具有良好的吸收特性，静脉血管周围的其他生物组织（脂肪、骼以及纤维组织等）对相应波段下的近红外光具有良好的通透特性，因此利用这一光照吸收特性差异即可形成具有一定对比度的静脉图像。然而，本章经过实验证明，不同的光源波段组合以及结构变化、同的图像采集方式（反射式或透射式）以及同一系统对不同采集对象进行成像等都会导致成像质量存在不同程度的差异，且成像对比度都相对较低。受限于这一成像结果不稳定原因，目前仍无公开的静脉图像数据库。

为了解决上述问题，本章主要讨论了静脉图像采集装置设计问题，一方面将自行构建的高质量静脉图像数据库公开供其他相关研究人员使用；一方面用于验证本书所提出的各类算法的有效性。在采集装置设计方面，本章首先依据已有文献的相关介绍进行了摄像头以及光源等组件的选型，并设计了以透射为成像方式的第一代静脉图像采集装置。该采集装置虽然能够得到有效的含有静脉分布的手背静脉图像，但存在于所有静脉图像采集装置中的成像对比度低等问题仍未得到有效解决。

经过对由第一代手背静脉图像采集装置得到的图像存在问题分析，本章设计了基于图像邻域对比度分析和成像结构有效性分析的静脉图像质量评价体系，并依据该评价体系计算得到的质量评价参数对第一代采集装置中存在的无反馈光照控制的问题进行了改进设计。除此之外，分析传统的采用单一静脉图像信息进行识别存在鲁棒性差、别率低等问题，本章提出了手部多源图像信息认证模型。基于对第一代采集装置引入反馈控制系统和多源图像同步采集结构设计两方面改进得到高质量手部多源生物特征信息图像库，并基于该数据库和深度卷积神经网络特征学习方法设计实现了鲁棒手部多源信息认证模型。

2.2 单源手背静脉图像采集装置设计

2.2.1 成像光源系统设计

手背静脉成像系统最为重要的两个组成部分为光源系统和图像采集摄像头系统，其中光源的入射变化过程为：入射到手背表面的光线中，有极小的一部分光束被空气和手背皮质角质层所形成的界面反射，而大部分的近红外光束入射光经过手背表面折射变换后会进入手背皮肤组织的表皮和真皮层，并逐渐被皮肤组织吸收和散射。其中，一小部分光线经过手背皮肤组织的多次散射之后会重新被折射回皮肤表面直至空气，这一部分的散射光束成分被称为漫反射光，而这些漫反射光携带了表达皮肤组织的内部结构的光学信息[70]。手背皮肤的皮下组织系统对于入射的近红外光吸收能力越强，则通过漫反射达到皮肤表面的光越弱，反之则越强。手背皮下组织中最主要的组成成分为脂肪和动静脉血管，脂肪主要由水组成，血管主要包含氧合血红蛋白和还原血红蛋白，两种血红蛋白成分的特定吸收光谱分布特性[71]如图 2-1 所示。

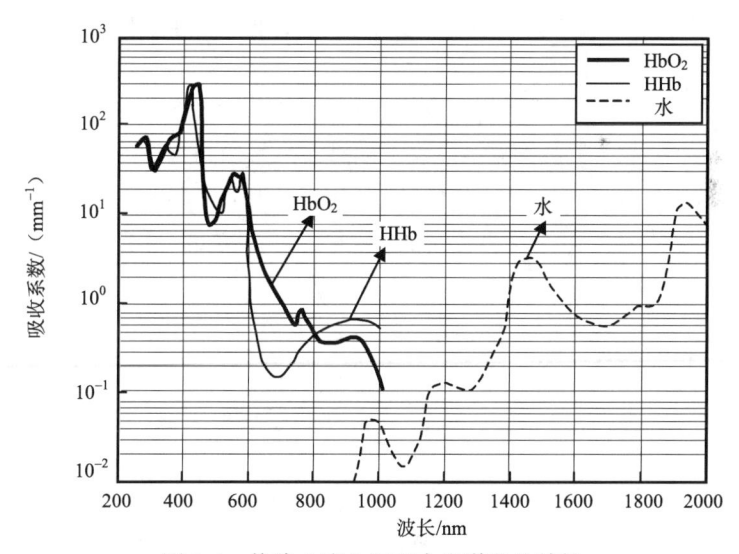

图 2-1 静脉血液血红蛋白光谱吸收特性

其中，HHb 表示还原血红蛋白，HbO_2 表示氧合血红蛋白。观察图 2-1 可知，血红蛋白较水具有更强的红外光吸收能力，造成血红蛋白和脂肪对于特定波长的光线的吸收能力存在较大差异，因此对入射的近红外光反射后形成漫反射光也存在光强差异。通常含有血红蛋白的血管对于入射光线的吸收程度要高于脂肪，因此入射光在血管位置得到的反射光较弱，从而使得对应位置处由皮肤折射出的光线也较弱，通过 CCD 等光学成像器件采集得到的图像对应位置的灰度值较小。反之，含水分较多的脂肪区域，其对光线吸收较弱，使得反射光较强，通过 CCD 成像后的图像对应位置灰度值较大。因此通过对采集到的静脉图像中的灰度差分信息可以很好地区分出血管和非血管信息，进而可以根据血管非具体位置、形状、数量以及灰度分布差异作为个人身份认证依据。具体入射光在皮肤组织内的传播路径分布[71]如图 2-2 所示。

传统对人体组织进行成像而设计的机器视觉系统中的近红外光源配置主要是用于检测半透明物体，因为在近红外区域内人体内的体液和软组织成分由于不吸收该波段光而相对透明。根据人体手背的骨骼和肌肉组织对光照的吸收和通透特性[71]，波段在 720~1100nm 的近红外光能够在一定程度上透射进入人体的手部皮下组织，且波长越长，该光源在手背皮肤中的穿透深度越深[72]。可见光波段的血管中的血红蛋白成分对于近红外光的吸收相对较多，但是光对于手部皮肤的穿透性较差，使得其无法有效透射至手背静脉图像；而当光源波长大于 1000nm 时，血管中的手部血红蛋白吸收能力相对较差。因此在对光源进行设计时选取波长处于 760~1000nm 波段之间的近红外光作为成像光源，因为该波段光源既能够有效穿透皮肤组织而达到静脉血管位置，同时也能使得血液中的血红蛋白成分对于该透射光存在较多的吸收，使得静脉血管反射光和其他皮肤组织反射光形成差异，最终由传感器（CCD 或 CMOS）感应得到手背静脉图像。

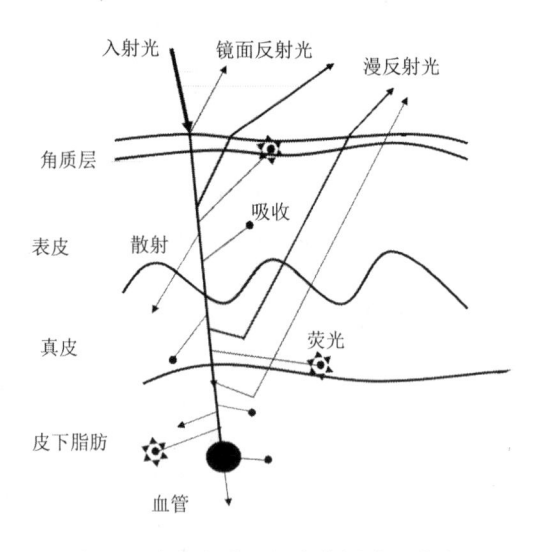

图 2-2 光在皮肤组织内传播路径分布

在近红外光源（720~1100nm）的具体波段选择上，本节基于文献[71,72]中介绍的成像系统设计经验选用 760nm、850nm、890nm 和 940nm 四种波段的近红外光源，并通过对成像质量涉及量化评价准则选择最佳静脉成像波段。具体实验设计时，选择 50 个样本，每个样本分别在四个波段下采集 10 幅图像得到共计 2000 幅待评价静脉图像。具体采集的静脉图像评价准则为 FDR 模型[72]，该方法用于计算手背静脉信息与周围其他皮肤组织的对比度结果如式（2-1）所示：

$$R_{\text{FDR(vt)}} = \frac{(\mu_t + \mu_v)^2}{\sigma_t^2 + \sigma_v^2} \qquad (2-1)$$

式中，v 表示静脉信息；t 表示周围组织信息；$R_{\text{FDR(vt)}}$ 表示手背静脉像素点集合与其周围其他生物组织成像像素点集合之间的 FDR 值；μ_v 表示静脉像素点集灰度平均值；μ_t 表示静脉信息周围组织像素点集的灰度平均值；σ_v^2 表示静脉信息灰度值分布总体方差信息；σ_t^2 表示周围组织灰度方差信息。

基于 FDR 的手背静脉图像质量判断准则是：$R_{\text{FDR(vt)}}$ 值越大，则图像对比度越高，相反则图像对比度越低。在得到所有 50 个样本的共计 2000 幅静脉图像 $R_{\text{FDR(vt)}}$ 值后，对其加和求平均得到的值为对应四种不同波段近红外光所采集静脉图像质量评价值，具体结果如表 2-1 所示。

表 2-1 不同波段采集手背静脉图像 FDR 值分布

光源波段/nm	760	850	890	940
$R_{\text{FDR(vt)}}$ 取值	0.1864	0.3526	0.1389	0.2153

观察表 2-1 所示不同波段近红外光下的手背静脉图像平均 $R_{\text{FDR(vt)}}$ 值分布，其随着波段增加并不呈现具体的单调变化规律，而是在 850nm 光照下得到的值最大，即该波段下所采集手背静脉图像对比度最高，因此后续的单源手背静脉图像采集装置中的光源设计采用的是波长为 850nm 的 LED。

在具体设计采集系统的光照结构时，具体光源结构的设置、多光谱分布的均匀分布特性以及可控性都是需要通过理论和实验进行设计的，本节对这三个因素进行了具体的分析，其相关设计方法如下。

1. 选择的 LED 相关参数分析

具体的 LED 设计选用的是贴片型，其内部集成了三个并列排布的 LED 芯片，保证最低光照强度满足实验需要（而无最高光照要求，因此设计了控制芯片对 LED 光照强度进行可控调节）。LED 芯片的发光角度为 120°，工作所需正向电压值为 3~3.5V，对应额定电流大小为 60mA，最大光通量可达 17lm，最大光强经试验测试达到 5000mcd，具有良好的光照单色性，具体选用的 LED 的配光曲线如图 2-3 所示。

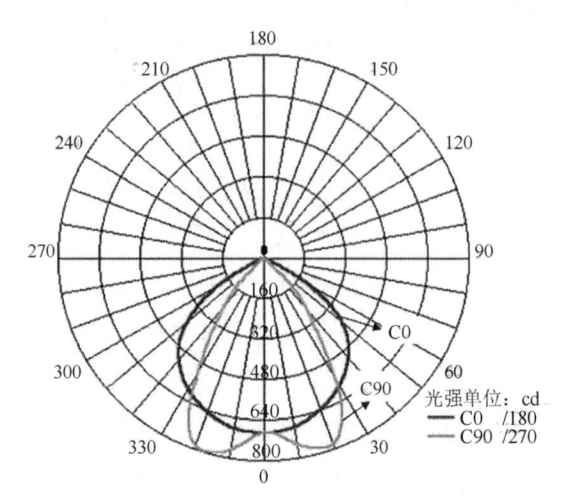

图 2-3　选择 LED 的配光曲线图

一般情况下被采集对象的手背尺寸分布不超过 250mm ×200mm 大小，则根据这一参数计算单个 LED 照度的方法如式（2-2）所示：

$$E = \psi / A \tag{2-2}$$

式中，ψ 表示的是单个 LED 的光通量参数，分布规律如图 2-4 所示。

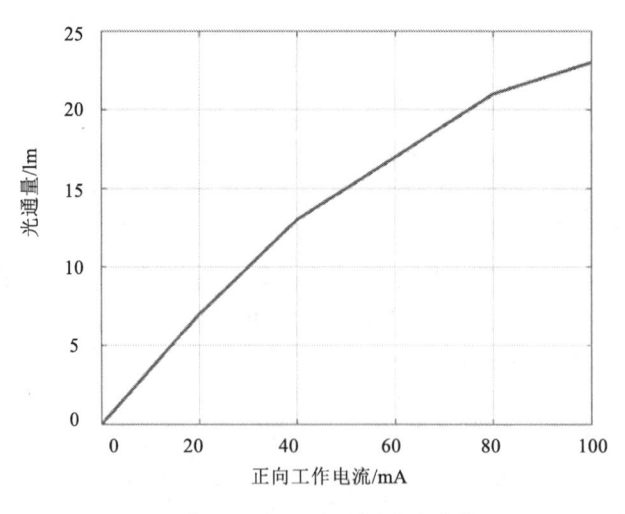

图 2-4　LED 光通量分布曲线

基于图 2-4 所示的光通量参数选定的 LED 的电气特性如表 2-2 所示。

表 2-2 所选择的 5050 封装贴片 LED 电气特性参数

电气特性参数	表示标志	最大值	最小值	中间值
光通量/lm	Φ	17	15	—
光强度/mcd	I_V	8000	6000	—
波长/nm	W_D	855（近红外）	—	850（近红外）
发光角度/(°)	θ	—	—	120
正向工作电压/V	V_F	3.5	3.0	3.3
正向工作电流/mA	I_F	—	—	60

如表 2-2 所示的 LED 电气特性参数所示，所选择的贴片 LED 的工作参数均属于比较常见电气应用类别 LED，所以可以比较容易购买且进行驱动和开关系统设计。

2. 光源照射均匀性

单个贴片 LED 主要成分为晶片及环氧树脂透镜两部分，由于组分中的透镜有光透过率分布一致性特点，LED 光照强度与相应的发光角度之间无必然联系，因此所选用 LED 具有表面各照射方向光强均匀分布特性。假设将单个 LED 定义为朗伯发光体，则其光强分布为朗伯分布，此时将单个 LED 近似认定为点光源，则其照度分布的近似计算为

$$E(r,\theta) = E_0(r)\cos^m\theta \tag{2-3}$$

式中，E_0 表示当前 LED 垂直方向上距离为 r 处的发射光照度值；θ 为采集处观察角。其中，指数参数 m 的计算方法为

$$m = -\ln2 / \ln(\cos\theta_{1/2}) \tag{2-4}$$

式中，$\theta_{1/2}$ 表示 LED 的半值角参数，即当前光源的平均发光强度为其轴向强度大小的一半时对应方向与法向之间的夹角。如果半值角较小的话，会导致出现眩光分布，极不利于静脉图像采集，因此选择的 LED 半角大小为 30°，将其代入式（2-3）解得的 m 值为 4.845。如果将观察角和半值角的方向设置为一样时，对应的成像像素点光强大小约为垂直方向的一半。由于 LED 具有非相干光源特性，当相邻两个 LED 光源的分布距离小于单个 LED 的发光半径时就会发生光照叠加现象。在实际光源设计时，单个 LED 的半值角的方向能够与其相邻 LED 发光法向处光线汇聚至采集对象手背表面，那么所得到的 LED 光强叠加量相等，从而使得光源分布最为均匀，分布如图 2-5 所示。

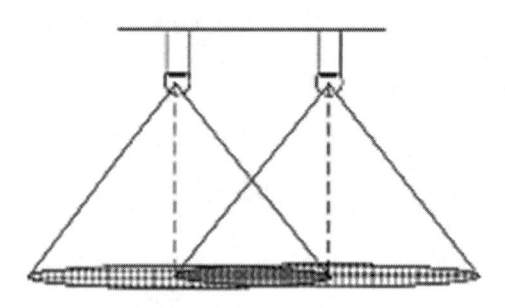

图 2-5　相邻结构分布 LED 光强叠加示意图

实际光源系统设计选用的贴片 LED 管的压降大小为 1.5~1.8V，额定工作电流为 50mA，光源固定板同时集成有 850nm 近红外光和普通光源。基于图 2-5 所示的 LED 空间分布结构，设计的光源板中的 LED 采用串并行结合的方式进行组合，其具体空间分布如图 2-6 所示。系统在实际采集静脉图像时，可根据不同采集对象手部的皮下脂肪分布以及当前 LED 可能的损耗对各个波段的 LED 光强进行连续调节，并通过嵌入设计的电流表观察当前工作电流。

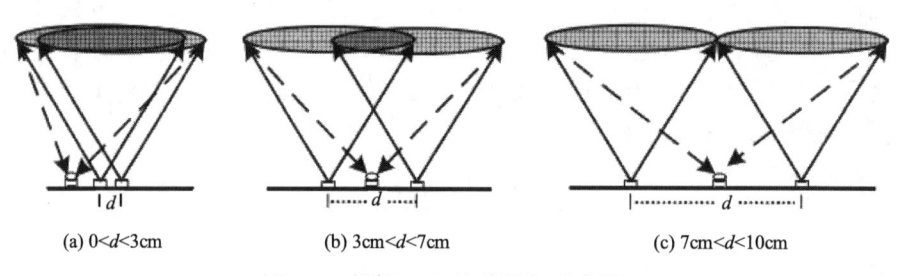

(a) 0<d<3cm　　　　(b) 3cm<d<7cm　　　　(c) 7cm<d<10cm

图 2-6　相邻 LED 光线叠加示意图

如图 2-6 所示的光源空间结构分布，在邻接半径为 10cm（图 2-6（c））范围内基本聚集了所有的光照分布，此外根据所示对称分布可知在实际结构设计时仅仅需要考虑半角范围分布之内的光强大小即可。

2.2.2　图像传感器及镜头设计

对于视觉成像系统来说，采集相机和其配套的镜头的设计对于最终系统采集得到的静脉图像的成像质量具有至关重要的影响，因此如何选择具有合适参数的硬件使得最终静脉成像的对比度、分辨率以及景深等满足实际识别需要是至关重要的。

考虑到光源系统中设计的可见光和近红外光融合设计基础，本书在实际设计图像采集系统时选用的是 JAI 的 AD-080GE 多光谱双 CCD 摄像机而非传统的 CMOS 传感器，该摄像机的核心传感器采用 1/3″的逐行扫描方式进行输入光线感知和捕捉，所采集得到图像的有效像素分布大小为 1024×768。相机的 CCD 传感器对于光源系统中的可见光和近红外的感知灵敏度分布如图 2-7 所示。

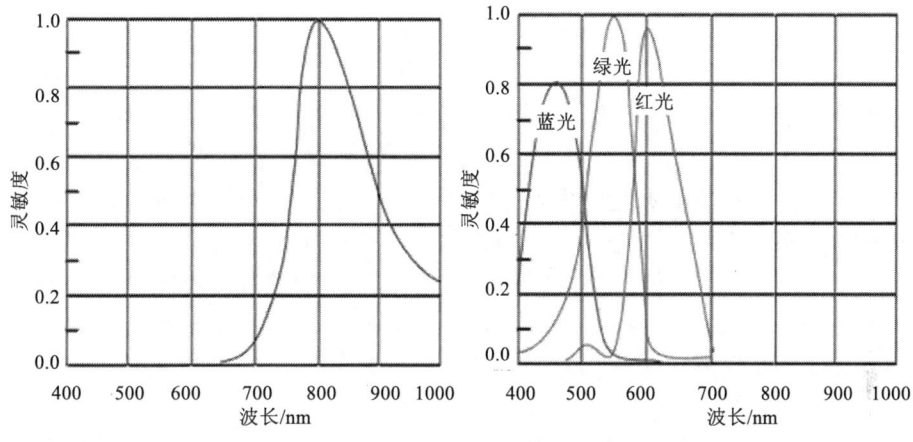

图 2-7 CCD 对近红外和可见光的响应曲线

CCD 的镜头选择可用于多光谱成像的类型，其实际成像距离定位在距离手背静脉 20cm 处左右，实际成像距离根据对手背静脉图像采集完整度而进行自适应调整。所选的 CCD 传感器的感光区域尺寸为 1/3 英寸，即 6.4mm×4.8mm 大小，具体的 CCD 成像焦距计算方法为

$$f = \frac{wD}{W} = \frac{hD}{H} \quad (2\text{-}5)$$

式中，f 表示所选镜头的焦距；D 为被采集手背距离镜头的实际距离；W 和 H 分别表示手背的宽和高；w 和 h 则表示 CCD 感光区域的宽和高，其各个参数空间对应关系如图 2-8 所示，具体计算得到的焦距 f 为 4mm。实际成像系统中，当镜头焦距 f 设置为 4mm 时计算得到的手背表面距镜头的实际距离为 222.22mm。

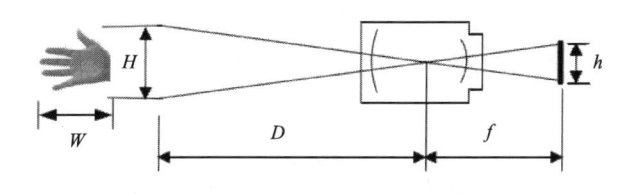

图 2-8 CCD 镜头成像原理示意图

实际采集图像时镜头需要对整个手背信息进行有效采集，以便于后续的 ROI 提取和特征编码，此时从镜头角度出发，其对应的视野高度和宽度计算为水平视场角和垂直视场角，具体计算方法为

$$\theta_v = 2\arctan\left(\frac{w}{2f}\right) = 2\arctan\left(\frac{W}{2D}\right) \tag{2-6}$$

$$\theta_h = 2\arctan\left(\frac{h}{2f}\right) = 2\arctan\left(\frac{H}{2D}\right) \tag{2-7}$$

具体的水平视场角和垂直视场角可通过示意图 2-9 理解，基于这一空间分布结构及式（2-6）和式（2-7）对本书构建系统的具体计算结果为：垂直视场角 θ_h 为 58.76°，水平视场角 θ_v 为 48.49°，实际系统设计时 CCD 和手部固定平台之间视角分布只有大于或等于计算得到的视角分布才可以保证手背静脉信息采集的完整性。基于实际计算的范围分布，本书在采集系统设计时选用 KOWA 公司的 LM4NC3 型镜头与 JAI 公司的 CCD 配套使用，该镜头的实际焦距为 4mm，传感器有效感受区域大小为 1/2″，对应的镜头视角大小为 64.5° × 49.2°。

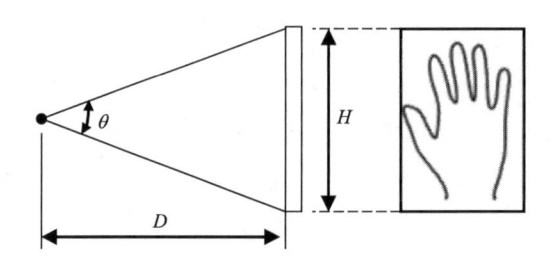

图 2-9　CCD 镜头空间视场分布示意图

由于本书设计的第一代和第二代采集设备中 CCD 和手部固定平台之间存在一定距离，进而保证所设计系统能够适用于不同类型分布手背样本，如果仅仅依靠被采集对象手部放置自身调整无法充分保证得到静脉图像的一致性，因此除对镜头的视场角具有要求外，还对其景深参数有一定要求，即所选镜头景深参数能够保证实际图像采集时调焦完成后视场内的手背静脉图像完整性，具体景深计算方法为

$$H = f^2 \times (C \times F) \tag{2-8}$$

$$T_1 = \frac{D(H+F)}{H+D} = D(f^2 + CF^2)\Big/(f^2 + DCF) \tag{2-9}$$

$$T_2 = \frac{D(H-F)}{H-D} = D(f^2 - CF^2)\Big/(f^2 - DCF) \tag{2-10}$$

式中，F 表示镜头的焦距和其有效孔径比例值；D 为手背静脉视距；T_1 为前景深信息；T_2 为后景深信息；C 为最小有效模糊圆（1/2 型大小为 0.015mm）。具体各个参数空间分布含义如图 2-10 所示，通过镜头原有参数和上式计算方法得到的具体参数结果为：H 大小为 592.59mm，T_1 大小为 162.58mm，T_2 大小为 352.59mm，实际得到的景深参数符合系统对于采集图像完整度要求。

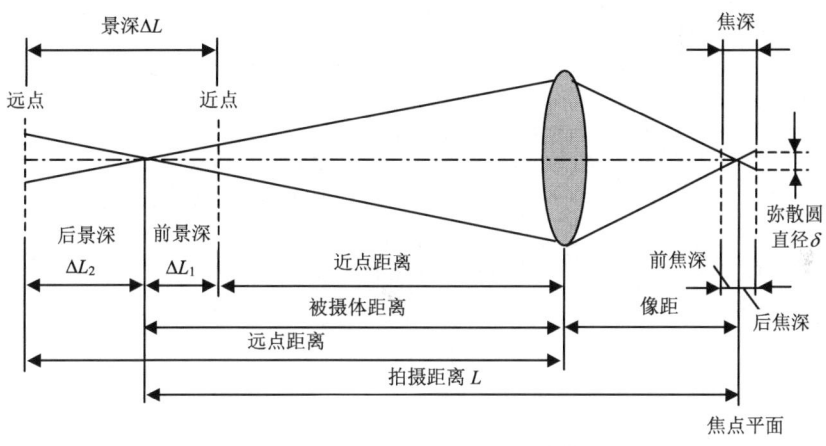

图 2-10 景深空间分布示意图[73]

除镜头外，滤光片也是采集系统设计必备的功能性元器件之一，实际 CCD 成像常用滤光片种类有带通滤光片、高通和低通滤光片、特定波长截止滤光片以及反射滤光片等。本章设计的第二代系统要求同时采集手部多源生物特征信息，因此需要对设计的近红外光和可见光两种光源同时设计特定性质的滤光片。此外，为了避免所设计的可见光和近红外光源在同时开启时造成的内部干扰，还需在镜头前分别放置阻隔另一种光源影响的滤光片来保证最终的成像效果。

实际在滤光片选择时，本章选用了实验室已有的爱万提斯多波段光谱仪进行测试和选型，通过对选用的 470nm 和 850nm 光源进行有效保护的滤光片的光通性分析，得到实验结果分布如图 2-11 所示。

分析图 2-11（a）可以发现，其对应的光谱通透范围较大，即大于截止波段的光均可以通过该类型滤光片，这会导致在非封闭环境下成像时自然光中的其他波段可见光透过滤光片，降低静脉图像对比度。与这一类型滤光片性质不同，如图 2-11（b）所示的带通滤光片以目标波段为中心仅仅存在较小范围的通带分布，进而使得在任意成像情形（封闭或自然光照等）下 CCD 感光器件主要接收到特定波长的可见光和近红外光分布，保证最终得到的手背静脉图像的高对比度分布。

(a) 宽波段截止滤光片

(b) 特定波段带通滤光片

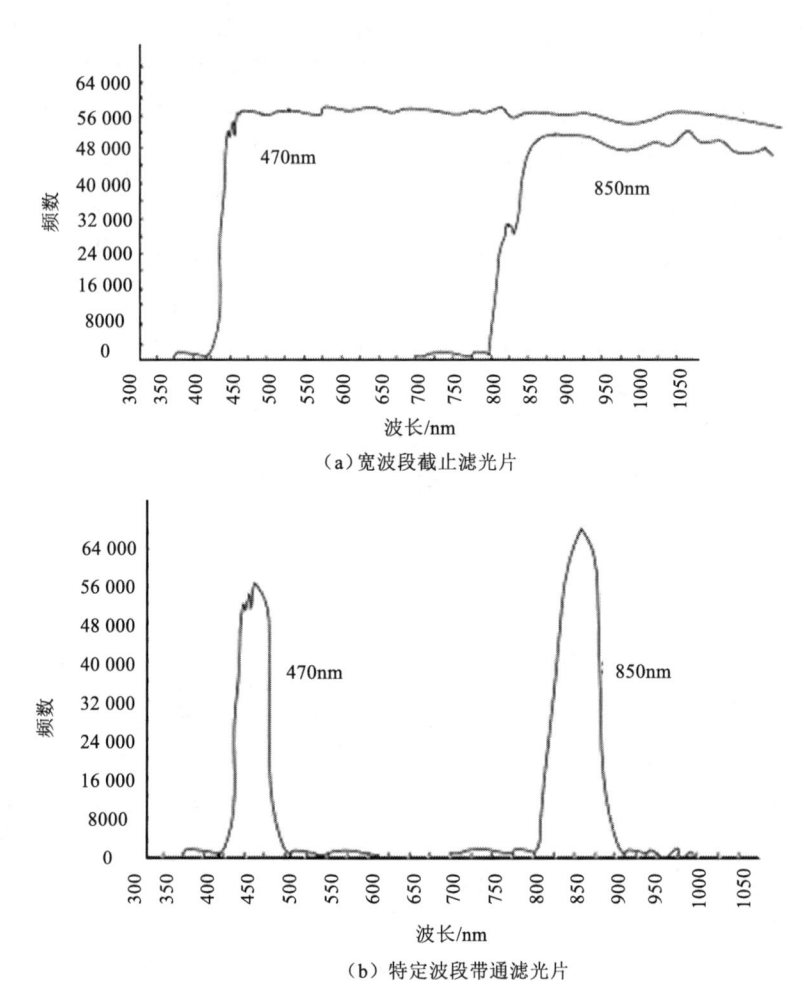

图 2-11 滤光片通透性分布图

2.2.3 第一代单源手背静脉图像采集装置

基于上述原则选择的光源、摄像头、镜头以及滤光片等器件设计的单源静脉图像采集装置结构如图 2-12 所示。

观察图 2-12 的组件分布位置可知，该装置静脉图像成像方式为透射式。其中，各个标号所示部件分布如下：标号 1 表示 CCD 固定支架，用于安装所选用的 JAI 公司 AD-080GE 多光谱双 CCD 摄像机；标号 2 为摄像头支架固定环；标号 3 为采集系统支撑杆，用于连接系统各个分部件中的硬件装置；标号 4 为控制光源通透的静脉图像结构模板；标号 5 为手部放置平台；标号 6 为近红外光源系统放置盒，内部放有三枚大功率 850nm 的 LED 光源；标号 7 则为采集系统底座结构。

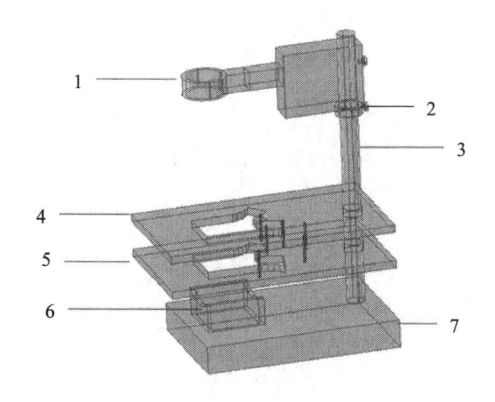

图 2-12　第一代手背静脉采集装置示意图
1.CCD 固定支架；2.摄像头支架固定环；3.采集系统支撑杆；4.静脉图像结构模板；5.手部放置平台；
6.近红外光源系统放置盒；7.采集系统底座结构

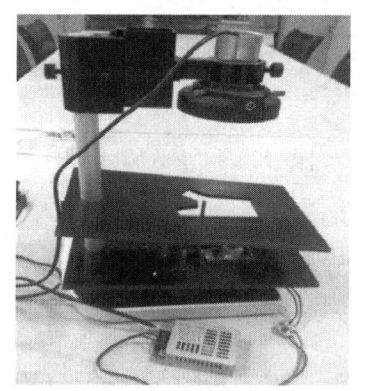

图 2-13　第一代手背静脉采集装置实物图

通过图 2-12 所示装置结构进行实际采集系统制作时，为克服采集装置制作材料表面光滑性引起的反光效应导致静脉图像质量低问题，对制作材料表面均喷涂了哑光黑色涂料，所制作实物如图 2-13 所示。系统使用时，首先将摄像头通过 USB 与图像采集控制主机连接，将采集对象手放置在固定平台上，并保证按照 8 个铜柱空间分布对手部进行固定。之后打开近红外光源，通过上位机观察成像质量对光强进行调节，最终得到高质量手背静脉图像，针对 50 个样本，每个样本采集 10 幅静脉图像得到规模为 500 的高质量小型手背静脉样本库，其中典型样本分布如图 2-14 所示。

(a) 青年男性样本

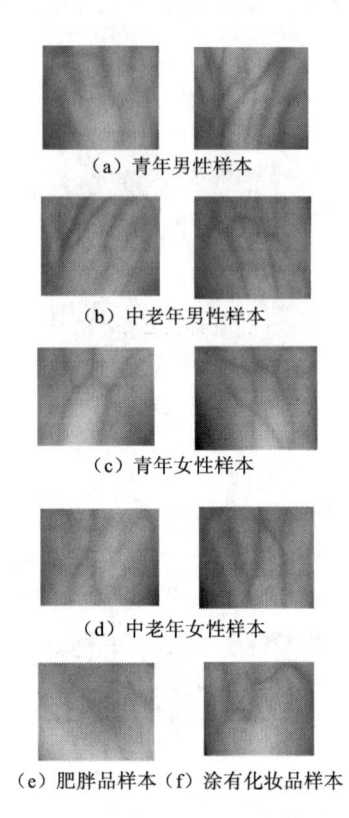

(b) 中老年男性样本

(c) 青年女性样本

(d) 中老年女性样本

(e) 肥胖品样本 (f) 涂有化妆品样本

图 2-14　第一代手背静脉采集装置采集构建的样本库

观察图 2-14 所构建的小样本多类型手背静脉图像样本库，虽然针对具有不同类型手背生理特性分布的样本均能采集到含有明显静脉信息的样本，但观察可知其对比度相对较差，无法直接用于后续章节的分割或特征提取。分析各类质量相对较低的静脉图像分布可知，其根本原因在于整体灰度值偏亮，可能引起这一现象的原因在于光照系统的光照过强，成像 CCD 系统对于光照反应不稳定等原因。总的来说，其根本原因在于光照系统的非智能化设置，因此如何基于采集的静脉图像的分布特性对光照系统进行自适应控制是改进现有静脉采集装置的有效措施。

2.3　基于质量评价的自适应光照控制策略

静脉图像采集过程中，由于存在多种原因（主要影响因素有采集对象手背生理特性差异、手背涂抹化妆品、手背皮肤质量等）的影响使得最终成像对比度低（图 2-14），无法直接用于分割或特征提取等后续识别处理步骤，因此通过引入有效手部生物特征图像质量评价体系对有效静脉图像进行选择或对当前采集系统光照强度进行自适应调整得到高质量静脉样本图像，对于实现鲁棒且高效的静脉识别系统极为关键。

手部生物特征图像采集及识别系统具有实时采集和实时分析要求，因此设计主观静脉图像质量评价体系对于在线静脉识别系统设计是不适合的，本节设计实现一种复杂层级客观静脉图像质量评价体系。基于本书所提出的采集到的手部生物特征图像质量评价体系作为自适应 LED 调节系统的反馈信号，进而在对单一个体进行手部生物特征图像采集时可以得到一系列随光照强度递变的样本图像，但并没有理想的无噪声手部生物特征图像作为参考来对这一系列图像进行有效选择。基于上述分析可知，有参考图像质量评价体系不适合用于本节的生物特征图像质量评价模型的设计，而需要针对特定图像的拓扑结构分布和邻域及全局对比度信息设计无参考图像质量评价体系，进而实现光照强度自适应的高质量手部生物特征图像采集系统设计。

基于已有静脉、掌纹等手部生物特征图像质量评价体系基础上，本节针对手部多维生物特征信息的分布特点，分别选择了针对生物特征图像的统计灰度分布特性和光学组分信息灰度分布统计特性进行客观描述的质量评价参数，具体的参数特性描述如下。

观察图 2-14 所示静脉图像，其存在的最为主要的问题是静脉信息和其成像背景的对比度极低，导致无法直接对其进行阈值分割和特征编码。从成像角度分析，对比度低的原因除静脉图像信息潜在的生物特性外，针对不同的手背生物特性采用统一光照强度设置（对于胖或瘦差异采集对象）容易导致手部较弱小的采集对象出现曝光过强或手部较厚实对象曝光不足等问题，从而使得成像对比度低。为了解决这一问题，设计有效的图像局部和全局方差（对比度）度量方法能够在一定程度上得到当前静脉采集图像的曝光程度估计结果，具体设计时本节引入了局部最大类间方差和全局灰度方差两个对比度度量信息进行评价准则设计。

除此之外，本节还基于第 3 章中对于静脉图像分解后的光照成分估计模型设计了当前采集系统曝光度量化标准，并将其与前两项灰度对比度评价准则融合得到有效的灰度分布统计评价准则，并将其作为反馈信号实现光照强度的自适应控制。

通过上述方法计算得到手部生物特征信息的统计灰度分布和光照组分信息灰度分布特性表征参数后，将两个参数值进行归一化，并设计合理的权值（共两个，如图 2-15 所示），将两个表征参数进行组合得到最终的系统成像质量描述结果，将这一结果参数作为反馈信号控制光照系统输出占空比参数调节光照强度,最终调节至当前样本最适光照强度,采集得到高质量手部生物特征图像,控制采集系统工作流程如图 2-15 所示。

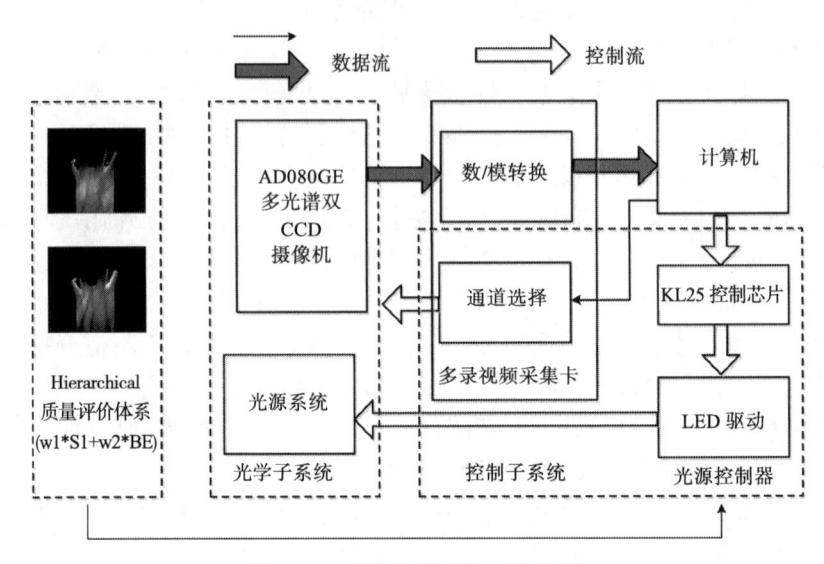

图 2-15 采集控制系统工作流程

2.3.1 图像锐化及对比度分布描述子

作为与成像光照系统存在最直接联系的度量参数,本节首先对图像邻域和全局灰度分布统计特性评价方法进行了设计,具体设计准则为无参考手部生物特征图像质量评价体系(no-reference image quality assessment, NR-IQA)。其中,具体的对比度方差分布统计特性参数(sharpness and contrast index, SCI)设计分别涵盖了生物特征图像信息锐化程度评价系数(sharpness index, SI)和基于邻域灰度分布方差统计特性计算得到的对比度评价系数(contrast index, CI),具体的两个参数(SI 和 CI)的计算过程描述如下。

1. 基于离散小波变换的二阶子带图像生成

在文献[74]设计的用于计算图像离散变换空间的模型基础上,本书只选择在对应的二阶子带图像空间进行锐化程度度量参数计算(因为图像采集阶段要求要准确且快速),具体子带空间的生成过程由 Cohen-Daubechies-Fauraue 9/7 滤波器对手部多源生物特征图像进行滤波处理得到对应的三个离散滤波空间子带图像,分别将其表示为 S_{HL_n}(HL 子带)、S_{HH_n}(HH 子带)和 S_{LH_n}(LH 子带),其中 $n=1,2$。

2. 子带变换空间中锐化评价参数生成

根据图像空域和频域变换分布特性[74]可知,图像对比度越高(在空域空间),则其频域空间对应高频含量越多。为得到图像频域特性量化表征参数,在步骤1. 生成的三个子带空间分别计算准确评价图像锐化程度的 log-energy 参数,具体计算方法如式(2-11)所示:

$$LE_{XY_n} = \log_{10}\left[1 + \frac{1}{N_n}\sum_{i,j \in S_{XY_n}} S_{XY_n}^2(i,j)\right] \quad (2\text{-}11)$$

式中,XY 分别表示分解得到的三个子带空间 HL、HH 和 LH,参数 N_n 表示不同分解程度等级对应的离散小波系数,其中扩展项 '+1' 的设置是为了防止锐化表征参数 LE_{XY_n} 结果为负。基于式(2-11)可计算得到各个分解等级下的由三个不同子带分解空间锐化表征参数联合表征的整体锐化程度结果,具体计算方法为

$$LE_1 = (1-\alpha)\frac{LE_{LH_n} + LE_{HL_n}}{2} + \alpha LE_{HH_n} \quad (2\text{-}12)$$

式中,α 是针对具体实验样本设计的经验参数。本书针对自行构建的手部多源生物特征图像将 α 大小设置为 0.8,从而使得该质量表征参数更多体现的是有效生物特征信息(高频成分)质量分布而非成像背景信息。

3. 生物特征图像全局灰度对比度评价系数计算

为弥补式(2-12)对图像灰度空间差分信息表征结果不完整性,本书采用和式(2-12)类似的方法设计了灰度对比度评价参数,具体实现为基于 log-energy 计算手部生物特征图像的空间灰度分布方差信息,计算方法为

$$LE_2 = \log_{10}\left[\text{std}(I)^2\right] \quad (2\text{-}13)$$

式中,参数 I 表示当前采集的不同位置的手部生物特征图像对应的灰度图像。

4. 基于权重分布组合的 SCI 参数计算

由式(2-12)和式(2-13)计算结果,并根据其原理分析可知,两个具有相同值域空间分布的参数能够有效表征手部生物特征图像质量分布差异特性,因此只需对这两个锐化程度和对比度表征参数进行合理的线性加和即可得到有效的手部生物特征质量评价参数,本节实验对应的线性加权参数设置为

$$LE = \delta_1 LE_1 + \delta_2 LE_2 \qquad (2\text{-}14)$$

式中，$\delta_1 + \delta_2 = 1$，具体针对本书实验设计的加权值为 $\delta_1 = 0.4$，$\delta_2 = 0.6$，这样设置可以更有效地度量光照强度变化、采集曝光时间设置等因素变化导致的不同类型手部生物特征图像锐化和对比度分布差异。此外，所设置的灰度分布差异统计特性表征参数亦可用于其他类型灰度图像质量评价，涉及的各个参数设置可以参考本节实验讨论结果，因为任意视觉图像的采集均涉及由于光源系统的功能性损失和不稳定而导致的同一采集对象的灰度分布偏移。

2.3.2 图像光照组分估计

任意光学图像均可以通过成分建模将其分解为内容和光照两个组分信息[75]，基于这一原理，可以通过构建有效的手部生物特征图像分解模型得到其对应的光学组分灰度分布，将该灰度分布统计平均值作为当前采集系统曝光强度表征值，并基于该值作为反馈信号对光照系统进行自适应控制。为设计实现一种对本书构建手部生物特征图像数据库进行有效光学组分估计模型，通过将采集的手部生物特征图像看作一种包含生物特征信息和背景光照信息的"乘积项"，并基于此将光照信息估计定义为一个能量函数最小化模型，该模型基于灰度隶属度函数估计及对应参数求解可以得到稳定的手部生物特征图像光照组分估计结果。

1. 静脉图像分解模型建立

基于文献[75]中对 MRI 图像成像方式及对应组分分析可知，任意图像（手部生物特征灰度图像）均可通过如式（2-15）所示的"乘积"和零均值噪声组合得到

$$I(x) = b(x)J(x) + n(x) \qquad (2\text{-}15)$$

式中，$I(x)$ 表示分解空间 x 处的灰度值大小；$J(x)$ 表示手部生物特征图像灰度分布信息；$b(x)$ 表征用于估计光照组分灰度分布的偏置空间解；$n(x)$ 表示采集系统引入的零均值噪声。

基于 Wells 等[76,77]对于实际 MRI 图像组分信息及其灰度分布特性定义可知，$b(x)$ 所表示的光照分布空间的灰度分布具有平滑和相邻递变的性质，而 $J(x)$ 所表示的生物特征组分信息则由若干个具有极小邻域相同灰度分布的常数灰度值区域连接组成。

基于式（2-15）所示的组分乘积定义可知，可以将对光照空间灰度分布的求解定义为一个可导能量函数，并通过对函数的参数优化求解得到最终的光照

偏置和生物特征信息分布,而其相应的函数值域是一个包含具有值连续变换性质的实数像素值空间分布的集合:$\Omega \rightarrow \Re$。

基于式(2-15),在无任何关于$b(x)$和$J(x)$的先验信息前提下通过$I(x)$的实际值分布设计有效的模型对手部生物特征图像的组分信息$b(x)$和$J(x)$进行准确求解实际是一个病态(ill-posed)问题。为了将式(2-15)定义的模型优化问题通过数学模型建立和参数优化的方法进行求解,本节基于文献[76,77]中对图像组分信息性质的描述,对$b(x)$和$J(x)$分别赋予如下空间灰度分布性质:光照估计模型$b(x)$的解空间是可求解具有平滑变化的数值集合,而图像内容表征模型$J(x)$的解空间则是包含若干个灰度值非连续变换的区域,且各个区域灰度分布可近似表示为常数。基于这一假定先验信息,本节通过定义一个对模型各项参数具有可解性的凸优化问题实现光照空间分布求解。

2. 静脉图像组分信息表示

基于所定义的组分$b(x)$和$J(x)$的空间灰度分布特性,本节将光照估计空间表示为一系列低阶平滑函数$g_1,\cdots,g_m$的简单线性组合。因为当其基函数足够多时,可以以任意精度逼近一个空间变换函数表示[78]。基于对模型计算准确性和方便性综合考虑,本节在对手部生物特征图像的光照空间表示函数进行模型化时选择20个三阶多项式作为基函数设置。基于所选定基函数对光照表征空间进行估计的问题可转变为对最优系数$w_1,\cdots,w_m$的求解问题,基于这些系数对光照分布空间进行估计可表示为$b_x = \sum_{k=1}^{M} w_k g_k$,模型的系数解空间可表示为$w = (w_1,\cdots,w_m)^T$,其中$(\cdot)^T$表示矩阵转置运算。基于所定义基函数及组合参数可将光照空间解表示为

$$b(x) = w^T G(x) \tag{2-16}$$

上述向量表示主要便于后续基于能量函数最小化思路对手部生物特征图像光照空间灰度分布进行求解,且由于其计算过程通过向量和矩阵运算即可得到,进而使得光照空间估计问题通过有效的灰度矩阵变换快速求解实现。

手部生物特征图像信息的近似灰度分布邻域不变性可以表示为输入图像区域Ω的N种不同有效生物特征组分信息,即$J(x)$可近似通过若干个具有常数分布像素值$c_i(x)$的$\{i\}$区域的组合,而Ω_i表示第i个区域的灰度像素值,其中每一个体素对应一种近似不变的灰度分布,用隶属度函数u_i表示待求解灰度值。具体求解时将隶属度函数可行解空间简化为二值函数:

$$u_i = \begin{cases} 1, & x \in \Omega_i \\ 0, & x \notin \Omega_i \end{cases} \quad (2\text{-}17)$$

对于实际手部生物特征图像灰度分布，待表征体素的隶属度函数解空间会存在相对较复杂的非邻域连续像素分布，尤其是处在结构邻接处的体素。基于这一分布特性，可引入表征能力更强的模糊隶属度函数 $u_i(x)$，该模糊函数解空间满足 $\sum_{i=1}^{N} u_i(x) = 1$，具体隶属度模糊值表示待编码邻域属于某一类型体素分布的概率值。类似于光照分布表征空间定义，体素的模糊隶属度函数 $u_1, \cdots, u_N$ 可表示成列向量的形式 $\boldsymbol{u} = (u_i, \cdots, u_N)^{\mathrm{T}}$，其中 $(\cdot)^{\mathrm{T}}$ 表示矩阵的转置运算。在实际求解生物特征图像对应的光照成分估计空间实际解集为

$$\aleph \triangleq \left\{ \boldsymbol{u} = (u_i, \cdots, u_N)^{\mathrm{T}} : 0 \leqslant u_i(x) \leqslant 1, i = 1, \cdots, N \right\} \quad (2\text{-}18)$$

和

$$\sum_{i=1}^{N} u_i(x) = 1, \ x \in \Omega \quad (2\text{-}19)$$

基于式（2-18）定义的模糊隶属度函数和连接邻域灰度分布表征常量，相应的手部生物特征图像分解后的实际组分信息可以表示为

$$J(x) = \sum_{i=1}^{N} c_i u_i(x) \quad (2\text{-}20)$$

本节在实际模型求解时为了计算方便，将隶属度函数 u_i 的解空间定义为二值形式空间，则式（2-20）可以表示为分段非连续常量模型，即对于任意的 $x \in \Omega = \{x : u_i(x) = 1\}$，存在 $J(x) = c_i$。其中，模型隶属度函数可行解 $u_1, \cdots, u_N$ 表示硬分割后的结果，相应的可行解空间 Ω 包含了 $\Omega_1, \cdots, \Omega_N$ 等部分，并且解集满足 $\bigcup_{i=1}^{N} \Omega_i = \Omega$，且 $\Omega_i \cap \Omega_j = \varnothing$。基于式（2-16）定义的分解模型，本节通过将其转化为能量函数优化问题，并通过求得优化解得到光照空间估计灰度分布。

3. 能量优化模型定义和求解

通过文献[76,77]分析可知，对于输入手部生物特征图像 $b(x)$ 所描述的偏置空间灰度分布具有平滑邻接递变分布的性质，而 $J(x)$ 所表示的手部生物特征图像组分信息则由若干个具有近似像素分布的常数灰度值连接区域组成。基于这一灰度分布性质和式（2-15）可以定义待优化的能量函数模型为

$$F(b,j) = \int_{\Omega} |I(x) - b(x)j(x)|^2 \, \mathrm{d}x \quad (2\text{-}21)$$

如式（2-21）定义的模型，当输入参数 (b,j) 无可行解空间分布限制时，对于式（2-21）模型的最小化优化问题是一个病态问题，但是为得到可行解，基于文献[76,77]中关于 (b,j) 性质的定义，可得到如式（2-22）所示的模型简化结果：

$$F(b,j) = F(\boldsymbol{u},\boldsymbol{c},\boldsymbol{w}) = \int_{\Omega} \left| I(x) - \boldsymbol{w}^{\mathrm{T}} G(x) \sum_{i=1}^{N} c_i u_i(x) \right|^2 \mathrm{d}x \quad (2\text{-}22)$$

式中，$\boldsymbol{u} = (u_i, \cdots, u_N)^{\mathrm{T}}, \boldsymbol{c} = (c_i, \cdots, c_N)^{\mathrm{T}}, \boldsymbol{w} = (w_i, \cdots, w_N)^{\mathrm{T}}$。

基于式（2-22）进行最小化能量函数模型的计算，可分别对三个输入参数 $\boldsymbol{u},\boldsymbol{c},\boldsymbol{w}$ 进行迭代求解得到。此外，基于文献[76,77]中如式（2-16）和式（2-18）中的定义，可以对式（2-22）进一步优化得到如式（2-23）所示的目标函数：

$$\begin{aligned} F(\boldsymbol{u},\boldsymbol{c},\boldsymbol{w}) &= \int_{\Omega} \left| I(x) - \boldsymbol{w}^{\mathrm{T}} G(x) \sum_{i=1}^{N} c_i u_i(x) \right|^2 \mathrm{d}x \\ &= \sum_{i=1}^{N} \int_{\Omega_i} \left| I(x) - \boldsymbol{w}^{\mathrm{T}} G(x) c_i \right|^2 \mathrm{d}x = \sum_{i=1}^{N} \int_{\Omega} \left| I(x) - \boldsymbol{w}^{\mathrm{T}} G(x) c_i \right|^2 u_i(x) \mathrm{d}x \end{aligned} \quad (2\text{-}23)$$

通过对式（2-23）中的内置积分项和全局求和项进行位置变化可得

$$F(\boldsymbol{u},\boldsymbol{c},\boldsymbol{w}) = \int_{\Omega} \sum_{i=1}^{N} \left| I(x) - \boldsymbol{w}^{\mathrm{T}} G(x) c_i \right|^2 u_i(x) \mathrm{d}x \quad (2\text{-}24)$$

对式（2-24）三个参数分别进行迭代积分计算可以得到对应的各个优化基函数组合系数，随后基于该组合系数和 20 个预定义的三阶基函数表示，可以得到相应的光照变换空间 $b(x) = \hat{\boldsymbol{w}}^{\mathrm{T}} G(x)$，基于这一空间灰度分布得到其对应的质量评价系数 BE 计算方法为

$$\mathrm{BE} = \mathrm{average}\big(\mathrm{grey}(b(x))\big) \quad (2\text{-}25)$$

基于所定义的图像统计灰度分布表征参数 SCI 和光照空间灰度分布统计特性表征参数 BE 得到的双层质量评价体系计算方法为

$$Q = w_1\text{SCI} + w_2\text{BE} \qquad (2\text{-}26)$$

通过式（2-26）可以得到准确且稳定的手部生物特征图像空间灰度分布评价参数，实际针对本节所设计实验样本分布定义的加权系数为 $w_1 = 0.64$ 和 $w_2 = 0.36$。

基于上述定义的质量表征参数和图 2-15 定义的控制系统模型实现的反馈型光照自适应采集系统的工作流程如图 2-16 所示。

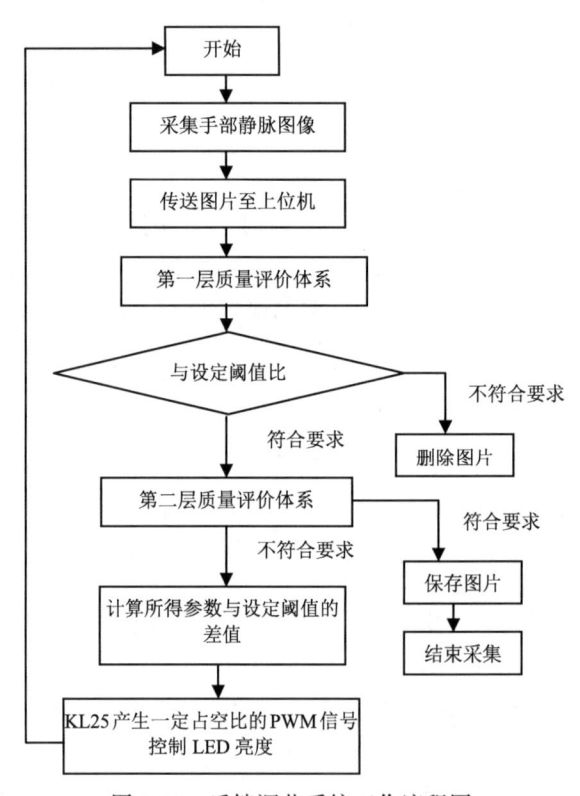

```
开始
  ↓
采集手部静脉图像
  ↓
传送图片至上位机
  ↓
第一层质量评价体系
  ↓
与设定阈值比 —— 不符合要求 → 删除图片
  ↓ 符合要求
第二层质量评价体系 —— 符合要求 → 保存图片
  ↓ 不符合要求              → 结束采集
计算所得参数与设定阈值的差值
  ↓
KL25 产生一定占空比的 PWM 信号控制 LED 亮度
```

图 2-16　反馈调节系统工作流程图

基于上述设计的质量评价体系，首先对第一代静脉采集装置进行改进，得到改进前后的静脉图像如图 2-17 所示。

对比图 2-17 所示手背静脉图像分布可知，本节所设计的基于质量评价体系实现光照系统自适应控制的改进采集模型可以得到极高对比度的手背静脉图像，且基本无干扰信息存在，充分证明了所提出的基于图像质量评价体系设计实现的反馈控制机制对于静脉图像采集系统设计的重要性。

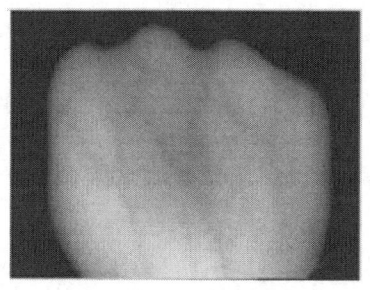

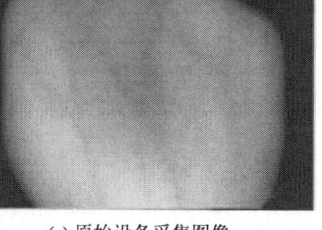

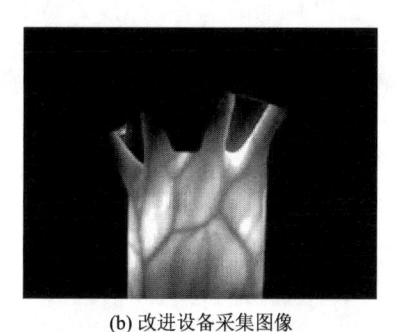

(a) 原始设备采集图像　　　　　　　(b) 改进设备采集图像

图 2-17　添加基于图像质量评价的反馈型机制前后采集图像对比

2.4　多源信息同步采集及数据库建立

作为一种新兴的生物特征识别方式，多模态生物特征识别[79]能够通过增加身份认证样本的信息量而大大提高识别系统的抗干扰能力和识别率。其中，针对手部信息的多模态识别模型主要有掌纹与静脉、掌纹与指纹、掌静脉和背静脉及指静脉等多种融合方法，且在相同的特征提取和匹配方法下取得较传统的单模态信息进行识别的模型更高的识别率，充分证明了这一研究方向的价值。然而，当前制约手部多模态认证的模型广泛研究的根本原因在于无相对较大规模的手部多模态图像库，为了有效促进这一研究方向的发展，同时为了本书后续的基于所设计的深度特征编码模型的有效训练，本节通过设计实现复杂的手部多源信息同步采集装置构建了一定规模的手部多模态生物特征图像数据库，并将其开源，供其他研究者使用。

2.4.1　手部多源生物特征信息同步采集装置设计

为设计实现手部多源生物特征信息的同步采集，进而为后续构建高识别率的多模态身份认证系统提供数据基础，本节首先设计了如图 2-18 所示的采集系统。

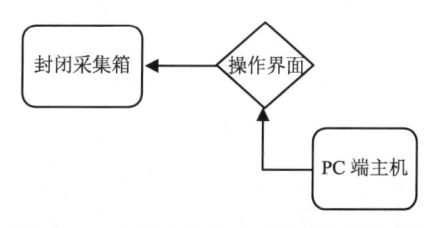

图 2-18　手部多源信息采集系统框架图

如图 2-18 所示，所设计的多源信息同步采集控制系统由 PC 端主机、操作界面和封闭采集封闭箱组成而封闭采集箱是由体内安装的特定波长近红外光源、光源驱动控制电路、高质量CCD摄像机、自制手部放置平台、特定波长带通滤光片、上位机通信与供电接口、设备支撑箱体组成。其中，特定波长的近红外光源及其驱动控制电路和多波长敏感CCD摄像机组合安装在支撑箱体的上下左右四个不同位置，手部位置固定铜柱安装在支撑箱体的中心位置，特定带通滤光片叠加安装在近红外CCD镜头前，摄取手部多源生物特征图像的多波长敏感CCD摄像机的感光光谱范围为0.8~1.5μm。近红外光源由若干近红外贴片LED组合而成，本光源系统采用两种不同波长（分别为850nm和可见光470nm）的光源组成，并且光源的空间组成结构依照手部多源信息对应采集部位的外形特征分布进行了单独设计，其中用于手掌、手背两处相对面积较大的静脉图像和掌纹图像的采集光源结构为环形，而用于掌背连接处静脉、指纹和指静脉采集的光源结构为线型，实际进行图像采集时分时开启六处光源（近红外光源用于采集手部静脉信息，可见光源用于采集指纹和掌纹图像信息），对应采集部位的多波长敏感CCD同步拍摄手部不同位置的生物特征信息，并在上位机软件中显示。系统中为采集有效的多源生物特征信息而单独设计的固定装置结构描述如下所述。

图2-18所示采集系统中的最为核心的封闭手部固定及同步采集平台内部结构及各个位置空间分布关系如图2-19所示。

如图2-19所示，所设计的同步采集装置较传统的仅针对静脉或指纹等单源信息进行采集而设计的装置结构要复杂很多，其各个部件的功能为：构件2-1为用于连接近红外光源、多光谱CCD以及手部固定平台的支架，用于固定4组近红外光源和多光谱CCD组合结构以及有效手部固定平台；构件2-2为多光谱光源和相应采集CCD设备组合固定装置，该结构及其功能器件用于完成高质量手背静脉图像的采集；构件2-3为位于侧面的光源和CCD组合结构（类似于2-2结构分布），一方面为了保证系统在采集图像时的整体光照均匀性，另一方面为了采集掌背连接处静脉图像信息；构件2-4为手部多源信息采集时手掌固定平台，用于实现手掌有效固定和高质量手掌静脉和手背静脉图像的同步采集，其中用于制作手掌放置平台的材料为特定材质透明板（该透明板一方面对系统的点光源实现一定程度的匀光作用，另一方面保证不对光照强度进行衰减）；构件2-5为采集时手部放置位置固定杆，用于控制对不同采集对象进行多源信息采集时的手部稳定固定，一方面为了配合后续的ROI提取模型得到稳定结果，另一方面为未来可能涉及的图像拼接工作做基础；构件2-6为整个装置的外形结构设计，其制作材质较特殊，既能隔绝外部不稳定的自然光照对手部多源信息采集的影响，又能很好地避免系统同步采集多光源之间由于不可控折射而引起相互之间光照强度的干扰；构件2-7为系统全局支撑平台，用于支撑整个手部多源信息同步采集平台。

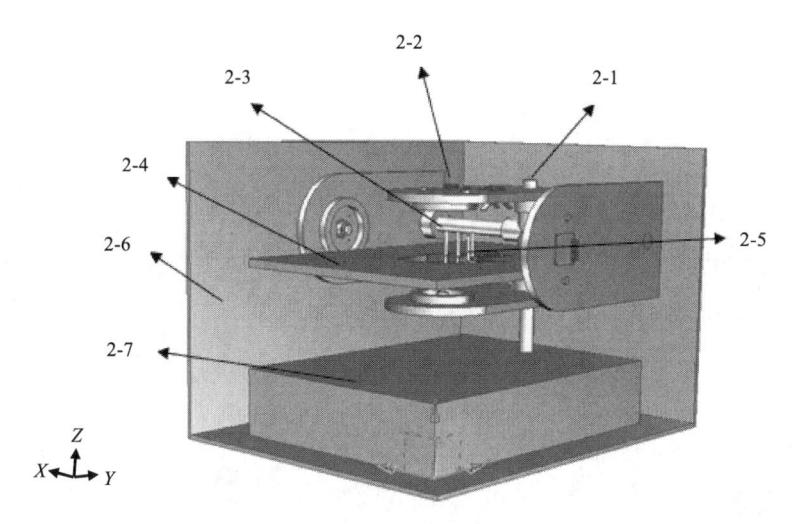

图 2-19　采集装置整体功能构件分布图

2-1.用于连接近红外光源、多光谱CCD以及手部固定平台的支架；2-2.多光谱光源和相应采集CCD设备组合固定装置；2-3.位于侧面的光源和CCD组合结构；2-4.手部多源信息采集时手掌固定平台；2-5.手部放置位置固定杆；2-6.装置的外形结构设计；2-7.系统全局支撑平台

图 2-19 所示的整体多源信息同步采集系统中用于最有效的手掌和手背静脉图像同步采集的光源系统和 CCD 固定平台结构如图 2-20 所示。

基于图 2-20 所示结构可以实现手部的手掌静脉和手背静脉的同步采集。其中，构件 3-1 为近红外光源和采集 CCD 元器件的固定螺丝，用于构建特定有效采集景深时采集平台的固定。构件 3-2 为综合构件的整体分布平台，可以根据特定采集样本分布进行有效的尺寸设计。构件 3-3 为环形分布近红外和可见光 LED 阵列，用于在采集时分时提供采集光照得到高质量图像采集。构件 3-4 为多光谱 CCD 摄像头固定螺丝，该固定螺丝可以自由调节，保证满足采集景深要求。构件 3-5 为用于采集掌、背静脉图像的多光谱 CCD 器件，该摄像头对可见光和近红外光均具有极强的响应，能够实现高质量手背和手掌静脉图像的采集。基于这一器件在进行手掌和手背静脉图像同步采集时，由于系统成像采用的是透射方式，所以需要分时开启当前构件光源和其对应的构件的采集 CCD 器件得到最终的成像结果。此外，3-3 所示的环形 LED 系统可以通过与其相连的驱动芯片进行实时工作电流调节，进而保证最终静脉图像成像质量。

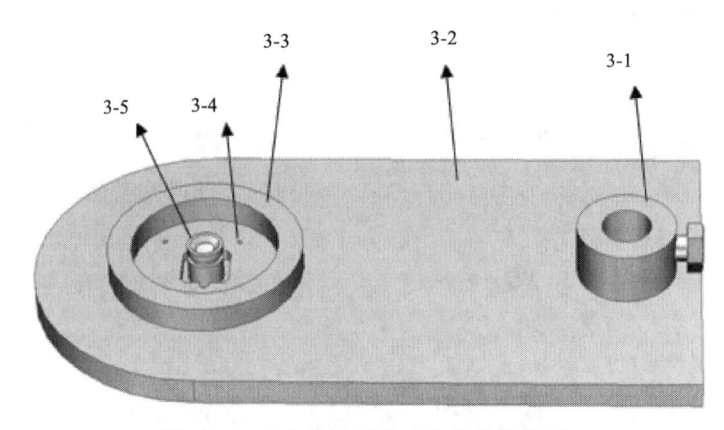

图 2-20 手背静脉图像采集构件结构图

3-1.近红外光源和采集 CCD 元器件的固定螺丝；3-2.综合构件的整体分布平台；3-3.环形分布近红外和可见光 LED 阵列；3-4.多光谱 CCD 摄像头固定螺丝；3-5.用于采集掌、背静脉图像的多光谱 CCD 器件

与之不同的是手掌静脉图像采集构件设计，由于在采集手掌静脉图像同时要采集手掌纹图像、手指静脉图像以及指纹图像，因此其结构较手背静脉图像复杂许多。该结构设计中包含了用于手掌和手指静脉同步采集的多组 CCD 和近红外光源组合，以及用于掌纹和指纹图像采集的可见光阵列，具体结构设计如图 2-21 所示。

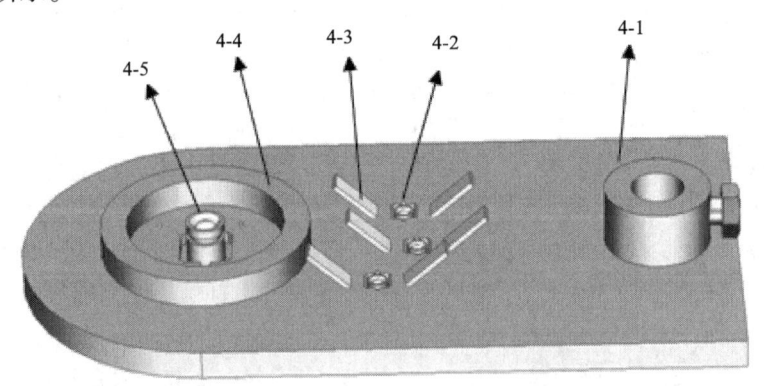

图 2-21 手掌、手指静脉和掌纹、指纹图像同步采集构件结构图

4-1.多光谱组合光源和多光谱敏感 CCD 器件组合平台固定螺丝；4-2.手指静脉成像和指纹成像 CCD；4-3.指静脉和指纹分时采集光源固定阵列；4-4.环形多光谱 LED 阵列；4-5.采集手掌静脉和掌纹的多光谱感光 CCD 器件

如图 2-21 所示，基于该构件采集的图像为手部多源信息采集系统最为重要的，因为该构件可实现手部的手掌静脉、手指静脉、掌纹及指纹四处生物特征图像的同步采集。具体各个器件功能为：构件 4-1 为多光谱组合光源和多光谱敏感 CCD 器件组合平台固定螺丝，用于根据特定用户实现有效成像景深分布设

计；构件 4-2 为用于手指静脉成像和指纹成像 CCD，该摄像头同时对 850nm 近红外光和可见光 LED 均具有较好光强响应，能够实现手指静脉和指纹图像的同步高质量采集；构件 4-3 为特制的指静脉和指纹分时采集光源固定阵列，该阵列中可见光和近红外 LED 为临界交叉排列，成像角度经过大量实验设置为 46.5°，因为该角度可以针对不同类型手指结构提供均匀光照；构件 4-4 为环形多光谱 LED 阵列，用于在采集手掌静脉和掌纹图像时提供光照，其中近红外光和可见光贴片 LED 排列方式也是采用临界交叉方式，经实验证明这一排列方式可以得到均匀的光照分布；构件 4-5 为用于同时采集手掌静脉和掌纹的多光谱感光 CCD 器件，能够实现手掌静脉和掌纹图像的高质量采集。由于这一结构用于手部四处生物特征图像的高质量采集，为了避免相互之间可能存在的干扰，其采集方式为分时采集，即首先对手掌静脉和掌纹进行依次采集（分时开启 4-4 所示的光源阵列），随后对手指静脉和指纹进行依次采集（分时开启 4-3 所示的光源阵列）。

除了图 2-20 和图 2-21 两部分较为关键的手部生物特征信息采集光照和成像系统固定平台之外，本节在设计手部多源信息同步采集装置时为了后续稳定 ROI 提取及可能尝试的手部多源身份认证信息拼接工作，特别对手部固定平台进行了设计（图 2-22），该平台通过对可能手部尺寸进行调研得到统计平均分布，并基于这一分布设计合理的手部固定支架实现稳定的手部固定。此外，该固定平台特有的中心镂空结构可以在保证最大有效信息采集的同时，通过特定材质选择实现采集时其他非相干光源干扰去除。通过后续章节介绍的鲁棒 ROI 提取方法和实验，以及有效的静脉图像分割、特征提取和匹配识别方法和实验的设计及结果对比，充分证明了所设计的手部固定平台的有效性。

如图 2-22 所示，该结构的尺寸设计是经过对采集对象的手部全局及局部尺寸信息而选择统计平均值。构件 5-1 为整体手部多源信息采集时的手部固定装置支撑平台，可以为了保证成像尺寸和景深参数而进行上下调节。构件 5-2 为手部放置时位置固定杆，用于在不同对象进行手部多源生物特征信息采集时实现有效手部位置固定。构件 5-3 为实现手部平台大致固定的尼龙柱，该结构通过有效尺寸设计可以帮助采集对象进行有效手部固定，进而实现手掌特定位置摆放要求，得到具有稳定图像尺寸和中心有效信息分布的手部多源生物特征信息图像。该手部固定平台制作材料为特殊透明板（该透明板在对系统的点光源进行作用得到一定程度的匀光作用的同时，可以保证不对光照强度进行不可控衰减）。

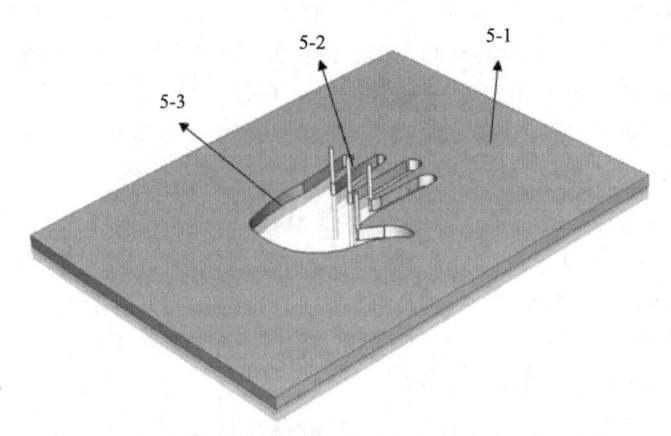

图 2-22 多源生物特征信息采集时手部固定构件结构图

5-1.整体手部多源信息采集时的手部固定装置支撑平台；5-2.手部放置时位置固定杆；
5-3.手部平台大致固定的尼龙柱

2.4.2 手部多源生物特征图像数据库构建

在对上述的各个构件进行有效的硬件参数调整后，将其进行组合即可得到如图 2-23 所示的系统中的最为核心的采集箱。基于这一采集箱对手部多源生物特征信息进行分时有效采集的具体系统操作过程为：首先选定采集对象，当其将手部放入采集箱后，随机采集 20 幅该采集对象的手背静脉图像，随后开始预热采集（这一过程为系统预热，因为系统的 CCD 和光源系统均为电流工作器件，其最开始的工作状态由于内部调节机制和短暂记忆效应而无法达到当前采集最优状态）。之后开始正式采集，当采集对象通过图 2-22 所示平台完成手部最优位置固定后，首先开启摄像机 3-5 和光照系统 4-4（近红外光部分），通过透射

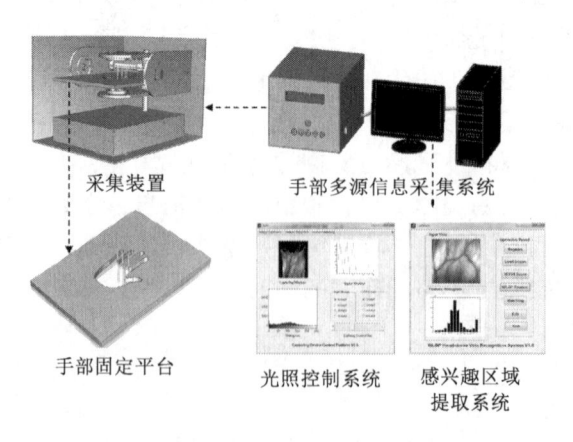

图 2-23 手部多源生物特征信息采集系统

(a) 手背静脉图像

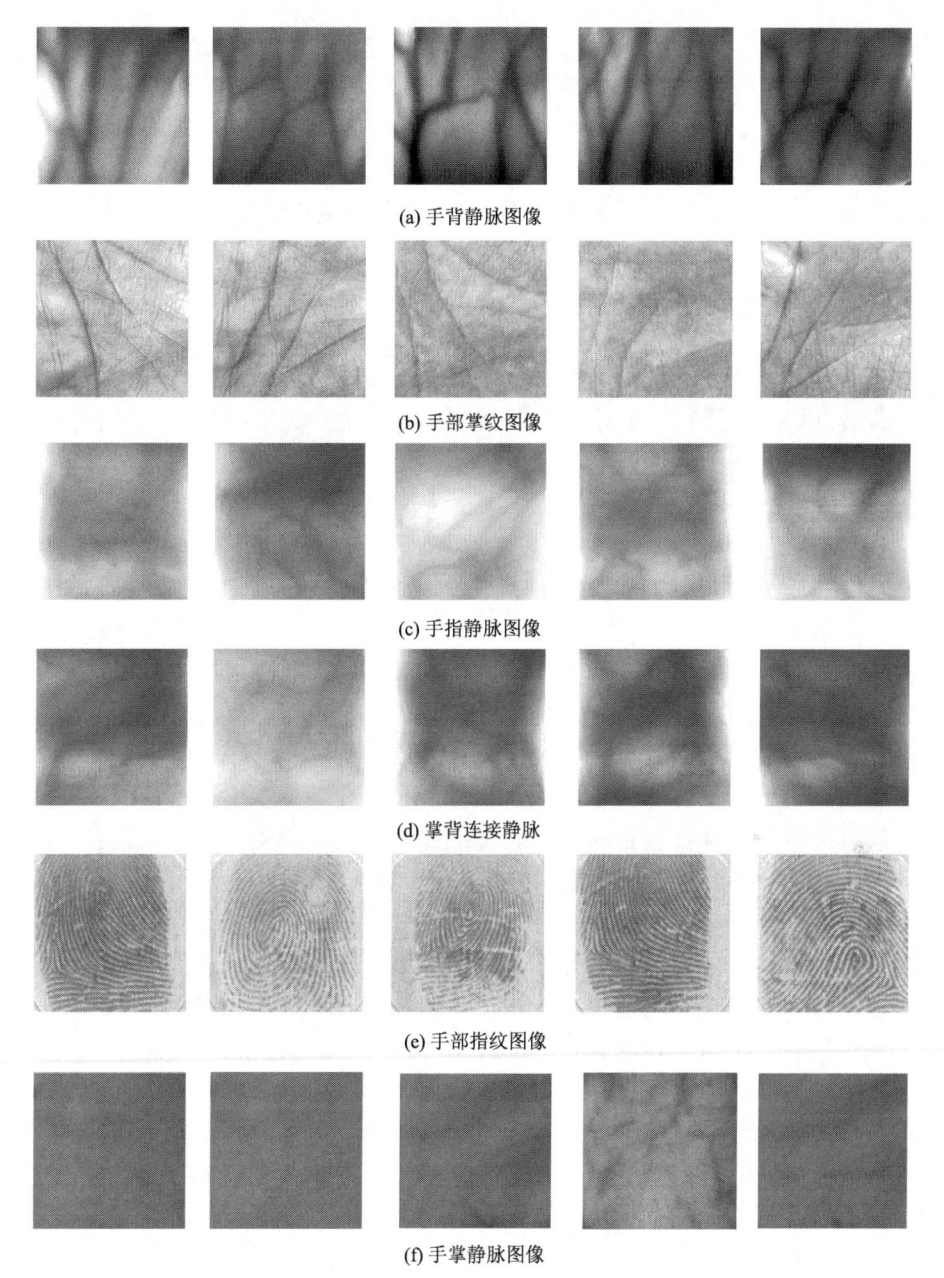

(b) 手部掌纹图像

(c) 手指静脉图像

(d) 掌背连接静脉

(e) 手部指纹图像

(f) 手掌静脉图像

图 2-24 手部多源生物特征样本图像

式成像方式采集得到高质量手背静脉图像，随后，关闭当前工作 CCD 和 LED，5s 之后开始手掌四处生物特征信息的采集。首先开启摄像机 4-5 和光照系统 3-3（近红外光部分），通过透射成像方式采集得到高质量手掌静脉图像，随后关闭当前工作 CCD 和 LED 并静置 5s，之后开启摄像机 4-5 和光照系统 4-4（可见光部分）采集得到高质量手掌纹图像，随后关闭当前工作 CCD 和 LED 并静置 5s，之后开启摄像机 4-2 和光照系统 4-3（近红外光部分）采集得到高质量手指静脉图像（图 2-21 所示，该系统可以同时采集三处手指静脉图像），随后关闭当前工作 CCD 和 LED 并静置 5s，之后开启摄像机 4-2 和光照系统 4-3（可见光部分）采集得到高质量手指纹特征图像。待这 5 处生物特征图像采集完成后，对系统静置 1min 之后，打开侧面采集控制平台，对手部掌背连接处静脉信息进行有效采集，具体采集样本分布如图 2-24 所示。

观察图 2-24 分布可知，所采集的手部多源生物特征信息中的具体用于身份认证的信息均清晰可见，证明了本节所提出的手部多源生物特征采集设备有效性。此外，基于后续图像分割和特征提取模型对输入图像的要求可知，本节所构建的多源信息图像均可以用于后续的实验验证。

2.5　本 章 小 结

基于手部静脉信息进行身份认证虽然可以利用静脉图像潜在的特征稳定、抗干扰性强等优点得到有效的系统设计，但是由于其特有的成像原理导致目前仍无公开高质量静脉图像数据库供算法测试和对比实验设计。为解决这一问题，本章构建了第一代手背静脉图像采集装置，并结合多模态生物特征识别广阔应用前景改进第一代设备，实现了第二代手部多源生物特征图像采集设备，并构建了高质量手部多源生物特征图像数据库。

在第一代手背静脉图像采集设备设计阶段，本章详细介绍了手部静脉采集系统的不同类型硬件选择。首先基于手背生物组织分布介绍了静脉图像成像基本原理，而后依据这一原理依次分析了近红外光源系统、成像设备及其配套镜头、滤光片的性能指标和具体要求，并结合原理分析给出了具体选型，接着描述了整体采集系统的硬件设计，为采集得到高质量图像样本，先后分别尝试并比较了反射式及透射式采集方式，通过采集图像对比度分析，确定采用透射式装置采集样本，随后实现了透射式高质量手背静脉图像采集装置。在数据库构建阶段，在所搭建的静脉采集装置基础上，针对 50 个不同类型采集对象构建了样本数为 500 的小规模手背静脉数据库。

为了设计实现更鲁棒的身份认证系统，除在后续分割和特征提取算法上进行方法改进之外，本书还对多模态生物特征识别系统进行了研究。然而，对于多模态生物特征识别系统设计的最大问题在于无公开高质量数据库，为解决这一问题，同时有效解决第一代设备采集图像质量相对较低的问题，本章设计实现了基于质量反馈进行自适应光照系统调节的手部多源生物特征信息同步采集装置。在图像质量评价算法设计方面，本章通过采集图像灰度分布统计特性和对分解得到的光照空间灰度分布进行计算得到双层质量评价体系，并通过线性加权得到光照系统反馈控制信号。在采集设备结构改进方面，提出了多源生物特征信息分时并行采集的方式，基于这一思路设计实现了复杂的封闭式多源采集设备，最终通过这一改进设备构建高质量的手部多源生物特征样本库。通过后续设计的多源生物特征识别系统证明了所提出模型和数据库的有效性。此外，通过将该数据库开源，大大促进基于手部生物特征信息构建身份认证系统的进一步研究。

3 静脉骨架提取与匹配

3.1 静脉图像模板生成

静脉图像由于其潜在的体内成像、稳定不变及抗外界干扰等特性正逐步成为主流的生物特征识别方式之一。类似于人脸[80, 81]、指纹[82, 83]以及虹膜[84]等识别模型，生物特征图像模板生成和基于模板匹配实现的身份认证模型是鲁棒且高效的识别模型设计方法之一。静脉图像由于其潜在的稀疏结构分布特性，采用传统的视觉编码模型[85-89]直接对其进行特征提取无法得到满意的识别率，传统的模板匹配方法则可以利用其充分的个体分布差异实现有效的识别认证系统。

模板生成（template generation）作为模板匹配模型中最为关键的步骤，针对不同类型图像分布可以直接选择原始样本图像典型分布作为模板，或者对其进行一定程度的预处理提高对比度后再选择，或者对其进行分割得到骨架图进行组合得到全局分布模板等三种方法。静脉图像由于其分布成像结果在一定程度上会受采集者身体差异（如胖瘦差异、性别差异、身体特性差异等）和光照情况（如成像方式差异、光照系统工作时间差异导致的光强差异等）的影响，因此直接基于采集图像进行相关性分析并构建模板库会由于存在外界因素影响而大大降低系统稳定性和识别效果。为了克服这些无法控制的外界因素对于系统模板生成稳定性的影响，本章在基于模板匹配思路进行静脉识别系统设计时采用基于骨架分布图构建稳定模板，用于后续的匹配识别。

灰度图像骨架提取最有效的方法之一是设计鲁棒的分割算法，从而得到二值化图像，采用这一方法对静脉图像进行分割的潜在问题在于：静脉图像在采集过程中存在光照不稳定或者由于采集对象在不同图像采集时间内的身体状态差异会导致静脉图像灰度分布存在微弱差异，以及对比度不一致等问题。传统的静脉图像分割和识别系统中基于特定的对比度增强方法（具体不同的方法可以参考本书第 4 章的相关介绍）得到相对一致的灰度增强分布图像，但这些对比度增强方法通过特定的线性或非线性映射函数对输入像素灰度值进行变换得到新的分布时会引入伪静脉信息和噪声信息，从而大大降低系统的稳定性。为解决这一问题，基于光学成像组成分析[90-92]模型，本章从对静脉图像成分进行建模时进行不稳定光照去除和静脉图像增强，并基于这一具有稳定分布的增强图像设计静脉图像分割和细化方法。

在模板生成阶段，考虑到成像过程中手部存在的微弱位移或尺度等变化，本章提出能够得到具有光照不变性，以及一定程度的旋转和尺度不变性的多细化结果融合模型，该模型通过对同一识别对象的多样本图像进行分割、细化和融合得到最终的识别匹配模板库。在模板匹配阶段，针对静脉图像的结构稀疏特点，首先设计了简单有效的二值化图像修正的豪斯多夫距离（modified Hausdorff distance, MHD）度量准则得到稳定的匹配结果。随后，为了弥补 MHD 计算在匹配检索库规模较大时效率低的问题，提出了一种基于静脉分割骨架特征描述重要性关系的匹配策略，该方法在匹配时根据重要性排序进行迭代匹配，当得到有效的匹配决策结果时停止匹配，因此可以通过避免全局匹配而大大降低识别系统耗时。

3.2 基于光照背景估计的鲁棒静脉图像分割

3.2.1 静脉图像分解及不均匀分布修正

作为匹配模板生成过程中最重要的环节，静脉图像分割常由于静脉图像在成像过程中的光照不均匀以及成像个体差异等形成的背景分布不一致而得到不同的图像分割结果。传统的图像分割方法，如 K-means[90]以及阈值分割[91]等方法在对图像进行分割前如果不设计有效的不均匀分布修正处理，常会导致无法得到鲁棒结果或分割结果失真等现象。为了克服这一问题，Pham[92]等提出一种模糊 C 均值（fuzzy c-means algorithm, FCMA 或 FCM）模型，通过构建能量最小化模型同步解决成像偏置估计和鲁棒图像分割两个问题，该方法将待估计偏置作为聚类中心进行求解。在所构建的模型中通过添加平滑惩罚项得到更加符合实际分布的平滑偏置估计结果。然而，其具有的参数难以调节[75]问题限制其实际应用。为进一步克服噪声存在造成的影响，Pham 等通过对原始的 FCM 添加稀疏正则项提出改进模型 RFCM[93]得到抗干扰性能更好的结果，但是其仍然存在模型参数难以解得最优的问题。

除静脉图像外，其他的医学以及光学成像分析系统也存在较为严重的图像分布偏置问题。为解决这一问题，相关有效模型可以根据建模思路不同总结为正向映射求解[78, 94-99]以及逆向回归建模[100-105]两种类型。其中，正向映射求解模型主要通过特定硬件改进设计或成像策略设计等方法来修正由于补光元件或光学成像器件存在的自然损耗或系统设计缺陷等造成的硬件问题，而无法针对不同的采集对象的生物医学特性而自适应进行系统成像参数调整，从而大大限制此类方法在实际成像系统设计中的应用[106]。与此不同，逆向回归建模方法则可以有效通过图像灰度分布问题建模及模型求解方法设计思路有效克服采集对象生物医学特性差异造成的灰度分布不均匀问题，具体的此类型方法的相关发展及应用分析可以参考文献[75]。

协同滤波[100]是最早针对背景分布不均匀问题提出的有效模型，该方法将灰度分布不均匀性问题归因于低频信号特性，进而通过设计有效的高通滤波器模型对输入图像进行滤波处理得到真正的图像内容分布。然而，由于实际的偏置图像中的图像内容亦存在低频成分，这一方法在滤波过程中将前景图像内容滤除而无法得到满意的结果[75]。Dawant 等[101]基于特定分布性质选择强度不均匀代表点，随后通过将这些点进行曲线拟合而实现背景分布不一致估计和去除，但是该方法需要手工选择参考点，进而使得方法的普适性和自适应处理能力较差。Sled 等[102]则通过构建偏置图像像素分布直方图设计实现一种迭代偏置修正策略（N3），该方法通过对直方图进行锐化优化处理得到平滑偏置估计结果，然而该方法在灰度分布偏置较大（即像素分布直方图较平稳）时通过长时间迭代仍然无法保证得到稳定的修正结果。

为设计实现一种针对不同偏置分布具有自适应修正能力的模型，本节通过将静脉图像看作一种"乘积项"而定义了一个能量函数最小化模型，该模型基于隶属度函数及对应参数定义和求解可以实现稳定且适用于不同输入分布的同步偏置修正和分割结果。

1. 静脉图像分解模型建立

基于文献[75]中对图像成像过程及成分分析可知，任意图像（静脉图像）均可以通过如式（3-1）所表示的"乘积"和零均值噪声组合形成：

$$I(x) = b(x) \cdot J(x) + n(x) \qquad (3\text{-}1)$$

式中，$I(x)$ 表示体素 x 处的图像灰度值；$J(x)$ 表示静脉图像真实组分信息；$b(x)$ 表征当前手背静脉图像的偏置空间；$n(x)$ 表示零均值噪声信息。

基于文献[76,77]对于图像组分信息及其对应的性质定义可知，$b(x)$ 所表示的偏置空间灰度分布具有平滑递变的性质，而 $J(x)$ 所表示的静脉组分信息则由若干个具有相同组分像素分布的常数灰度值区域组成。基于式（3-1）的乘积项定义，可以将对偏置空间分布的求解定义为一个能量函数，并通过对函数的优化求解得到最终的图像组分解集，而对应的函数值域是一个由连续空间变换值实数空间分布的集合：$\Omega \rightarrow \Re$。

基于式（3-1），在无任何关于 $b(x)$ 和 $J(x)$ 的先验信息情况下通过 $I(x)$ 设计合理的模型对静脉图像的组分信息 $b(x)$ 和 $J(x)$ 进行求解实际是一个病态

（ill-posed）问题。为了将式（3-1）的优化问题通过模型建立和优化的方法进行求解，本节基于文献[76,77]中对图像组分信息性质的描述对$b(x)$和$J(x)$赋予如下性质：$b(x)$的解空间是一个数值具有平滑变化性质的解集，而$J(x)$的解空间则是一个若干非连续变换区域，且各个区域灰度分布可以近似为常数。基于这一假定先验信息，本节通过定义一个对模型参数具有可解性的凸优化问题实现偏置空间分布求解。

2. 静脉图像组分信息表示

基于所定义$b(x)$和$J(x)$具有的空间分布性质，本节将偏置空间表示为一系列平滑函数$g_1,\cdots,g_m$的线性组合，因为一系列函数的线性组合，当其基函数足够多时，可以以任意精度逼近一个空间变换函数表示[78]。通过对模型计算方便性和准确性的综合考虑，本节在对静脉图像的偏置空间表示函数进行模型化时设置20个三阶多项式为基函数。基于这一系列基函数对偏置空间进行估计的问题定义为最优系数$w_1,\cdots,w_m$求解问题，基于这些系数可以将估计得到的偏置空间表示为$b_x = \sum_{k=1}^{M} w_k g_k$，相关求解系数可以表示为$\boldsymbol{w} = (w_1,\cdots,w_m)^{\mathrm{T}}$，其中$(\cdot)^{\mathrm{T}}$表示转置算子。基于所定义的基函数及其对应的表征参数可以将其表示为如式（3-2）所示的向量计算形式：

$$b(x) = \boldsymbol{w}^{\mathrm{T}} G(x) \quad (3-2)$$

上述向量表示主要用于后续定义的基于能量函数最小化思路对静脉图像偏置空间进行求解，且由于其具有向量和矩阵运算形式可以使得偏置空间优化问题通过有效的矩阵变换快速求解实现。

类似地，静脉信息的近似区域不变性可以表示为输入图像区域Ω的N种不同的静脉组织区域，即$J(x)$可近似表示为若干个$\{i\}$区域的像素灰度常数值$c_i(x)$组合，而Ω_i表示第i个区域的灰度分布，其中每一个体素均包含一种灰度分布，用隶属度函数u_i表示待求解灰度分布值。具体求解过程可以将隶属度函数解空间定义为如式（3-3）所示的二值分布函数：

$$u_i = \begin{cases} 1, & x \in \Omega_i \\ 0, & x \notin \Omega_i \end{cases} \quad (3-3)$$

但对于实际静脉图像分布，一个体素的隶属度函数可能解空间会存在较复杂的像素分布，尤其是不同体素结构邻接处。根据这一特性，可以将其表征为模糊隶属度函数$u_i(x)$且该函数解空间分布满足$\sum_{i=1}^{N} u_i(x) = 1$，隶属度模糊值表示相关邻域属于某一体素分布的概率值。同偏置空间表征函数类似，模糊隶属度函数 $u_i,\cdots,u_N$ 可以表示为列向量的形式 $\boldsymbol{u}=\left(u_i,\cdots,u_N\right)^{\mathrm{T}}$，其中 $(\cdot)^{\mathrm{T}}$ 表示转置算子。在实际求解静脉图像的偏置表示空间及基于该偏置解对输入图像进行修正增强时得到实际解集如式（3-4）和式（3-5）所示：

$$\aleph \triangleq \left\{\boldsymbol{u}=\left(u_i,\cdots,u_N\right)^{\mathrm{T}}:0\leqslant u_i(x)\leqslant 1, i=1,\cdots,N\right\} \quad (3-4)$$

$$\text{和} \quad \sum_{i=1}^{N}u_i(x)=1,\ x\in\Omega \quad (3-5)$$

基于式（3-3）、式（3-4）和式（3-5）所定义的隶属度函数和邻域表征常量，相应的静脉图像分解后的修正图像可以表示为式（3-6）所示：

$$J(x)=\sum_{i=1}^{N}c_i u_i(x) \quad (3-6)$$

假设上述隶属度函数 u_i 的解空间为二值分布，则式（3-6）可以表示为分段常量函数模型，即对于任意的 $x\in\Omega=\{x:u_i(x)=1\}, J(x)=c_i$。其中，二值分布隶属度函数解集 $u_i,\cdots,u_N$ 表示 hard 分割结果，相应的解空间 Ω 包含了 $\Omega_1,\cdots,\Omega_N$ 等组成部分，并且这些解集组合满足 $\bigcup_{i=1}^{N}\Omega_i=\Omega$，且 $\Omega_i\cap\Omega_j=\varnothing$。对于实现软分割的相应隶属度解范围则属于 0~1 的值。

基于式（3-1）所定义的模型，本节通过将其转化为能量函数最小化函数值为目标的优化问题，并通过求得优化解实现偏置空间表征和修正的同步求解。

3. 能量优化模型定义和求解

通过文献[76,77]分析可知，对于图像组分信息及其对应的性质定义为 $b(x)$ 所表示的偏置空间灰度分布具有平滑递变的性质，而 $J(x)$ 所表示的静脉组分信息则由若干个具有相同组分像素分布的常数灰度值区域组成。基于这一性质和式（3-1）可以得到具体的待求解的能量函数优化模型，如式（3-7）所示：

$$F(b,j)=\int_{\Omega}\left|I(x)-b(x)j(x)\right|^2\mathrm{d}x \quad (3-7)$$

显然在对于输入参数 (b,j) 无可能求解空间的限制时，对于式（3-7）的最小化求解是一个病态问题，因此为了得到可行解，基于文献[76,77]对于 (b,j) 性质的定义，可以得到如式（3-8）所示的模型表示：

$$F(b,j) = F(\boldsymbol{u},\boldsymbol{c},\boldsymbol{w}) = \int_\Omega \left| I(x) - \boldsymbol{w}^\mathrm{T} G(x) \sum_{i=1}^{N} c_i u_i(x) \right|^2 \mathrm{d}x \qquad (3\text{-}8)$$

式中，$\boldsymbol{u} = (u_i, \cdots, u_N)^\mathrm{T}, \boldsymbol{c} = (c_i, \cdots, c_N)^\mathrm{T}, \boldsymbol{w} = (w_i, \cdots, w_N)^\mathrm{T}$。

基于式（3-8）进行最小化模型计算可以分别针对输入参数 $\boldsymbol{u},\boldsymbol{c},\boldsymbol{w}$ 进行迭代求解方法得到。此外，基于文献[76]中如式（3-3）和式（3-5）中的定义可以对式（3-8）中三个输入参数进行进一步优化定义，可以得到如式（3-9）所示的目标函数：

$$\begin{aligned} F(\boldsymbol{u},\boldsymbol{c},\boldsymbol{w}) &= \int_\Omega \left| I(x) - \boldsymbol{w}^\mathrm{T} G(x) \sum_{i=1}^{N} c_i u_i(x) \right|^2 \mathrm{d}x \\ &= \sum_{i=1}^{N} \int_{\Omega_i} \left| I(x) - \boldsymbol{w}^\mathrm{T} G(x) c_i \right|^2 \mathrm{d}x = \sum_{i=1}^{N} \int_\Omega \left| I(x) - \boldsymbol{w}^\mathrm{T} G(x) c_i \right|^2 u_i(x) \mathrm{d}x \end{aligned} \qquad (3\text{-}9)$$

通过对式（3-9）中的加和项和内置及内置积分项位置进行变化可以得到式（3-10）：

$$F(\boldsymbol{u},\boldsymbol{c},\boldsymbol{w}) = \int_\Omega \sum_{i=1}^{N} \left| I(x) - \boldsymbol{w}^\mathrm{T} G(x) c_i \right|^2 u_i(x) \mathrm{d}x \qquad (3\text{-}10)$$

对式（3-10）进行迭代积分求解可以分别得到优化基函数组合系数，并基于该组合系数和预定义的三阶基函数可以得到相应的偏置空间表示 $b(x) = \hat{\boldsymbol{w}}^\mathrm{T} G(x)$，并基于这一系数解集得到相应的偏置修正增强结果图像 I/b。

三个对应解的求解算法如表 3-1 所示。

表 3-1 基于能量函数最小化偏置空间求解

每个输入参数的迭代更新策略
目标函数：$F(u,c,w) = \int_\Omega \sum_{i=1}^{N} \left\| I(x) - \boldsymbol{w}^\mathrm{T} G(x) c_i \right\|^2 u_i(x) \mathrm{d}x$
模型输入：隶属度函数和相应系数初始值 $\boldsymbol{u}$ 和 $\boldsymbol{c}$
模型输出：偏置空间 $b(x) = \hat{\boldsymbol{w}}^\mathrm{T} G(x)$ 及对应的偏置修正增强图像 I/b
1：初始化 $\boldsymbol{u}$ 和 $\boldsymbol{c}$，最大迭代次数 m；
2：迭代求解 $\hat{b}$： $b(x) = \hat{\boldsymbol{w}}^\mathrm{T} G(x)$；
3：迭代求解 $\hat{c}$： $\hat{c}_i = \dfrac{\int_\Omega I(x) b(x) u_i^q(x) \mathrm{d}x}{\int_\Omega b(x)^2 u_i^q(x) \mathrm{d}x}$；
4：迭代求解 $\hat{u}$： $\hat{u}_i(x) = \begin{cases} 1, i = i_{\min}(x) \\ 0, i \neq i_{\min}(x) \end{cases}$，

续表

每个输入参数的迭代更新策略
其中，$i_{\min}(x) = \arg\min\limits_{i}\{\delta_i I(x)\}$ and $\delta_i I(x) = \left|I(x) - \mathbf{w}^\mathrm{T} G(x) c_i\right|^2$；
5：如果未达到最大迭代次数 m，重复步骤 2~4；
6：达到最大迭代次数或模型已收敛，输出偏置空间解

通过上述所定义的能量目标函数对静脉图像进行偏置空间估计以及基于所解得的偏置空间对不均匀光照分布进行修正得到的增强结果如图 3-1 所示。

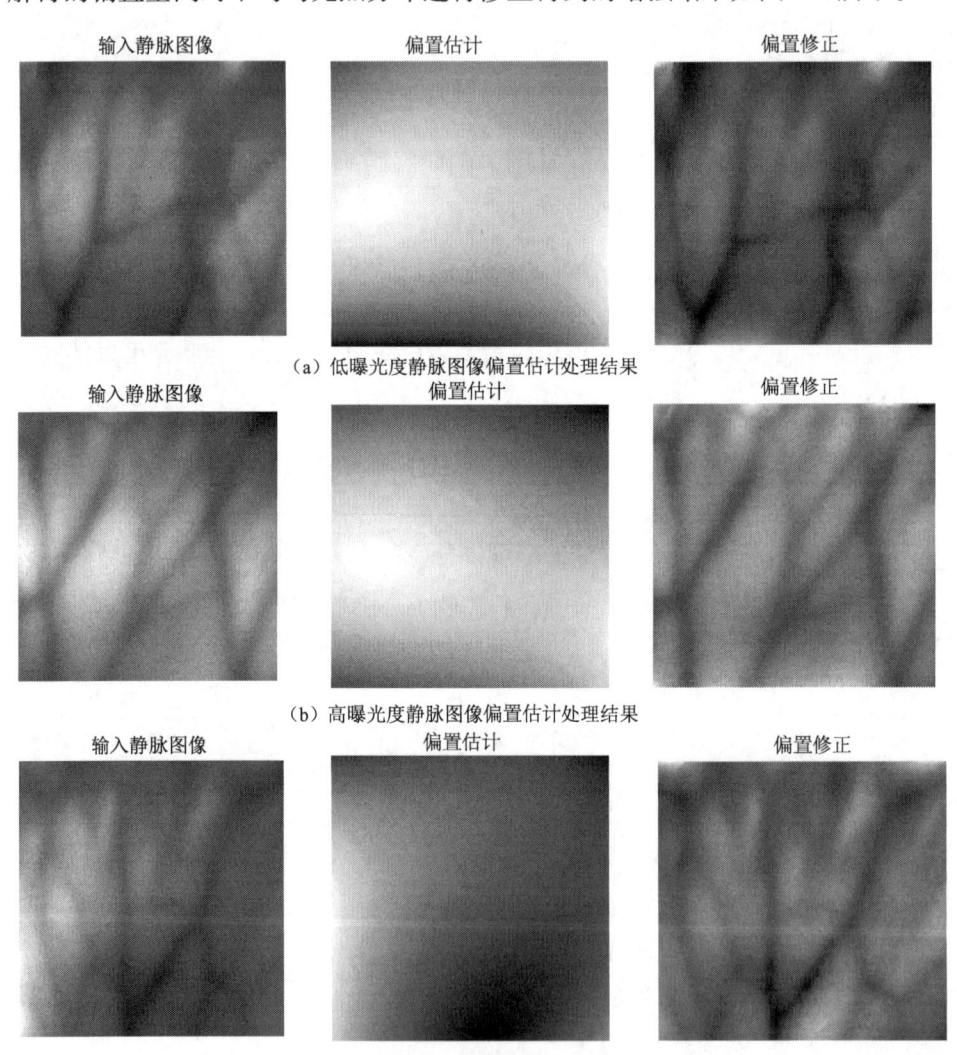

（a）低曝光度静脉图像偏置估计处理结果

（b）高曝光度静脉图像偏置估计处理结果

（c）结构相对复杂静脉图像偏置估计处理结果

图 3-1 不同类型静脉图像偏置估计处理结果

观察图 3-1 所示的针对存在不同曝光分布的静脉图像处理结果可知，本节所提出的能够针对不同曝光或采集对象静脉分布特性得到准确的偏置估计结果，并基于该结果得到准确的偏置修复增强处理结果，使得后续的静脉图像分割结果能够更加准确，从而能够基于鲁棒分割结果建立稳定的识别模板。

静脉图像偏置估计和修复作为本节所提出的模板生成模型的预处理过程，除要求具有稳定的增强结果外，算法的执行效率（迭代过程误差分布）也是必须要考虑的算法设计指标之一。为了得到所设计的基于能量函数的迭代估计模型的执行效率，本节随机选取男性和女性采集对象的两幅静脉图像进行迭代优化，且将迭代次数上限设置为 10，得到的具体误差分布随迭代次数的变化过程以及相应的迭代时间如图 3-2 所示。

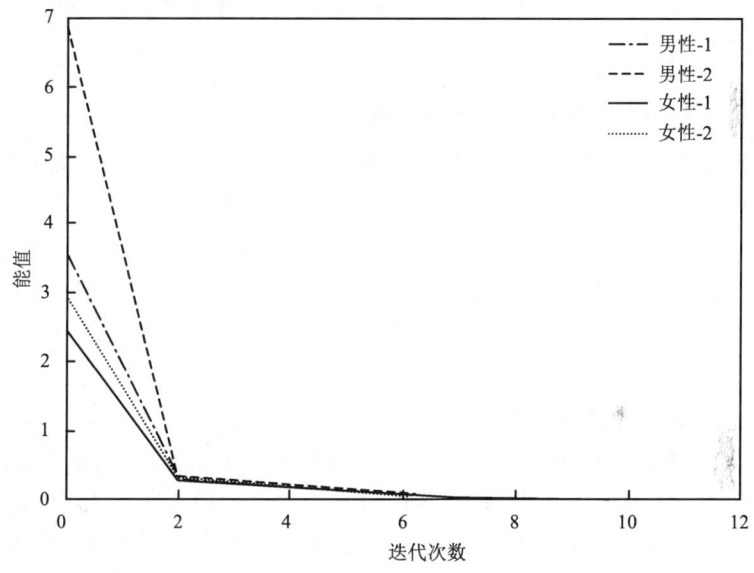

图 3-2　模型求解迭代能量最小化过程

观察图 3-2 中的能量函数最小化随着迭代次数变化过程可知，所提出的能量函数模型能够有效表征偏置求解和不均匀灰度分布修正问题，并能够在极少的迭代次数（2~3 次）之内即可求得最优解。此外，不同类型分布图像的能量函数迭代过程基本均能在 2~3 次迭代之后收敛，也充分证明了所提出算法的鲁棒性。为了更加有效地分析对比所提出算法对不同偏置分布静脉图像的执行效率，本节对图 3-2 所示四个过程耗时性进行了进一步的计算，具体结果如表 3-2 所示。

表 3-2　偏置估计和修复耗时分布

运行模式	女性-1	女性-2	男性-1	男性-2	平均
（Matlab）CPU 运算时间/s	3.23	3.16	3.21	3.18	3.195
（C++）GPU 运算时间/s	1.06	0.94	1.02	0.96	0.995

对比表 3-2 所示的 CPU 模式下的不同采集对象的运算时间，虽然各个输入图像存在偏置分布或静脉结构复杂性的不一致性（图3-1所示的原始静脉图像），但所提出的偏置估计和恢复算法在执行效率上不存在较大差异。此外，算法运行时间的较小差异分布也得到和图 3-2 一致的结论，即不同类型分布图像的能量函数迭代过程耗时稳定性分布也充分证明了所提出算法在不同输入空间下运行的鲁棒性。

虽然算法鲁棒性得到证明，但 3.195s 的平均耗时对于预处理过程来说相对较长，因此为了提高算法运行效率，本章选择对原始算法进行了 C++改进和 GPU 并行运算改进，通过对比表 3-2 所示的优化前后对比结果，一方面说明改进方法的有效性，另一方面更加证明所提出的模型在得到鲁棒结果的同时，能够保证算法的运行效率。

3.2.2　基于偏置修正的鲁棒静脉图像分割

对于静脉图像分割算法设计问题，最有效也最直接的方法是基于邻域或全局灰度分布计算得到合适阈值并基于该优化阈值得到灰度图像二值化结果[107]，实现这一模型的关键步骤为如何设计有效的算法得到静脉图像的最优全局或局部阈值，并且在基于该阈值进行静脉图像分割时，在最大程度保留有效信息的同时能够去除可能的噪声信息（因为噪声信息的引入无论对于基于模板匹配还是基于特征提取思路进行识别设计都可能引入误匹配），传统的阈值计算方法一般为基于图像的局部或全局静脉信息与背景光照成分信息的灰度差分特性进行设计。基于 4.3 节分析可知，原始采集的静脉图像由于其成像过程中的光照系统和成像系统硬件损耗或不稳定，或采集对象生物特性差异等原因，容易导致静脉图像由于存在曝光不足或过强而出现低对比度的成像结果（图3-3），即其灰度分布差分结构模糊。为了能有效确定最优分割阈值从而得到稳定的分割结果，设计合理的方法去除光照背景差异进而得到真正体现静脉分布的信息，并基于该灰度分布特点计算得到稳定的分割阈值，从而能够保证最终分割结果的一致性。

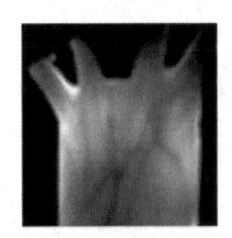

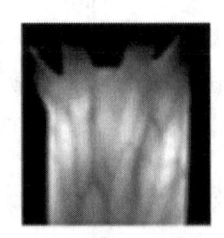

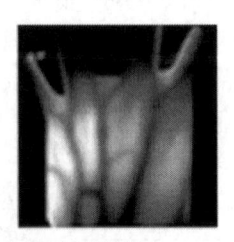

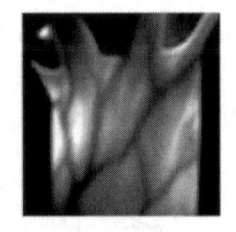

图 3-3　原始采集静脉图像样本

本节为了对曝光量分布不均的静脉图像进行修正，基于可将静脉图像分解成光照偏置和静脉信息两种组分的思路设计了一种静脉图像偏置修正增强的预处理方法，具体方法实现过程如表 3-1 所示。

在得到如图 3-1 所示的偏置修正增强静脉图像后，依据静脉灰度分布差异特性，基于改进邻域灰度分布最大距离（region-Otsu）分割方法[108]，得到含有微小伪静脉信息和一些不具有连通性的独立分布噪声信息的静脉分割结果（图3-4）。该分割结果虽然较直接地对原始采集的静脉图像进行分割或对静脉图像进行一定程度的对比度增强和去噪等预处理后再进行分割具有较大程度的提升，但仍然存在微弱的噪声和伪静脉信息分布。为有效去除这些具有非连通特性的干扰信息对后续模板建立和匹配识别性能的影响，本节基于分布稀疏的伪静脉和噪声信息具有的连通区域较小的规律设计连通面积阈值对其进行去除，并通过设计迭代阈值更改去除准则，尽可能去除所有存在的噪声和伪静脉信息，进而保证建立模板的准确性，使得后续的识别不受分割结果的影响，算法具体实现流程如表 3-3 所示。

表 3-3　基于偏置修正增强和邻域最优阈值计算的鲁棒图像分割方法

偏置校正，改进的 Otsu 算法，迭代去除噪声和伪信息
模型输入：待分割静脉图像 $I_i \in \{I\}$
模型输出：二值化静脉图像 $I_{seg} \in \text{Binarized}\{I\}$
基于偏置修复模型的静脉图像去噪和增强
1：初始化 **u** 和 **c**，最大迭代次数 m；
2：迭代求解 $\hat{b}$：$b(x) = \hat{\boldsymbol{w}}^T G(x)$ ；
3：迭代求解 $\hat{c}$：$\hat{c}_i = \dfrac{\int_\Omega I(x) b(x) u_i^q(x) \mathrm{d}x}{\int_\Omega b(x)^2 u_i^q(x) \mathrm{d}x}$ ；
4：迭代求解 $\hat{u}$：$\hat{u}_i(x) = \begin{cases} 1, i = i_{\min}(x) \\ 0, i \neq i_{\min}(x) \end{cases}$ ，
其中，$i_{\min}(x) = \arg\min_i \{\delta_i I(x)\}$ and $\delta_i I(x) = \left| I(x) - \boldsymbol{w}^T G(x) c_i \right|^2$ ；
5：如果未达到最大迭代次数 m，重复步骤 2~4；
6：达到最大迭代次数或模型已收敛，输出偏置空间解及偏置修复图像 I_r；
基于改进邻域 Otsu 的静脉图像分割
7：迭代范围初始化：$[ma, na] = \text{size}(I_r)$ ：
8：计算偏置修复静脉图像灰度分布直方图，并对最后 10 个灰度等级和前 10 个灰度等级求加权平均，得到邻域处理决策阈值 ThL 和 ThH。
9：计算 11×11 邻域平均灰度值 $\text{Aver}_{11\times11}$
10：**for** $x = 1:11:mb$ **do**
11：　　**for** $y = 1:11:nb$ **do**
12：　　　　**If** $\text{ThH} \geqslant \text{Aver}_{11\times11} \geqslant \text{ThL}$ **then**
13：　　　　　　$s_b^2(\tau) = \dfrac{[mp(\tau) - u(\tau)]^2}{p(\tau)[1 - p(\tau)]}, \tau = \text{Grey}(x, y)_{11\times11}$ ；

	偏置校正，改进的Otsu算法，迭代去除噪声和伪信息
14：	$Th = \arg_\tau \max\left(s_b^2(\tau)\right)$
15：	If $Grey(x,y) \geqslant Th$ then
16：	$Grey'(x,y) = 1$
17：	end if
18：	end if
19：	end for
20：	end for

基于邻域动态阈值的二次分割

21：	阈值初始化：$Th_{Area} = Average(isolated(area))$
	（$isolated(area)$ 代表孤立噪声和伪静脉信息面积分布；Th_{Area} 为初始化处理阈值）
22：	迭代范围初始化：$[mc, nc] = size(Grey'(x,y))$
23：	for $i = 1:isolated(area)$ do
24：	If $Aera(isolated(area)) \geqslant Th_{Area}$ then
25：	$Aera(isolated(area)) = 0$
26：	end if
27：	end for
28：	重复执行 21~27, until $isolated(area) = 0$

如表 3-3 所示，本节针对自行构建的静脉图像分割设计实现的基于偏置修正增强和邻域最优阈值计算的鲁棒图像分割方法主要包含三个步骤（图 3-4）：基于偏置修复模型的静脉图像去噪和增强、基于邻域自适应最大类间确定阈值的改进 Otsu 方法的静脉图像分割以及基于非连通噪声及伪静脉信息迭代去除三个步骤。其中，偏置修复及增强的具体实现过程如表 3-3 所示。

在基于改进邻域 Otsu 实现的静脉图像分割方法中，其三个阈值计算的主要思路为：首先计算偏置修复静脉图像全局灰度分布直方图，对直方图中灰度分布像素个数不为 0 的最后 10 个像素值和前 10 个像素值分别计算统计平均值 ThL 和 ThH 作为邻域处理决定阈值。随后分别对 11×11 邻域静脉图像进行分割处理，当邻域静脉图像统计平均值大于阈值 ThH 时，将该区域静脉图像灰度值全部赋值 0；相反地，当邻域静脉图像统计平均值大于阈值 ThL 时，将该区域静脉图像灰度值全部赋值 1。如果当前邻域的灰度统计平均值处于处理阈值范围之间时，计算当前邻域的灰度分布直方图，并将直方图中所有有效灰度值作为阈值进行二值化处理，计算二值化区域的类间距离分布，能够计算得到最大距离分布的灰度值即为当前邻域最优阈值，其对应的分割结果作为当前邻域二值化处理的结果，具体计算过程如下。

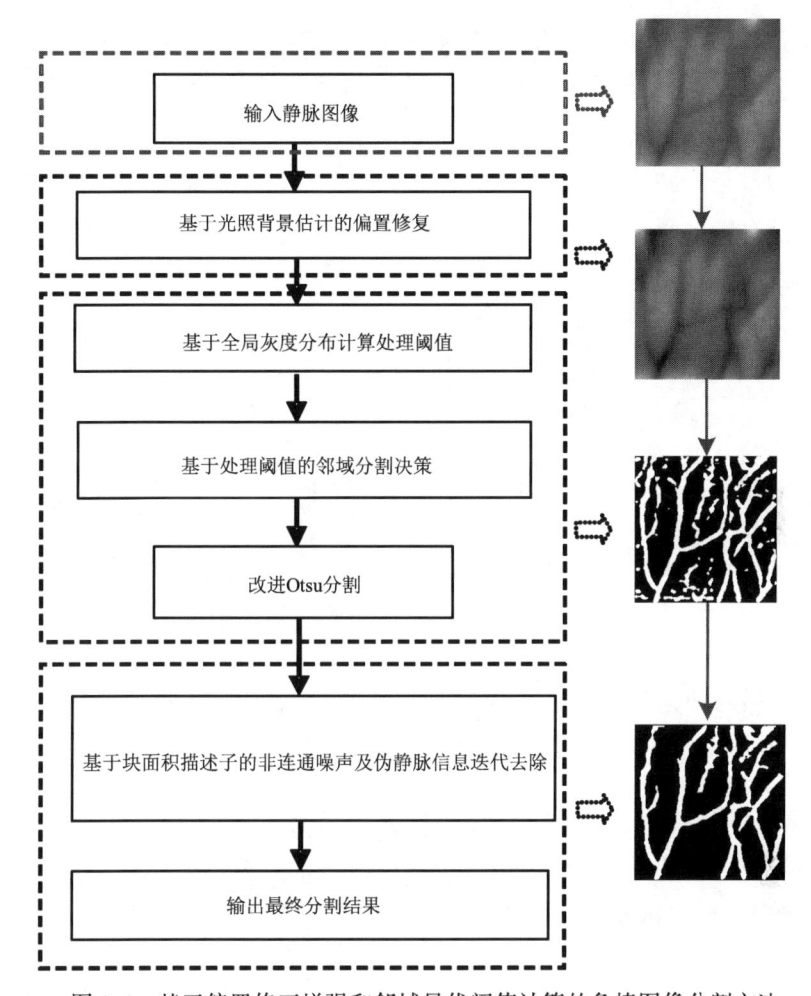

图 3-4 基于偏置修正增强和邻域最优阈值计算的鲁棒图像分割方法

假设当前静脉图像邻域内有效灰度分布等级为 L，且各个灰度值 i 的像素分布个数表示为 n_i，遍历所有的有效灰度值并将其作为分割阈值 τ 得到当前二值化分割结果，将背景区域（即灰度值位于 $\{0,1,\cdots,\tau\}$ 之间的区域）定义为 A，而将静脉表征区域（即灰度值位于 $\{\tau+1,\tau+2,\cdots,L-1\}$ 之间的区域）定义为 B，而 A 和 B 区域的像素总数分别定义为 N_A 和 N_B 且满足 $\{N_A+N_B=N\}$，具体 N_A 和 N_B 计算方法如式 3-11 所示：

$$N_A = \sum_{i=0}^{\tau} n_i, \quad N_B = \sum_{i=\tau+1}^{L-1} n_i, \quad N = N_A + N_B = \sum_{i=0}^{L-1} n_i \quad (3-11)$$

对于灰度分布区域 A，令 h_i^A 表示该区域中各个有效灰度等级出现的概率，

同理令 h_i^B 表示区域 B 中各个灰度等级出现的概率，而将相应灰度等级在整个 11×11 区域出现的概率表示为 p_i，则各个灰度等级概率计算方法如式（3-12）~式（3-14）所示：

$$N_A = \sum_{i=0}^{\tau} n_i \qquad (3\text{-}12)$$

$$h_i^B = \frac{n_i}{N_A}, \quad i = \tau+1, \tau+2, \cdots, L-1 \qquad (3\text{-}13)$$

$$p_i = \frac{n_i}{N}, \quad i = 0, 1, \cdots, L-1 \qquad (3\text{-}14)$$

而对于整个待处理 11×11 邻域 N 来说，区域 A 和 B 出现的概率表示如式（3-15）所示：

$$p_A = \frac{N_A}{N} \equiv p_\tau, \quad p_B = \frac{N_B}{N} \equiv 1 - p_\tau \qquad (3\text{-}15)$$

基于上述处理范围和灰度分布参数，可以将当前 11×11 邻域的平均灰度均值表示为如式（3-16）所示：

$$m = \sum_{i=0}^{L-1} i p_i = \sum_{i=0}^{\tau} i p_i + \sum_{i=\tau+1}^{L-1} i p_i \qquad (3\text{-}16)$$

类似地，二值化区域 A 和 B 的平均灰度值计算方法如式（3-17）和式（3-18）所示：

$$m_A = \sum_{i=0}^{\tau} i h_i^A = \sum_{i=0}^{\tau} i \frac{n_i}{N_A} = \sum_{i=0}^{\tau} i \frac{p_i}{p_A} = \frac{\sum_{i=0}^{\tau} i p_i}{p_A} \equiv \frac{u(\tau)}{p(\tau)} \qquad (3\text{-}17)$$

$$m_B = \sum_{i=\tau+1}^{L-1} i h_i^B = \sum_{i=\tau+1}^{L-1} i \frac{n_i}{N_B} = \sum_{i=\tau+1}^{L-1} i \frac{p_i}{p_B} \equiv \frac{m - u(\tau)}{1 - p(\tau)} \qquad (3\text{-}18)$$

根据二值区域平均灰度分布值及其对应的概率，可得 11×11 邻域灰度均值计算方法如式（3-19）所示：

$$m = p_A m_A + p_B m_B \qquad (3\text{-}19)$$

当基于任意邻域灰度值将其分为二值化区域后，相应的两类之间的灰度分布直方图距离计算方法如式（3-20）所示：

$$s_b^2(\tau) = p_A(m_A - m)^2 + p_B(m_B - m)^2 = \frac{[mp(\tau) - u(\tau)]^2}{p(\tau)[1 - p(\tau)]} \quad (3\text{-}20)$$

基于式（3-20）定义可知，其可表示基于当前灰度值作为分割阈值得到的分割结果的分布情况，继而选择对应邻域分割后的最大类间分布灰度值作为最优分割阈值。在基于改进Otsu得到初步分割结果后，仍然存在部分噪声信息和伪静脉信息。但通过观察如图3-5所示的初步分割结果可知，其中的干扰信息具有独立非连通分布特性，且其分布区域占比较主干静脉信息面积小，因此本节提出基于面积描述子的分割结果后处理方法，并通过反复迭代更新阈值得到较为满意的最终静脉图像初始骨架提取结果，具体各个环节处理结果如图3-5所示。

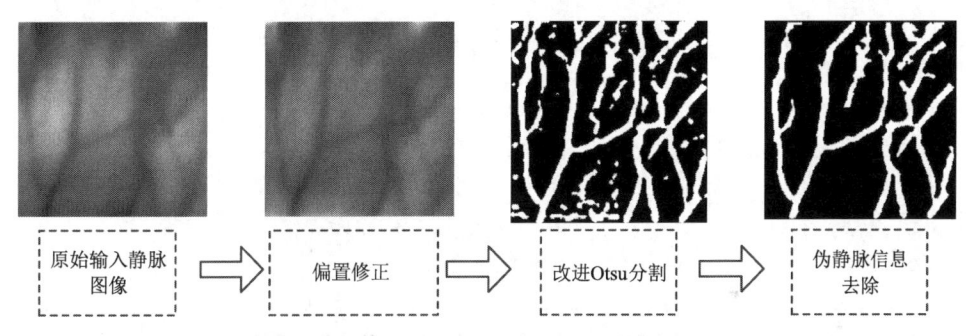

图3-5　基于偏置修正增强和邻域最优阈值计算的鲁棒图像分割结果

观察图3-5所示不同处理环节所得到的结果可知，本节所提出的基于偏置修正及增强的静脉图像预处理过程能够有效去除由于采集对象生物特性差异或采集系统损耗特性等造成的成像光照成分分布不均匀问题。随后，在图像分割阶段，基于所提出的邻域最大类间距离准则，可以得到含有部分伪静脉和噪声信息的相对鲁棒分割结果。其中，虽然分割结果中含有少量的由于分割算法无法得到最佳阈值而引起的副作用，但是这些伪静脉信息具有和静脉信息分布的明显差异，本节设计了简单的面积描述子特征，并通过迭代描述子阈值更新得到稳定且完整的最终静脉图像分割结果。

为证明本节所提出的基于静脉图像组成分解同步实现噪声和对比度增强结果对于后续分割过程的重要性，本节设置了添加偏置与否和采用其他主流静脉图像增强方法两种模式实验，并通过观察后续分割结果中的伪静脉和噪声信息分布及去除效果证明所提出算法的有效性。其中，在其他对比度增强算法设计环节，基于第4章对18种静脉图像对比度增强方法的实验效果分析和对比，选择了对于本节自行构建的静脉图像数据库具有最佳增强效果的自适应直方图均衡化方法（adaptive histogram equalization, AHE）和高斯尺度空间直方图均衡化方法（difference of Ganss histogram equalization, DoG-HE）两种方法，具体不同方法产生的分割结果如图 3-6 所示。

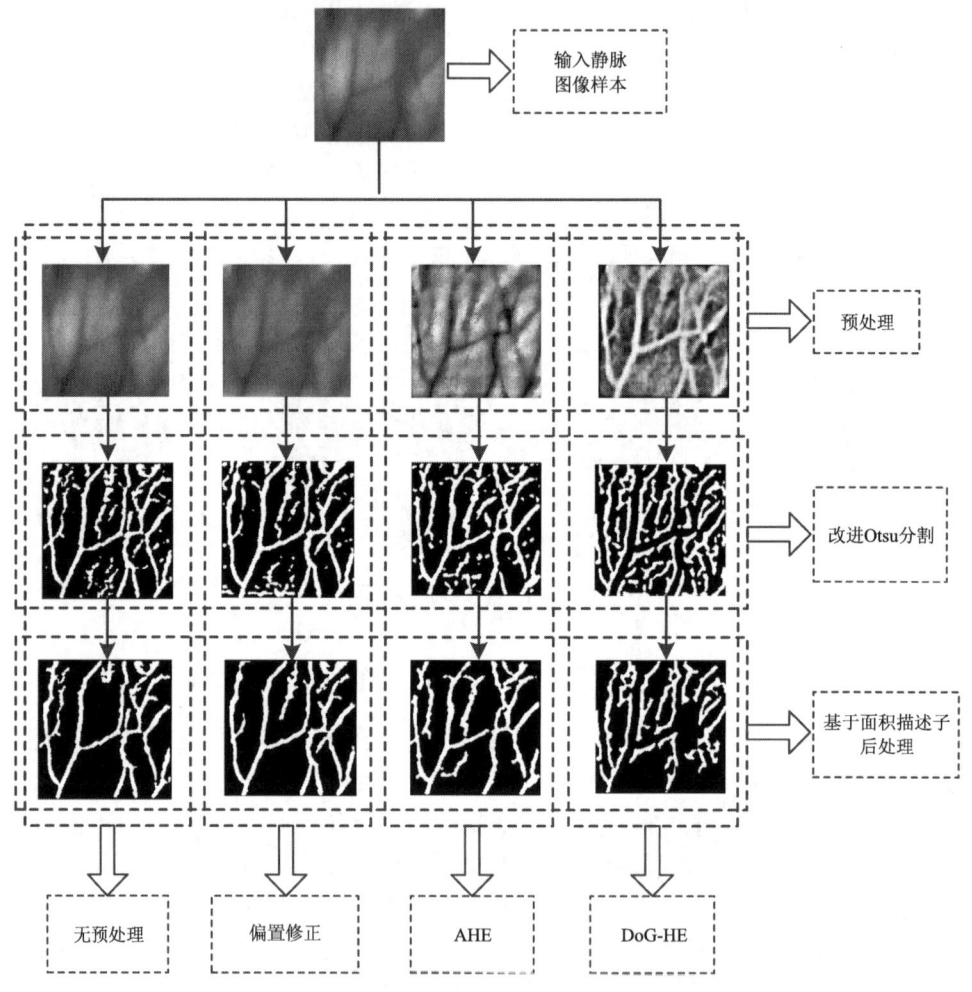

图 3-6 不同预处理方法结合改进 Otsu 和迭代噪声去除得到的分割结果对比

对比图 3-6 所示的不同静脉图像预处理模式下，采用由所提出的改进 Otsu 和伪静脉信息去除方法得到的分割结果可知，本节所提出的通过求解造成静脉图像灰度分布不均匀和对比度低等现象的光照组分图像得到真正描述静脉信息分布的灰度像素分布结构图像的方法能够有效提取遵循原始静脉分布的具有一定程度对比度差分结构的静脉图像信息，进而使得后续的邻域最优阈值计算更加准确。虽然所得到的初步分割结构具有伪静脉信息，但这些伪静脉信息较真正静脉结构分布具有明显的特征分布差异，从而使得能够设计简单且有效的面积描述子提取得到真正的静脉分布结果。与此相反，其他类型的静脉图像预处理过程虽然在一定程度上增加了对比度，从而使得后续的分割阈值相对更容易得到，但由于其无法去除由于曝光元件自然损耗或采集对象生物特性差异等不可控因素引入的干扰信息，从而使得基于邻域最优阈值得到的分割结果中含有较多的伪静脉和噪声信息分布，且这些信息的空间结构或与静脉极其类似或直接与静脉相连，从而无法实现完整的非静脉信息去除导致分割结果不可靠，且这一分割结果由于伪静脉信息的存在而无法用于后续的模板建立。

除设计上述对比实验说明所提出算法较其他对比度增强方法使得基于阈值进行静脉图像分割能够得到更加稳定的处理结果之外，本节在后续的分割算法设计方面选择了其他几种主流的灰度图像分割方法，通过实验结果对比证明所提出的静脉图像组分信息的提取对于选择分割方法和改进算法性能的必要性，具体对比结果如图 3-7 所示。

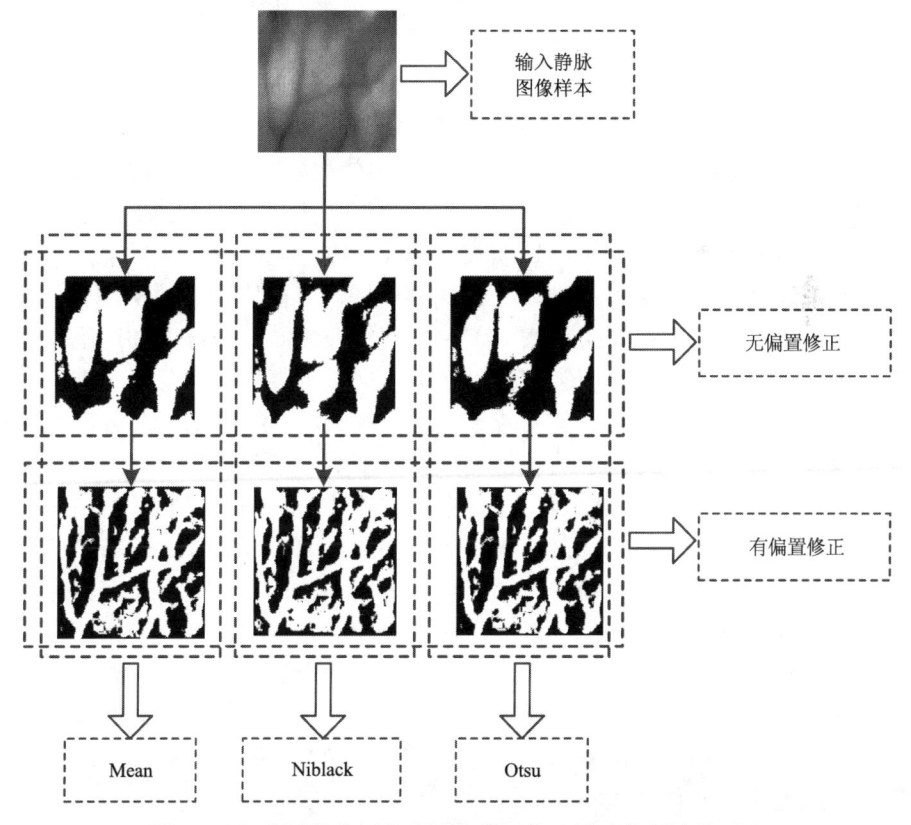

图 3-7　经典图像分割方法添加偏置修正前后分割结果对比

对比图 3-7 中不同的阈值图像分割方法（基于全局均值、邻域动态阈值以及最大类间距离阈值)，在经过本节所提出的对静脉图像进行偏置修正和增强后所得到的分割结果得到明显改善。其中，未添加偏置修正预处理的图像的分割结果基本无静脉信息，原因在于基于透射形式进行静脉成像时常常会存在曝光过强现象，进而使得所采集静脉图像的对比差分信息无法真正反映实际静脉图像灰度分布信息，所以所得到的分割结果基本无有效静脉信息。相反，当经过偏置修正去除光照成分而仅仅针对真实静脉灰度信息进行阈值求解时，由于其潜在的对比结构而使得简单的阈值确定方法（Mean、Niblack、Otsu 等）就可以得到具有明显静脉分布的分割结果，其中存在的部分伪静脉信息是由于手部其他组织潜在生物特性形成的类静脉灰度分布信息。从基于图 3-7 所示的经过偏置修正预处理的分割结果可知，只要对传统阈值分割方法进行简单的算法改进或直接进行分割后设计合理的后处理过程，即可得到与本节所设计方法一致的鲁棒且稳定的静脉分割结果（图 3-6）。

3.3　改进模板生成及匹配识别

3.3.1　静脉分割图像细化与裁剪

观察图 3-6 的最终静脉分割结果，虽然用本章所提出的基于静脉组分信息的方法进行偏置修正，随后用基于改进邻域 Otsu 方法和基于面积描述子的迭代伪静脉信息去除模型可以分割得到准确的静脉分布二值图像。但对于构建模板匹配识别系统来说，对比图 3-7 中不同的阈值图像分割方法（基于全局均值、邻域动态阈值以及最大类间距离阈值），发现在经过简单的分割处理后得到的静脉纹路粗细分布可能导致识别模板不鲁棒。通过观察实际的分割结果中的静脉图像，虽然其纹路粗细分布差异较大，但基本的静脉拓扑结构和方向信息具有空间分布不变性，因此为了能够得到静脉特征更加准确的表征结果，有效的静脉纹路细化过程对于准确模板构建具有至关重要的作用。静脉骨骼图像细化也可以称作静脉纹路骨骼化，这一操作的主要作用是通过设计合理的滤波算子或空间像素操作运算将主纹路的边缘像素进行归零化操作，最终获得具有单一像素分布宽度的静脉纹路信息，进而在保证静脉纹路的原有拓扑结构分布、主方向信息、长度信息、静脉图像交叉点和端点等不变的前提下，同时实现静脉图像压缩进而减少像素空间匹配耗时。此外，静脉图像的细化可以有效去除所设计的基于面积描述子对伪静脉信息进行迭代消除时无法对与静脉图像连接的伪静脉信息进行零值化操作的作用。

在针对图 3-6 所示的分割结果图像进行细化操作时，本节设计了如下 7 个条件保证静脉细化操作的鲁棒性，具体准则为如下：

（1）保证基于迭代运算进行细化操作收敛，进而使得迭代得到具有单一像素宽度的骨骼静脉信息。

（2）保证细化操作后静脉图像原有的连通性，生成完整待匹配模板。

（3）保证细化操作后静脉纹路的原有拓扑结构，即保证所设计的细化操作过程不对原有静脉纹路长度、方向等形态信息产生破坏。

（4）处理前后静脉结构一致性，即能够最大程度地保留原有的静脉信息分布。

（5）保证结果单一像素分布。

（6）中轴分布性，即保证细化操作后的所有保留静脉骨骼尽可能分布在原始分割图像中线位置。

（7）高效性，即保证所设计的滤波或形态学操作方法无复杂的卷积运算，进而在确保算法准确性的同时保证实时性。具体设计的像素零值化操作方法如下。

$P9$	$P2$	$P3$
$P8$	$P1$	$P4$
$P7$	$P6$	$P5$

图 3-8　细化操作像素点空间分布关系示意图

针对当前待处理像素点定义 3×3 大小的邻域，并假定当前像素点和周围的八个相邻像素点的空间分布关系如图 3-8 所示。基于这一空间像素分布关系，如果当前待处理像素点 $P1$ 和其周围相邻的其他 8 个像素点灰度值之间关系满足式（3-21）的运算关系时，对该点进行零值化操作。

$$\left.\begin{aligned}&2\leqslant N(P1)\leqslant 6\\&T(P1)=1\\&P2\times P4\times P6=0\\&P4\times P6\times P8=0\end{aligned}\right\} \quad (3\text{-}21)$$

式中，$N(P1)$ 表示待处理像素点 $P1$ 的 8 个邻域内灰度值不为 0 的像素点个数；$T(P1)$ 表示从 $P2$ 点顺时针出发遍历所有的 8 个像素点后，灰度值变化中出现的'0-1'上升沿的个数。在基于式（3-21）进行初步细化操作后，继续基于式（3-22）判断并删除其他边界点信息。

$$\left.\begin{array}{l} 2 \leqslant N(P1) \leqslant 6 \\ T(P1) = 1 \\ P2 \times P4 \times P8 = 0 \\ P2 \times P6 \times P8 = 0 \end{array}\right\} \quad (3\text{-}22)$$

在通过式（3-21）和式（3-22）进行初步细化操作后，重复这一操作直至收敛或者经算法判断不存在需要进行零值化操作的像素点为止，此时得到的细化结果如图 3-9 所示，观察图 3-9（c）图像的细化纹路分布，其中存在很多会影响后续准确模板建立和匹配的毛刺噪声信息，为了去除这些毛刺信息对于后续实验的影响，本章设计了一种静脉纹路细化之后的平滑操作。具体实现方法如下。

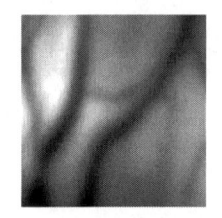

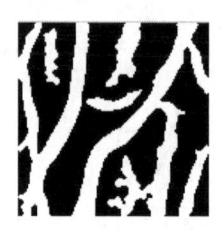

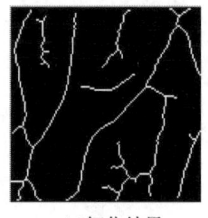

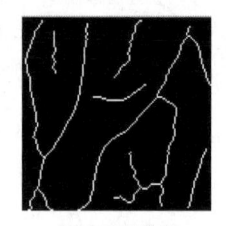

(a)原始静脉图像　　(b)分割结果　　(c)细化结果　　(d)去毛刺结果

图 3-9　静脉图像单样本模板源图像生成过程

基于图 3-9（c）所示结果精确计算其空间分布端点坐标信息，之后根据坐标变换关系计算下一个纹路端点或交叉点分布信息，并记录相邻两坐标点之间的距离，当该距离分布小于既定阈值（根据自行构建数据库中静脉图像纹路分布确定的全局阈值为 15）时，对该静脉纹路灰度值进行零值化操作，之后继续进行端点和交叉点搜索并重复上述零值化操作，得到最终的去除毛刺后稳定静脉图像（图 3-9（d））。观察图 3-9（d）较（c）之间的空间纹路分布变化可知，处理得到的用于构建匹配模板库的稳定结果图像能够满足模板生成的基本要求。

3.3.2　鲁棒静脉匹配模板生成

基于静脉结合拓扑结构分布特征的匹配识别方法主要包括对静脉图像关键点分布或主要纹路分布特征进行匹配，典型的基于关键结构点分布进行匹配的处理方法是通过设计合理的滤波算子提取得到包括交叉点和端点分布在内的关键点特征，随后基于关键点在原始静脉图像中的分布坐标信息提取得到用于匹配的特征表示。这一方法的主要缺点在于，图像的增强和去噪等预处理过程和后续的不精准分割等引入的微小误差都会给准确特征点坐标信息的提取带来影响，从而导致得到的特征信息不可靠，因此这一匹配特征提取方法无法得到有效的应用。

不同于基于关键点分布的特征提取过程，基于拓扑结构线性分布特征进行匹配识别的基本思想是通过增强、分割、细化及去毛刺等预处理过程得到输入样本的骨骼化分布静脉样本信息构建匹配模板，随后的识别匹配过程即将输入的样本图像经过相同的操作得到细化图像后，将该图像与模板库进行逐一匹配，进而将得到的匹配度最高的模板作为身份识别结果。这一方法在模板建立过程中强调的是静脉图像的整体拓扑形态结构分布，而非某些关键点特征，因此该方法的抗干扰能力远远优于基于点特征的静脉图像匹配识别算法。本章的模板匹配模型就是基于这一思路进行的，如何构建一个鲁棒且具有完整静脉信息分布的模板对模型有效性非常重要。

本节在模板建立过程中，首先实现了基于偏置修正的静脉图像增强和基于改进邻域 Otsu 及迭代后处理过程得到有效的静脉分割结果，随后针对特定的静脉分布空间特性得到有效用于模板建立的细化拓扑结构。在进行模板构建时，本节为了保证得到的静脉模板信息的完整性，并没有对采集对象的静脉图像直接叠加得到最终的模板，而是提出改进型的模板建立过程。

观察所构建的静脉图像样本库，虽然第 2 章介绍的采集装置设计了有效的手部固定平台，但是由于个体身体状态差异，同一采集对象在不同采集时刻得到的手背静脉图像仍然存在微小的平移或旋转变化，因此如果直接选用结果进行模板建立，会将由于分割后处理过程中无法完整去除的微弱噪声信息引入最终模板从而给后续的匹配识别带来误差。除此之外，分割后静脉图像存在的不连续或连通区域面积不一致性也大大增加误识别可能性。传统的模板生成过程虽然通过将静脉图像进行微弱的 $-2°$ 到 $+2°$ 之间的旋转，并将旋转后的 5 幅图像叠加作为模板在一定程度上改进了直接叠加进行模板建立导致的识别结果不稳定的问题，但由于其并没有充分考虑到不同的静脉图像采集时刻的形态变化差异，仍然使得识别结果无法达到实际应用要求。

为了改进传统模板生成中存在的问题，本章提出了如图 3-10 所示的改进型模板生成过程。该方法首先随机选择采集样本的 5 幅静脉图像并对其进行偏置修复、分割、细化和去毛刺等处理得到准确的骨骼化静脉图像，随后对其进行叠加得到初始的匹配模板结果。随后，本节在考虑到可能存在的旋转、平移及尺度变化对模板生成造成的影响之后，对初始模板图像进行了 2×2 邻域内的图像膨胀和腐蚀的点操作，得到一幅分布更加多样化的模板。观察图 3-10 所示的膨胀和腐蚀结果发现，其中存在一定数量的非连通像素区域，为了对其进行填充保证生成模板信息的完整性，设计连通区域面积描述子得到区域大小计算结果，随后将小于设定阈值（本章针对自行设计的静脉图像库所设计的合理填充阈值为 20）的非连通区域进行填充，最终得到一个包含尽可能多微弱形态变换及尺度变化的改进模板。

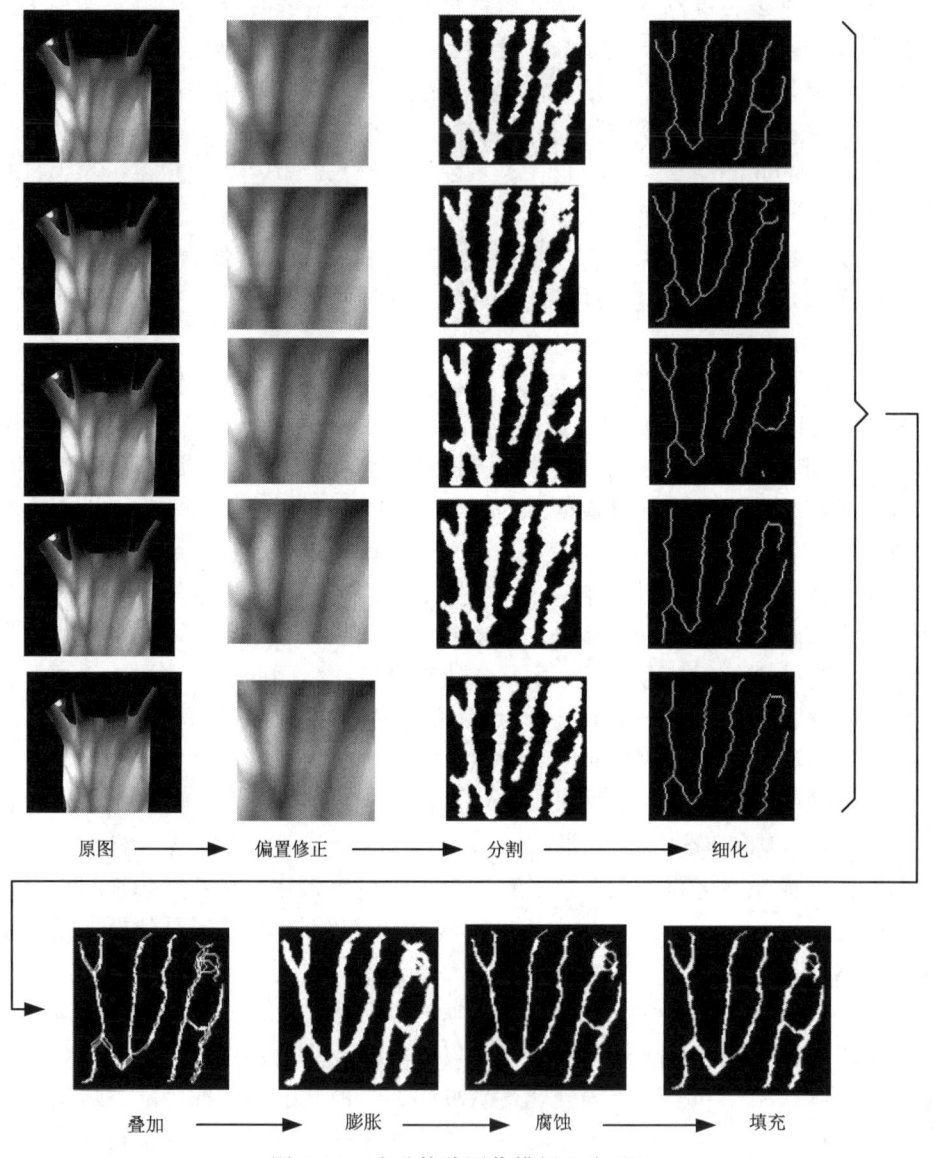

原图 → 偏置修正 → 分割 → 细化

叠加 → 膨胀 → 腐蚀 → 填充

图 3-10 改进静脉图像模板生成过程

3.3.3 基于 MHD 判定的模板匹配

在得到含有完整静脉信息统计分布的可以覆盖多姿态变化和偏移信息的改进静脉匹配模板库后，本节针对空间像素匹配分布是基于 MHD 的静脉图像匹配方法。该方法的主要匹配思想是首先对输入的待匹配手背静脉图像进行偏置修复、分割、细化和去毛刺等处理得到准确的骨骼化静脉图像，并将其表示为 $input(x,y)$，输入图像尺寸为 $M \times N$。假设当前用于匹配的模板库中有 n 个注册的静脉样本信息，即模板库的样本数量为 n，以 $\text{Model}_i(x,y)$（$i=1,2,\cdots,n$）表示模板库中的第 i 个模板，其尺寸与输入图像一致，则相应的输入待匹配骨骼化的静脉样本图像的像素点个数如式（3-23）所示：

$$\text{len} = \text{sum}(input(x,y)=1) \qquad (3\text{-}23)$$

输入静脉骨骼图像 $input(x,y)$ 与模板库中相应图像 $\text{Model}_i(x,y)$ 进行匹配，具体匹配结果计算方法如式（3-24）所示：

$$\text{match}_i(x,y) = input(x,y) + \text{Model}_i(x,y) - input(x,y) \oplus \text{Model}_i(x,y) \qquad (3\text{-}24)$$

式中，+表示两幅骨骼图像之间的像素点的或运算操作；⊕表示像素点之间的异或运算操作，基于式（3-24）计算两幅待匹配图像之间的成功匹配的像素点个数的计算过程如式（3-25）所示：

$$\text{len}_{\text{match}}(i) = \text{sum}(\text{match}_i(x,y)=1) \qquad (3\text{-}25)$$

基于式（3-24）和式（3-25）得到用于计算输入待匹配图像 $input(x,y)$ 和当前处理模板图像 $\text{Model}_i(x,y)$ 之间的匹配度计算方法，如式（3-26）所示：

$$\text{rate}_{\text{match}}(i) = \frac{\text{len}_{\text{match}}(i)}{\text{len}} \qquad (3\text{-}26)$$

基于上述的计算待匹配图像之间的匹配度的方法对数据库中其他模板库图像进行同样的操作，从而得到当前待匹配图像与模板库中所有图像之间的相似度结果分布，随后选择匹配度最大值对应的模板图像作为识别结果，具体操作如式（3-27）所示：

$$\text{result} = \max(\text{rate}_{\text{match}}(i)) \qquad i=1,2,3,\cdots,n \qquad (3\text{-}27)$$

基于上述模型设计的具体匹配过程如图 3-11 所示，所设计的具体匹配过程可通过改变匹配度度量阈值得到不同的匹配结果分布。实验进行时，选择采集的 50 人共计 500 幅静脉图像进行匹配实验设计，通过测试计算匹配系统的错误接受率（false acceptance rate, FAR）和错误拒绝率（false rejection rate, FRR）。其中 FAR 的计算是通过选择一幅待匹配静脉图像进行预处理得到骨骼化图像后，与构建的改进模板库中的所有模板进行匹配，被认定为模板库中存在该样本但样本标记错误的匹配次数占总匹配次数的比例。FRR 的计算是通过选择一幅待匹配静脉图像进行预处理得到骨骼化图像后，将该样本对应的模板库中的模板与该样本的 10 幅静脉图像进行依次匹配，得到的匹配度小于既定阈值的匹配率。

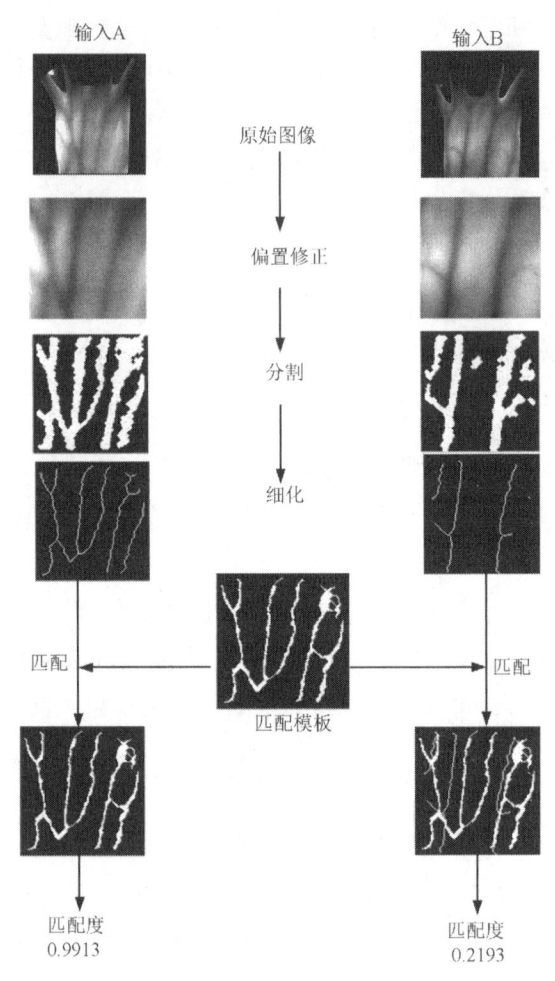

图 3-11　基于改进模板设计的静脉图像匹配过程

基于上述改进模板生成模型分别进行 1∶1（识别实验）和 1∶N（认证实验）两种身份认证实验，得到相对鲁棒的实验结果。此外，为验证所提出模型的优越性，本节另外设计了基于传统静脉图像直接融合生成模板的方式进行实验，得到的具体对比实验结果如表 3-4 所示。

表 3-4　不同匹配模式识别结果对比

匹配模式	模板	正确识别次数	错误识别次数	识别率/%
1∶1	改进模板	192	8	96
	传统模板	136	64	68
1∶N	改进模板	379	21	94.75
	传统模板	267	133	66.75

基于表 3-4 匹配结果可知，无论是在 1∶1 的识别实验模式下还是在 1∶N 的认证实验模式下，所提出的模板骨架生成方法及改进模板设计策略均取得较传统的直接进行图像融合实现的模板匹配策略更好的识别效果。具体在不同实验模式下的系统识别时的匹配度和对应识别率的分布关系如图 3-12 所示。

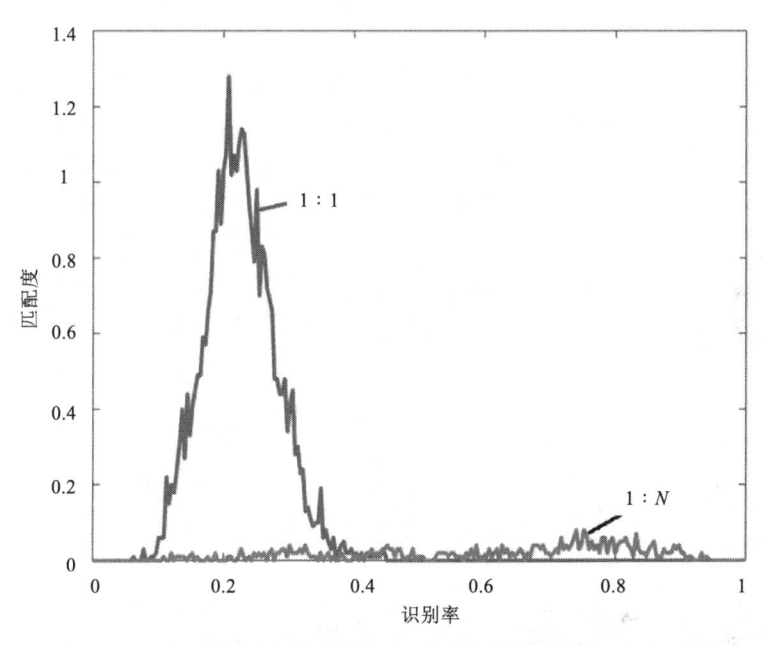

图 3-12　改进模板匹配不同模式下的匹配度和识别占比关系图

观察图 3-12 不同模式下的匹配度和识别样本占比之间的关系和表 3-4 所示的识别结果保持一致，证明了所提出的方法对于不同匹配模式实验设计的鲁棒性。此外，虽然取得了相对较高的识别率，但是其在 1∶N 模式下的 94.75%识别率无法保证所设计模型在实际身份认证实验中的有效性，导致这一现象的根本原因在于：不同时刻采集得到的静脉图像由于光照和采集对象生物特性差异等原因导致单一静脉图像相较融合得到的模板图像的差异仍然存在。

3.4　基于 WDM 特征的改进匹配策略设计

作为一种更符合主观视觉判定规律的静脉拓扑结构匹配准则，上节提出的模板匹配准则虽然取得了相对较好的识别结果，但其主要是针对自行构建的小型静脉图像库进行设计的。此外，其存在的身份认证模式较验证模式识别率更低的结果说明了简单的拓扑结果模板生成准则对于 1 对多的匹配模式有效性有待进一步提高。

3.4.1 宽度信息描述子生成

上一节在进行模板匹配生成改进模板时的方法是：对分割后静脉图像进行细化和去毛刺等操作后，再将同一采集对象的不同单像素静脉图像进行组合得到初始模板，随后再对该初始模板进行四邻域膨胀和填充得到最终对样本差异信息具有高覆盖分布的完整模板图像。然而这一基于静脉图像拓扑结构进行匹配识别的模型并没有充分考虑到不同样本之间存在的静脉血管宽度分布差异信息，从而使得识别率相对较低。

为了能够得到有效的静脉图像宽度分布特征信息，本节基于如图 3-10 所示的流程分别设计了骨架融合和轮廓融合方法，具体如图 3-13 所示。首先，本节对每个样本在不同时刻所采集的静脉图像基于静脉图像组分情况进行偏置修复，随后采用改进的邻域最大类间距离分布准则实现鲁棒静脉图像分割。然而由于不同静脉图像在分割后较原始宽度分布存在一定程度的偏移，因此本节对分割后的 10 幅静脉图像同时进行骨架融合处理和边缘提取（通过本节所提出的

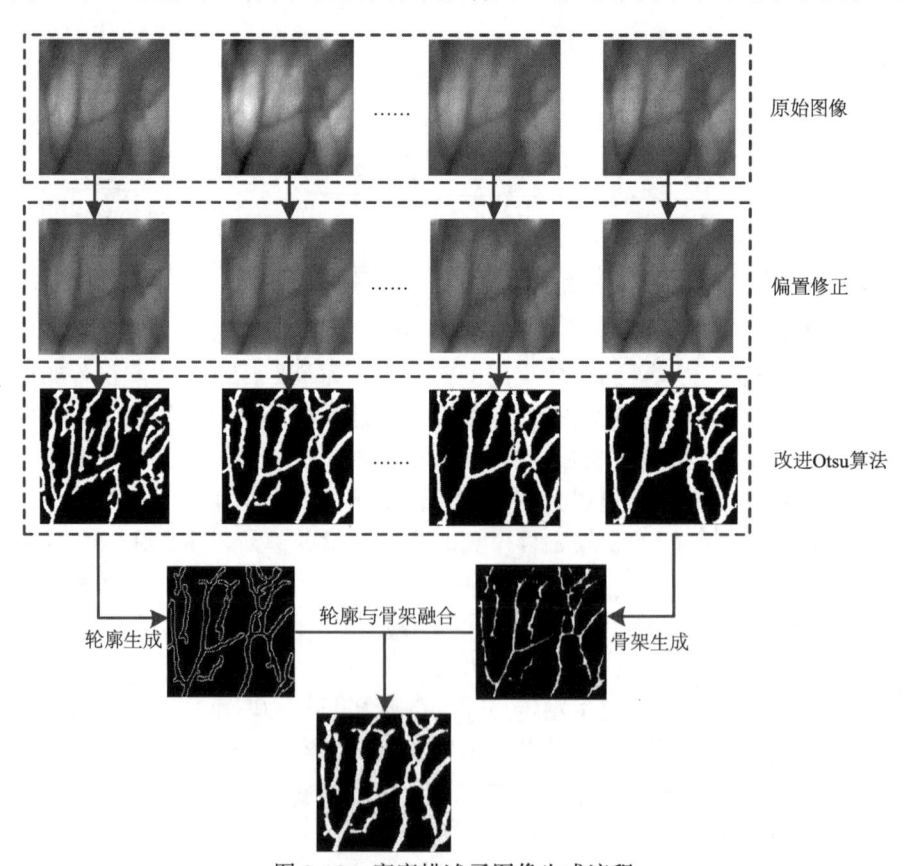

图 3-13　宽度描述子图像生成流程

偏置修复和改进Otsu方法得到的结果通过任意简单的边缘检测处理均可以得到好的结果），得到稳定的框架检测和骨架融合结果，最终对两个处理结果进行简单融合即得到用于后续宽度分布特征描述子的图像。通过观察图3-13所示的层级分割和轮廓提取模型得到的结果可知，本节所提出的对输入差异样本分布进行融合得到轮廓和骨架图像，随后再进行最终融合可以得到稳定且与原始图像分布一致的分割结果。

在得到准确的静脉宽度纹路分布结果后，本节基于这一结果图像进行特征描述子生成策略设计，所设计的宽度分布模型（width distribution model, WDM）WDM特征描述子的基本表征单元分别为宽度骨架图像的端点及骨架片段分布，具体WDM模型中定义的端点描述如式（3-28）所示：

$$p = \{x, y, r\} \qquad (3\text{-}28)$$

式中，(x, y)表示静脉骨架空间坐标分布中心点信息，r则表示覆盖当前静脉纹路分布的最大外接圆半径信息。基于原有端点和骨架段信息分布，本节引入一种描述扩展端点分布的扩展边缘描述算子，具体描述对象为扩展端点连接处平均外接圆分布信息，计算方法如式（3-29）所示：

$$s = \{p_1, p_2\} \qquad (3\text{-}29)$$

式中，s是所有骨架线段组合描述子集，类似于图像匹配模型，所定义的宽度特征分布描述子表述为

$$M = \{P, S\} \qquad (3\text{-}30)$$

式中，$P = \{p_1, p_2, \cdots, p_n\}$表示扩展端点集，$S = \{s_1, s_2, \cdots, s_n\}$表示扩展骨架分段集。

实际WDM描述子生成过程主要包括了分割图像距离度量空间分布变换、特征提取及简化等过程，具体特征提取后的空间分布如图3-14所示。

1. 分割图像距离度量空间分布变换

在骨架宽度特征分布描述子生成阶段，本节直接从得到的鲁棒静脉图像空间进行距离度量变换空间分布表示生成，具体结果如图3-14（b）所示，实际生成过程包括了对骨架宽度图像的每个像素进行距离变换。距离变换空间中对每个像素信息的描述为以待变换像素点为中心构建最大外接圆半径。对于每一个待变换像素，以其为中心构建外接圆并对该外接圆半径进行不断叠加直至当前外接圆轮廓与背景信息存在交叉点为止，随后以该半径值作为当前待编码像素的距离度量空间特征值。随后，基于这一特征编码原理对所有的静脉像素进行特征提取，并对得到的特征值进行（0~255）的归一化，即得到距离变换空间特

征分布灰度图。该灰度图像的分布特点为越靠近骨架中心线的像素点的特征编码值越大，而越靠近边缘点的值越小，具体灰度分布结果如图 3-14（b）所示。

2. 基于距离空间灰度图的图形数据提取

在得到距离变换空间灰度分布结果图像后，基于该特征图的静脉骨架连接度准则对原始和扩展分布端点及静脉线段分布进行采样得到图像数据分布。对于未采样样本点，以该样本点在距离空间变换时对应的最大处理半径值为阈值计算其外接圆与骨架图像的所有可能交点，而那些未相交的像素点则不进行处理。之后重复上述特征点采样过程，直至所有的像素点都处理完成。在骨骼化图像像素点扩展得到属于同一连接属性空间的像素点进行组合得到可采样静脉图像段信息。在得到采样点和采样段后，整个距离变换空间图像对应的 WDM 初始特征图即可得到，如图 3-14（c）所示，其中包含了大量的采样特征点和骨骼样本点图像段，并且这一特征分布有效地保留了原始静脉图像的形态集合结构分布。

3. 简化 WDM 特征生成

观察图 3-14（c）所示的提取得到的初始 WDM 特征分布结果，其中包含了大量的扩展端点和边缘特征信息分布，而对这些包含冗余特征表示分布的 WDM 进行匹配识别具有极高的耗时性，同时也可能大大提高系统的复杂性。为了降低系统耗时性，同时简化系统在特征提取和匹配识别过程中的复杂性，本节设计了特征简化模型，即对在距离空间变换生成过程中存在像素编码外接圆交叉的部分随机选择一个 WDM 特征分布作为最终表示，最终得到的简化结果如图 3-14（d）所示。

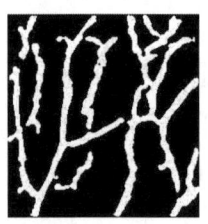

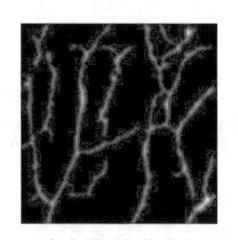

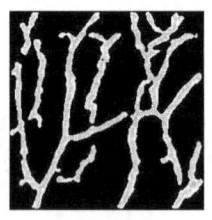

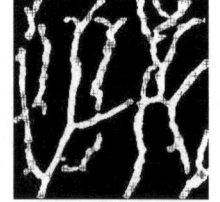

(a)静脉宽度分布融合图　(b)距离度量空间静脉分布图　(c)初始WDM特征分布图　(d)简化WDM特征分布图

图 3-14　WDM 特征提取过程

观察图 3-14 中的 WDM 特征提取结果分布，其最终得到的简化 WDM 特征基本描述的均为非单像素静脉图像的交叉点和端点以及斜率突变点等关键点的信息，且这些特征点的空间坐标分布也能很好地对当前静脉图像的拓扑结构分布进行描述。

3.4.2 基于 WDM 和改进模板匹配的鲁棒静脉识别实验

通过上一节得到有效对静脉拓扑分布结构及关键点信息进行描述的 WDM 特征后，本节首先对 WDM 特征的匹配方法进行了设计。在得到具有图像分布结构的关键描述点后，为了提高识别效率，本节没有选择传统的耗时极长的图像匹配策略作为特征相似度判定准则，而是基于对关键点空间坐标分布形成的骨骼化静脉图像的类直线分布特征转换至 Hough 变换空间，具体变换如式（3-31）所示：

$$\mathrm{T}:(x_1,x_2,y_1,y_2)\rightarrow(r,\theta,d,l) \quad (3\text{-}31)$$

式中，(x_1,y_1) 和 (x_2,y_2) 表示拓扑结构扩展点的空间坐标分布；r 表示拓展点分布至类直线分布静脉骨架结构的距离；θ 表示该分布的角度信息；l 表示该分布任意两点之间的距离；d 表示线段交叉点和该分布之间的距离信息。

两个静脉图像结构特征点之间的相似度判定由类线型结构分布之间距离确定，具体的匹配是单向匹配过程，即由给定的 Probe 样本集（M_1）中的类线型分布（L_1）和待匹配的 Gallery 样本集（M_2）中的类线型分布（L_2）之间的相似度判定，具体的相似度计算方法如式（3-32）所示：

$$f = l^* \times \cos\Delta\theta \times \omega w_1 = 0.3 \quad (3\text{-}32)$$

式中，l^* 表示由 L_2 映射至 L_1 得到的长度信息；ω 表示 L_2 的宽度分布信息。考虑到本节是基于非单像素分布的静脉骨骼图像的宽度分布结构信息设计相似度判定方法，因此设计了一种面积描述子对类线型结构分布进行表征。将 L_1 能够成功与 L_2 匹配的结构分布叠加，其相对于 M_2 的分布计算如式（3-33）和式（3-34）所示：

$$F(s,M) = \min\{\sum f(s,M_s), s.l \times s.\omega\} \quad (3\text{-}33)$$

$$G(M_1,M_2) = \frac{\sum F(M_1,M_2)}{\sum M_{s1}.l \times M_{s1}.\omega} \quad (3\text{-}34)$$

式中，要求 L_1 能够成功与 L_2 匹配的结构面积分布小于 L_1 的原有最大面积信息，其中 $s.l$ 和 $s.\omega$ 分别表示非单像素分布的静脉骨骼图像的宽度分布结构的宽度和长度信息，式（3-34）的分母表示 M_1 中所有 L 的面积，$G(M_1,M_2)$ 表示 L_1 与 L_2 之间的相似度计算结果。

得到上述匹配识别框架后，本节将其相似度结果与上一节提出的基于 MHD 计算得到相似度之间进行加权运算得到有效的改进匹配识别模型，具体模型如图 3-15 所示。基于这一改进匹配策略分别进行 1∶1（识别实验）和 1∶N（认证实验)两种身份认证实验,得到的具体对比实验结果如表3-5所示。

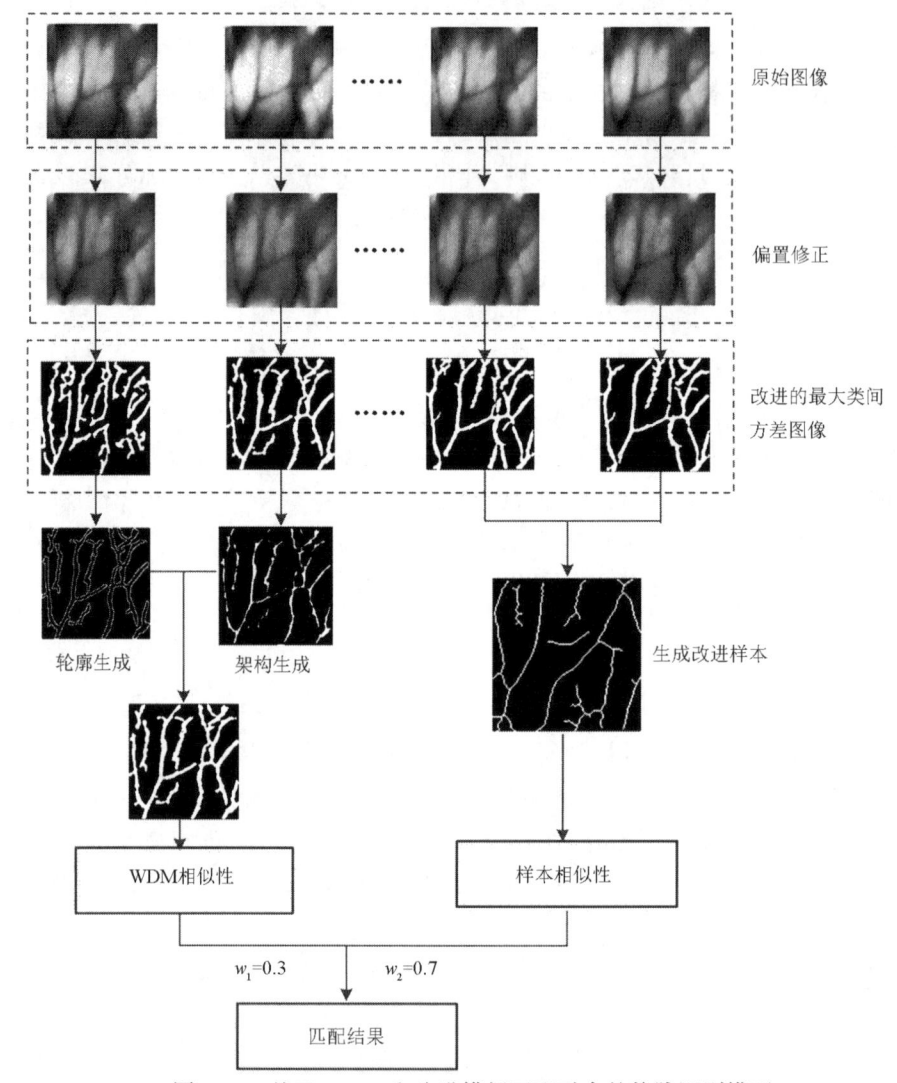

图 3-15 基于 WDM 和改进模板匹配融合的静脉识别模型

基于表 3-5 匹配结果可知,无论是在 1∶1 的识别实验模式下还是在 1∶N 的认证实验模式下,所提出的基于考虑到静脉骨骼宽度分布信息的 WDM 特征提取模型和改进模板匹配模型融合的识别策略取得了近乎 100%的识别率,且两种模式下均取得较仅仅基于改进模板生成策略进行匹配更好的识别效果。此外,虽然取得了相对较高的识别率,但是其在 1∶N 模式下的 99%识别率(未达到 100%)无法保证所设计模型在实际身份认证实验中的完全正确性,导致这一现象的根本原因在于:不同时刻采集得到的静脉图像由于光照和采集对象生物特性差异等原因导致静脉图像分割过程仍然无法保证保留原始静脉分布的完整信息。

表 3-5　基于 WDM 和改进模板匹配融合的识别实验结果

匹配模式	模板	正确识别次数	错误识别次数	识别率/%
1∶1	WDM 模板	200	0	100
	改进模板	192	8	96.6
1∶N	WDM 模板	396	4	99
	改进模板	379	21	94.75

3.5　本 章 小 结

基于静脉血液成分中的血红蛋白和周围组织对于特定波长（760nm、850nm、940nm）的近红外光具有的不同吸收和穿透特性而得到的手部静脉血管图像由于其对于不同采集对象具有不同的拓扑结构分布，且对于同一采集对象具有稳定的拓扑结构（即不随着年龄或外界环境变化而改变）使得其成为最具应用前景的生物特征识别方式之一。基于其特有的拓扑结构分布，得到其二值化图像，并基于二值图像的空间分布进行相同图像的匹配和不同图像的区分的识别方式是最契合将静脉结构应用于身份识别的初始设计思路的一种方式。基于这一静脉图像匹配研究思路，本章分别对静脉图像鲁棒分割方法的设计、静脉图像模板匹配库的建立以及基于静脉拓扑结构关系设计匹配策略三个方面的工作进行了深入研究，提出了有效的解决方案。

针对鲁棒静脉图像二值化骨架提取方案设计，本章主要集中在如何设计一种有效的阈值分割方法将静脉图像和背景部分进行有效的区分和图像二值化，然而静脉图像潜在的成像对比度低的问题使得设计稳定的计算最优阈值的方法较为困难。为了解决这一问题，本章首先提出一种基于静脉图像光照偏置进行修复的静脉图像对比度改进模型。静脉图像由于其潜在的成像模式导致其在成像过程中会出现曝光不足或曝光过度等现象，进而使得成像对比度相对较低，传统的通过设计线性或非线性变换函数对静脉图像灰度范围的拉伸和灰度分布差分结构的增强而得到对比度增强结果，然而这一变换过程不可避免地会引入噪声和伪静脉信息，从而使得后续的分割结果不准确。不同于对静脉图像对比度直接进行增强的研究思路，本章通过对静脉图像组成进行数学分解，通过设计对输入变量具有凸分布的能量函数并通过矩阵变换进行求解得到表征静脉图像灰度分布和表征成像过程中曝光量分布的偏置图像，之后基于偏置分布得到真正表征静脉图像分布的灰度图像。在分割算法设计环节，提出邻域最大类间距离分割方法，得到稳定的二值化静脉图像。此外，通过设计不同的静脉图像分割实验（即经过和不经过所设计偏置修正预处理）证明所提出的偏置修正方法对于传统的阈值分割方法具有很好的性能提升作用，为解决其他类型图像分割问题提供了新的解决思路。

在得到稳定且完整的静脉图像分割结果后，针对其中存在的较静脉信息具有独立分布的噪声和伪静脉信息，设计了简单有效的基于面积描述子进行迭代的阈值分割，得到无噪声信息的完整二值化静脉图像。

在模板构建阶段，由于原始分割的静脉图像具有不同的像素宽度分布，进而会导致静脉信息描述不准确，匹配差异分布不明显和匹配识别耗时过长等问题。为解决这一问题，本章基于所定义的静脉图像用于身份认证的结构分布准则设计了简单的静脉图像细化和去毛刺过程，得到完整且有效的单像素二值化静脉图像。在基于单像素二值化静脉图像进行模板构建时，为保证模板对于静脉图像采集时存在的微弱位移或身体变化导致的静脉细化信息的分布变化，本章在传统静脉图像融合生成模板模型的基础上，添加了静脉图像四邻域腐蚀膨胀操作以及非连通区域填充操作，保证得到的模板对于对应样本静脉分布的覆盖性和完整性。之后，基于 MHD 设计了 1∶1 和 1∶N 模式的匹配识别实验，通过较传统模板匹配取得的更高的识别率结果，说明了所设计的静脉图像偏置修复、分割和模板生成方法的有效性。

所提出的改进模板生成策略虽较传统方法取得了一定程度的识别率提升，但其在 1∶N 模式下的 94.75%的识别率仍然无法满足实际应用要求，其根本原因在于所设计的基于 MHD 的模板匹配方法仍然无法有效去除一些可能存在的伪静脉信息对于识别结果的影响。为了改进这一问题，本章将对静脉分布拓扑结构描述有效的宽度信息进行了特征提取方法设计，之后在匹配阶段将基于 WDM 得到的匹配度结果和基于改进模板匹配得到的匹配度进行线性融合后，针对自行构建的静脉图像库取得了近乎 100%的识别结果。改进的加权匹配方法在实际匹配时并未仅仅将基于单像素宽度静脉信息的特征相似度计算得到的匹配度信息作为最终的识别结果，而是同时考虑了能够对静脉图像全局和中心线分布结构和对样本静脉血管宽度信息进行同步描述的综合特征编码，将两种不同的特征分别进行相似度计算，并将得到的计算结果通过线性加权（线性加权参数通过大量实验获得），将加权匹配度和既定阈值之间关系作为最终的匹配识别结果。通过在 1∶1 和 1∶N 模式下的识别实验结果充分证明了所提出模型对于自行构建的静脉样本库的有效性，同时也为其他类型生物特征识别提供了新的研究思路。

本章虽然通过在预处理阶段设计鲁棒的静脉图像偏置修正、分割、细化和去毛刺操作，在模板生成阶段提出改进型策略，在匹配阶段提出基于分支重要性编码准则进行匹配的有效识别方案，但由于静脉图像结构分布的相对稀疏性，所提出的基于结构相似度进行匹配识别的思路在样本分布规模较大时无法保证识别率和匹配效率。为了得到更加满足实际应用要求的静脉特征提取和识别模型，基于特征编码的抗干扰、高判别性图像识别模型则具有更广阔的应用前景，在后续章节中本书分别讨论了低质的手工设计的特征编码模型和高质的基于深度卷积神经网络的特征编码模型，并均取得了较本章更好的识别结果。

4 对比度增强依赖静脉图像特征编码模型

4.1 特征编码模型鲁棒性

手部静脉组织由于其内部血红蛋白成分和周围组织对光照吸收特性的潜在的差异性，可以在近红外光（780~1100nm）照射情况下得到其分布图像，这一手部特定图像信息在1991年由MacGregor等[53]证明可以用作身份信息认证任务。近年来，手部静脉信息由于其潜在的内部分布使其具有抗干扰特性、高度可分性（即使对于双胞胎，其静脉分布也高度可分[109]）等较其他生物特征识别方式的优势而得到广泛研究。其中，如何设计有效静脉特征提取模型成为最主要的研究方向之一，各种鲁棒且有效的特征编码模型（主要包括：全局拓扑结构编码、统计特性编码、局部几何特性编码以及局部不变性特征编码四类模型）均取得了接近 0 误分率的识别结果。其中，局部不变性特征（local invariant feature, LIF）编码模型由于其在非接触手部静脉成像条件下具有旋转、几何形变以及简单的光照不变等特性成为最主流的特征编码方法之一。

典型的基于 LIF 方法的静脉识别模型基本流程（图4-2）包括：静脉图像增强（contrast enhancement, CE）、特征点提取和匹配三个步骤，且由于静脉图像潜在成像方式导致其图像对比度较低，因此静脉图像增强为该模型中的必须预处理过程，且几乎所有基于 LIF 方法的静脉识别模型都设计了不同的针对特定图像分布的对比度增强方法。然而，Stanciu 等[110]证明由于对比度增强处理会改变图像原有的灰度梯度分布导致提取的 LIF 特征点在增强前后发生变化，进而导致误匹配情况发生。本章通过收集所有含有对比度增强处理过程的静脉识别模型中采用的 CE 方法，并通过将其作为预处理方法结合 SIFT 用作特征提取和匹配方法用作实验室自行构建的静脉图像库，证明这些 CE 方法确实会导致静脉图像 SIFT 特征点匹配发生错误，尤其是导致非同一对象的误匹配情况发生，这对于将静脉识别用作实际身份认证系统来说是无法接受的。

为充分利用 SIFT 等 LIF 模型在非接触静脉识别系统中的鲁棒特征表征优势，且去除 CE 带来的增加误匹配可能性的影响，本章从改进匹配策略和设计区域选择编码与匹配方法两个角度进行改进方法的设计。在改进匹配策略设计方面，首先利用具有更有效判别表示的 RootSIFT 模型替代原有的 SIFT 特征点提取方法来提高提取的鲁棒特征的判别能力，而在匹配策略方面通过引入镜像匹配准则实现有效的误匹配去除，模型有效性通过设计静脉识别实验得到验证。在基于区域选择编码和匹配方法设计方面，通过设计鲁棒的静脉分割方法得到区域选择模板，随后基于模板对提取的增强后图像的静脉特征点进行选择和破匹配，该方法从特征选择的角度有效去除 CE 导致的伪静脉特征点和误匹配特征点，其效果通过实验得到验证。

4.2 依赖编码模型分析

由于其潜在的分布稀疏特性（图 4-1）导致传统的视觉模式编码方法无法直接应用于静脉信息特征提取，如何基于现有视觉特征提取模型或基于静脉信息分布特性设计有效的特征提取方法成为该静脉识别领域最为重要的研究内容之一。当前主要的几类静脉特征编码模型主要包括：静脉拓扑结构编码模型[10,25,39-50]、基于灰度矩阵分析的统计特征编码模型[15,51,52]、局部灰度细节信息编码模型[53-59]、局部不变性特征编码模型[59-68]，这些不同类型特征的具体实现方法和优缺点分析请参阅本书第 1 章（1.3.4 节）中的详细介绍内容。

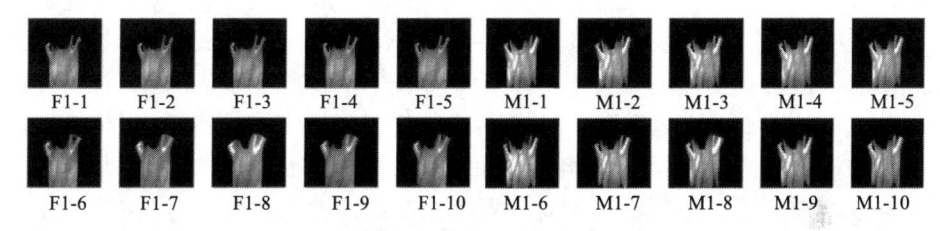

图 4-1 静脉样本示意图

虽然基于 LIF 进行特征提取的模型存在误匹配导致识别结果不可靠的缺点，但是此类模型仍然是以非接触图像采集和识别为发展方向的静脉识别课题研究中最为有效的特征提取算法之一，因此目前大量的静脉识别系统都直接采用 LIF 模型或辅以其他类型特征进行编码而实现最终的识别模型的设计。

4.2.1 基于 SIFTs 的对比度依赖特征编码模型分析

基于 SIFT 在计算机视觉模式编码过程中具有良好的旋转不变性，以及试图通过利用 SIFT 能够提取大量特征点这一优势弥补静脉分布稀疏导致特征提取不充分等问题，Ladoux 等[64]首次将 SIFT 特征应用于静脉图像特征提取和匹配识别问题，且在当时取得了极好的识别结果。该模型的具体步骤包括了静脉图像去噪和对比度增强、静脉图像二值化、SIFT 特征提取和匹配。在此识别框架的基础上，大量的基于 SIFT 特征及其变体模型（SURF[61]、ASIFT[62]、RootSIFT[63]）实现的鲁棒且高效的静脉识别系统相继提出，这些模型较文献[64]

的主要区别在于其去除静脉图像二值化这一导致特征点大幅减少的预处理过程，直接在经过对比度增强处理的静脉图像上提取特征进行匹配，这些模型的具体流程如图 4-2 所示。

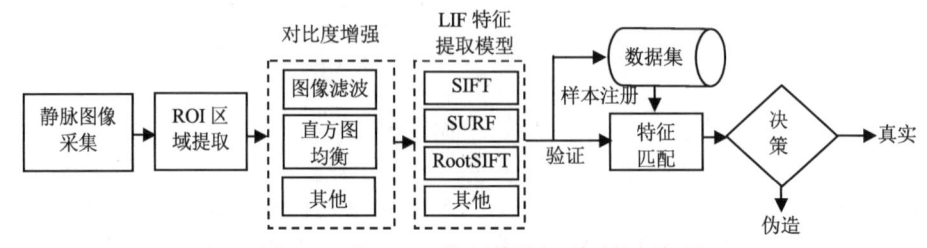

图 4-2　基于 LIF 特征静脉识别系统框架图

基于图 4-2 分析可知，对比度增强作为必要的静脉图像预处理过程，可以克服静脉图像潜在成像特性造成最终图像的静脉与其背景对比度较低而导致的基于灰度梯度分布特性提取的 LIF 模型特征稀疏的问题。具体实现原理为图像对比度增强可以在锐化目标信息的同时弱化背景信息，从而使得局部或全局灰度梯度分布情况发生变化，而 LIF 特征提取模型正是基于图像像素分布对比差异在不同的尺度空间提取极值点，因此 CE 预处理对于提高 LIF 模型提取的特征点的有效性具有至关重要的作用。随机选取三种经典的用于静脉图像对比度增强的方法（UM:非锐化掩膜、AHE:自适应直方图均衡、DHE:DoG 尺度空间直方图均衡）进行实验，如图 4-3 所示，不同的对比度增强方法虽然导致的特征点提取增幅不同，但任意一种方法均能增加提取的静脉图像 SIFT 特征点，充分证明了将 CE 作为该类模型的预处理过程的必要性。

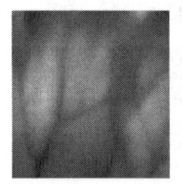

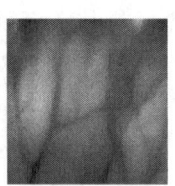

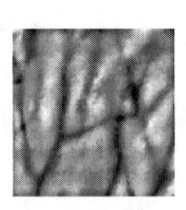

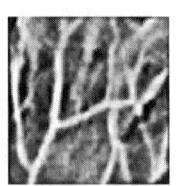

(a)对比度增强结果(从左至右：原始图像，UM增强，AHE增强，DHE增强)

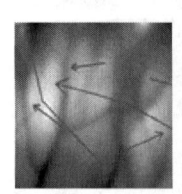

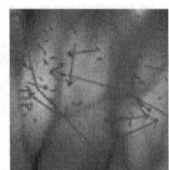

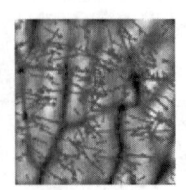

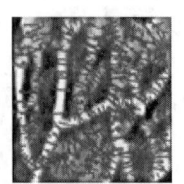

(b)增强前后提取SIFT特征点分布

图 4-3　对比度增强前后 SIFT 特征点分布变化示意图

然而，这些对比度增强方法具有对光照变化敏感的特点，即当同一输入样本在不同时刻采集的两幅图像由于光照设备的物理退化或由于系统封闭性等问题可能会导致其灰度分布具有一定差异性，此时即使在灰度归一化处理后，不同的对比度增强方法在基于灰度分布梯度对比信息进行增强时仍然会存在同一样本两幅图像增强结果不一致，从而使得 SIFT 特征点提取和匹配结果无法达到类内匹配要求而提升系统的误拒率。此外，通过实验分析发现两种对于静脉识别实验无法接受的现象：其一（图 4-4），在严格控制光照变化和系统封闭特性情况下，对同一对象进行采集得到不同的两幅静脉图像后，当对其进行对比度增强处理后，会导致 SIFT 特征点误匹配数出现不同程度的增加，进而使得基于 SIFT 的对比度增强依赖型静脉识别特征提取和匹配系统的稳定性大大降低，尤其在为提高系统匹配率而增大特征点匹配阈值时会导致同一对象不同图像之间的误匹配点的个数增加，降低系统的等误率和稳定性。其二（图 4-5），由于对比度增强处理过程可以使得 SIFT 特征点个数大大增加，通过进行类间匹配实验发现，这一优势同时会导致在匹配阈值设置较大时属于不同识别对象的静脉图像之间的匹配点大幅增加，进而导致当身份认证系统的识别阈值设置较小时大大增加误识率，降低系统的稳定性。

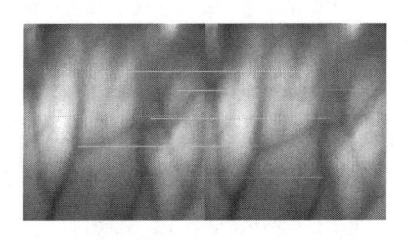

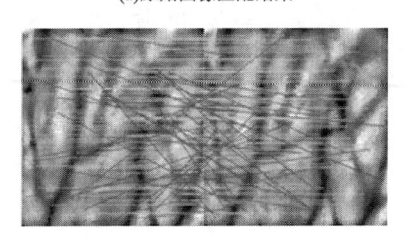

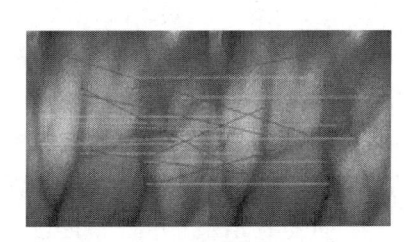

(a)原始图像匹配结果　　　　　　　(b)UM预处理后匹配结果

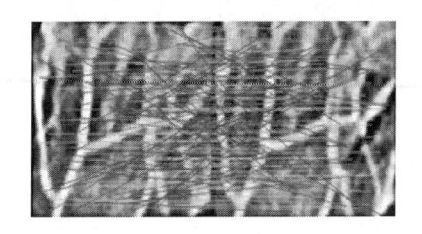

(c)AHE预处理后匹配结果　　　　　　(d)DHE预处理后匹配结果

图 4-4　不同对比度增强预处理后类内匹配情况

白线代表正确匹配，黑线代表错误匹配

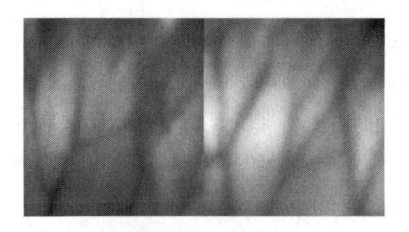

(a)原始图像匹配结果 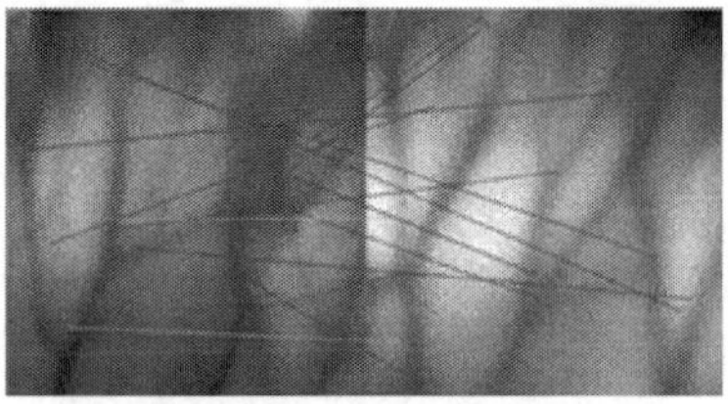　　　　　　　(b)UM预处理后匹配结果

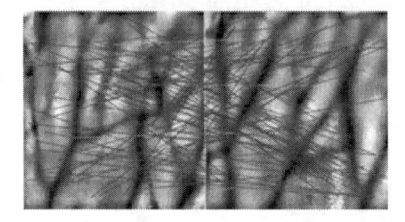

(c)AHE预处理后匹配结果 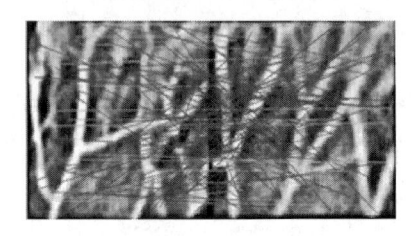　　　　　(d)DHE预处理后匹配结果

图 4-5　不同对比度增强预处理后类间匹配情况
白线代表正确匹配，黑线代表错误匹配

尽管基于对比度增强前后特征点数量变化及匹配点数量变化实验结果已证明，典型的基于 SIFT 等不变性特征描述子进行特征提取和匹配的静脉识别系统（图 4-2）中的对比度增强预处理过程会导致识别结果不可靠，当前几乎所有的基于 LIF 的静脉识别系统仍然采用这种框架进行方法设计，而仅仅在增强方法或特征提取方法上进行了一定程度的改进。Stanciu 等[110]首次通过实验证明了不同的对比度增强方法通过对图像的灰度分布结构改变而对 SIFT 等 LIF 特征提取模型的特征点提取数量和正确匹配数量产生相反的结果，进而提出了 CE 对 LIF 模型有效性的质疑，然而其实验主要针对建筑物图像，结果不具有普适推广性。Campos 等[111]通过设计实验证明了 Gabor 滤波这一图像预处理过程对基于 SIFT 特征的眼底图像识别任务不会带来任何性能提升。除此研究之外，SIFT 等 LIF 模型由于其具有的良好不变性而成为非接触静脉识别系统目前最为主流的特征提取方法之一，却无任何关于这些基于 LIF 模型的识别系统中的对比度增强对于误匹配等情况可能带来的影响的讨论。

4.2.2　先进对比度增强方法

基于图 4-4 和图 4-5 等简单的实验结论和文献[110,111]中的分析，本节预对所有基于 LIF 方法的静脉识别系统中采用的对比度增强方法进行介绍，为下节关于这些对比度增强方法对于 LIF 特征点提取和匹配结果的影响的实验设计提供理论基础。

具体分析和讨论的对比度增强方法主要包括：直方图均衡化（histogram

equalization，HE）增强[112, 113]，灰度分布归一化（intensity normalization，IN）增强[114, 115]，光照估计和直方图均衡化（illumination estimation substract and HE，IHE）增强[116]，DoG尺度空间直方图均衡化（DoG filtering and HE，DHE）增强[117]，同态滤波（homomorphic filter，HF）增强[115]，伽马校正（gamma correction，GC）增强[115]，视网膜大脑皮层与自适应平滑滤波器（retinex and adaptive smoothing filter，RASF）增强[118]，对比度受限自适应直方图均衡化（contrast limited adaptive histogram equalization，CLAHE）增强[119]及其变体自适应直方图均衡化（adaptive histogram equalization，AHE）增强和对比度受限直方图均衡化（contrast limited histogram equalization，CLHE）增强，高频滤波及直方图均衡化（high frequency filtering and HE，HHE）增强[120]，负增强（image negative enhancement，INE）模型，灰度等级约简（grey level slicing，GLS）增强[121]，对比度拉伸（contrast streching，CS）增强[121]，拉普拉斯锐化（Laplacian sharpening，LS）增强[121]，非锐化掩膜（unsharp masking，UM）增强[118]，高提升滤波（high boost filtering，HBF）增强[118]，HEHBF（HE and high boost filtering）增强[121]共计18种静脉图像增强预处理方法。这些方法根据其在图像增强过程的原理及变换特性可以分为三组：第一组为简单的函数变换模型，以输入图像各个像素点为自变量，设计合理的线性或非线性变换函数对自变量对应的增强后因变量进行求解得到增强处理结果。直方图作为图像分布统计特征的良好度量工具，能够根据其分布变换来分析对比度变化过程。第二组为基于灰度静脉图像分布直方图信息进行增强算法设计的方法。第三组为基于直方图均衡化模型进行改进设计实现的，此类方法能够针对静脉细节信息进行有效的增强而非传统HE方法中对图像的全局灰度分布进行均衡化调整。

　　线性/非线性变换函数（linear and non-linear function-based enhancement，LNFE）模型：灰度归一化（IN）模型几乎在任何图像识别系统中均被作为一种必需预处理系统来处理由于光照变化的不可控性而导致的图像灰度分布不均匀[112]，IN模型的基本处理过程是设计合理的非线性变换函数，使得经过函数处理的所有输入样本图像具有同样的均值和方差分布，进而能够使得出现过度曝光或者曝光度不足的图像具有更均匀的灰度分布和更好的可视化效果。类似于灰度归一化模型，其他（非）线性变换函数模型也是对输入图像像素点进行处理变换[114]，实现特定灰度分布的选择和去除，从而使得图像的目标区域像素分布与背景区域对比度更高。对比度拉伸（CS）模型则首先定义合理的目标灰度分布区间，通过设计合理的（非）线性变换函数将输入图像的灰度分布拉伸至预定义的区间，从而能够将目标区域对比度进行一定程度的增强。伽马校正（GC）模型则基于伽马函数定义最优灰度分布，随后对输入像素分布通过伽马变换函数去拟合最优分布模型，从而得到增强后的图像，该方法可以对细节信息进行有效增强。与传统的变换模型不同，滤波类处理模型通过对输入图像各个像素点进行点乘线性加和或非线性卷积加和等两种思路对输入图像进行滤波增强处理。例如，拉普拉斯锐化（Laplacian sharpening, LS）模型[121]通过定义二阶微分拉普拉斯卷积核来提取图像的细节信息，从而对细节信息进行适当变换得到增强结果。类似地，非锐化掩膜（unsharp masking, UM）模型[118]和高提升滤波（high boost filtering, HBF）模型[118]则分别通过对输入图像的边缘和高频成分信息进行变换而得到有效的目标区域信息增强和全局对比度增强结果。这类方法对于静脉图像的具体增强结果如图 4-6 所示。

(a)原始输入图像　　(b)IN增强处理　　(c)GLS增强处理　　(d)CS增强处理　　(e)GC08增强处理

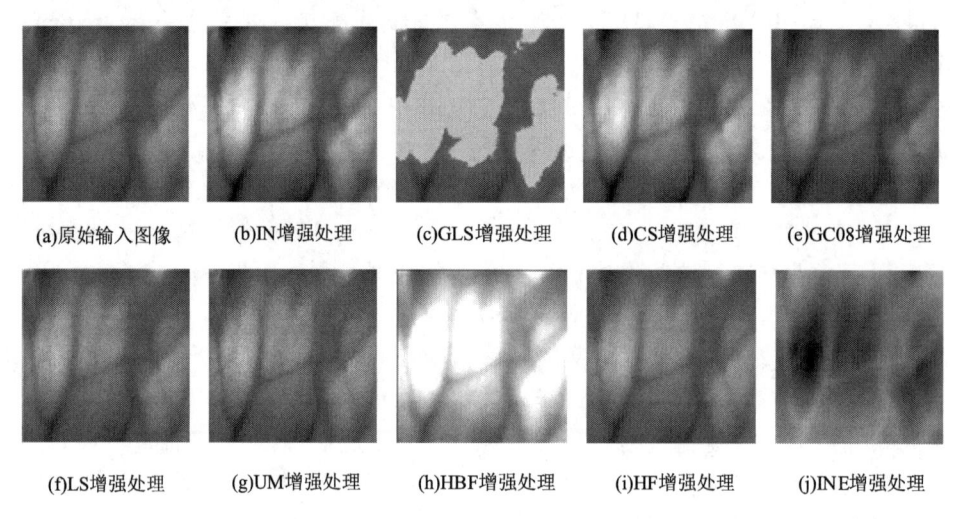

(f)LS增强处理　　(g)UM增强处理　　(h)HBF增强处理　　(i)HF增强处理　　(j)INE增强处理

图 4-6　基于 LNFE 方法的不同对比度增强模型处理结果

直方图均衡化方法及其变体模型（HEs）：由于其实现简单且对图像增强效果好，直方图均衡化成为应用最为广泛的图像对比度增强方法之一。HE 的实现过程为首先计算图像的灰度累计分布直方图，随后基于目标直方图对图像原有直方图进行变换，得到具有特定直方图分布的增强图像[118]。然而，当待处理图像全局统计对比度分布特性分布不均匀时，这类方法的处理结果可能会引起信息丢失或过度增强。为提高增强处理结果的有效性，基于当前像素点邻域分布直方图定义的灰度变换函数——自适应直方图[113,119,120]均衡化方法（adaptive histogram equalization，AHE）能够一定程度上克服对比度增强过度或潜在目标信息丢失等缺点。此外，AHE 能够限制 HE 对不需要增强的邻域像素区域的过度增强。类似地，另一种能够在一定程度上克服 HE 的缺点的改进方法为对比度受限直方图均衡化方法[121]（contrast limited HE，CLHE），该方法通过对传统 HE 对待处理像素进行灰度变换时添加灰度限制项（通常添加变换灰度分布上限或下限），从而能够有效避免传统 HE 可能导致的过度或增强不够等现象。

除 AHE 和 CLHE 等改进模型之外，应用最为成功的基于 HE 的改进方法为 CLAHE。该方法首先将待处理图像分为若干个连续不重叠的区域，随后对每个区域进行直方图均衡变换处理，最后设计合理的插值运算将处理后图像进行组合复原得到增强后图像[120]。这类方法对于静脉图像的具体增强结果如图 4-7 所示。

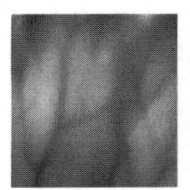

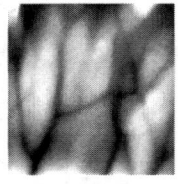

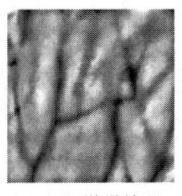

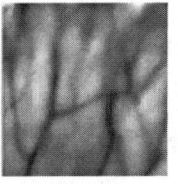

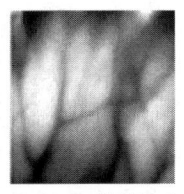

(a)原始输入图像　(b)IHE 增强处理　(c)AHE 增强处理　(d)CLAHE 增强处理　(e)CLHE 增强处理

图 4-7　基于 HEs 方法的不同对比度增强模型处理结果

级联增强模型（hierarchical enhancement models，HEM）：此类对比度增强模型针对特定任务选择不同的方法进行组合而得到理想的增强处理结果，因此该类方法也可以称作基于 HE 的多层增强模型（multi-layer enhancement HE，MLE-HE）。HEHBF 方法将高提升滤波和传统直方图均衡组合[119]，通过设计合理的高提升滤波模型选择出 HE 处理后图像中的细节目标区域，随后对该区域设计合理的后处理得到更加符合实际分布的增强结果。类似地，高频滤波型直方图均衡化（HHE）方法[122]使用高通滤波器来代替 HBF 模型实现类似的增强处理结果。除上述几种 HEM 方法外，能够得到更加符合实际视觉分布的增强结果的模型为 RASF 方法，其通过将 Retinex 理论和滤波思想结合得到有效的图像增强模型[66]。该方法首先基于 Retinex 模型将待增强图像光照强度分布进行建模，并基于该模型输出得到真正的静脉信息分布。随后，对模型输出图像进行迭代自适应平滑滤波对真正的目标信息进行锐化得到平滑且均匀的增强结果。为分析静脉图像的多尺度空间信息分布特性进而能够针对不同尺度空间图像进行针对性增强，Kang 等[68]在 Lowe[60]提出的 SIFT 模型基础上基于高斯差分尺度空间的带通滤波功能对不同尺度静脉信息进行提取，并通过原始图像和模糊尺度空间图像做差得到初步增强结果，随后再用 HE 进行后处理对全局图像进行更加有效的对比度均衡并对静脉细节信息进行更好的增强。这类方法对于静脉图像的具体增强结果如图 4-8 所示。

通过观察图 4-6~图 4-8 的实验结果可知，所分析的 18 种用于其他静脉识别模型的对比度增强方法对于本书所构建静脉图像库均取得一定效果。其中，除 GLS、HBF、HEHBF 等方法产生了过度增强结果导致静脉信息失真情况发生外，其他几种方法均在一定程度上产生了理论分析的增强结果，具体这些增强方法对于后续的 SIFT 特征点的提取及匹配结果的影响分析实验在下一节进行详细分析和讨论。

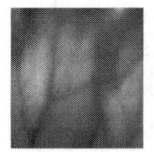

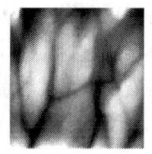

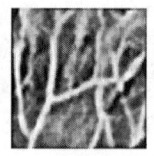

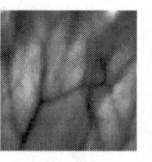

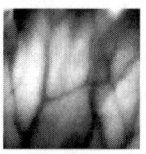

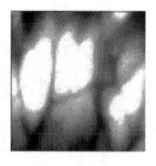

(a)原始输入图像　(b)IHE增强处理　(c)DHE增强处理　(d)RASF增强处理　(e)HHE增强处理　(f)HEHBF增强处理

图 4-8　基于 HEM 方法的不同对比度增强模型处理结果

4.2.3　对比度依赖模型问题分析实验

分析三类增强方法对于自行构建的静脉图像的增强结果可知，各个方法均取得了其增强变换函数欲实现的结果。然而，基于文献[110,111]的结论分析，经过这些增强方法处理的静脉图像，后续提取的 SIFT 特征点个数以及匹配情况的变化是否与文献中结论一致需要设计有效的匹配实验进行分析。本节设计实验均在自行构建的样本量为 500（50×2×5）手背静脉图像库（具体样本库构建及样本分布介绍可参阅本书 5.4.3 节内容）中进行，且所有的增强、特征点提取和匹配实验均基于 ROI 图像进行。

具体实验模式设置为身份识别（identification）实验，实验结果衡量准则设置为精确度回归曲线分布[63]以及识别系统等误率[68]曲线分布。此外，SIFT 特征点数目变化也是对不同 CE 影响的衡量准则之一。

1. SIFT 特征点数量变化分析实验

静脉图像由于其潜在结构稀疏分布特性以及灰度分布单一特性（图 4-9 所示其灰度分布直方图）使得 SIFT 成为静脉识别系统中最为有效的特征提取方

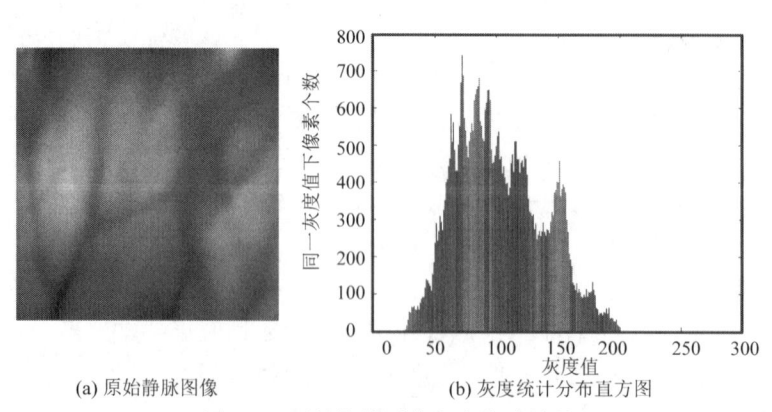

(a) 原始静脉图像　　　　　　　(b) 灰度统计分布直方图

图 4-9　原始静脉图像灰度统计特性

法之一，因为 SIFT 特征在合适的极值点检测阈值设置下能够对于输入图像空间灰度任意梯度分布与结构像素对比提取出对应特征点信息。然而，如图 4-9 所示，原始静脉图像由于其对比度低和灰度分布较为集中等特点，导致直接对其进行特征点提取无法得到满意的结果。因此，设计合理的对比度增强方法来扩大其灰度分布等级和灰度分布差异性对于提高提取的 SIFT 特征点个数非常关键，本小节将所讨论的 18 种对比度增强方法应用于自行构建静脉样本，得到的对比度增强前后的 SIFT 特征点分布如图 4-10 所示。

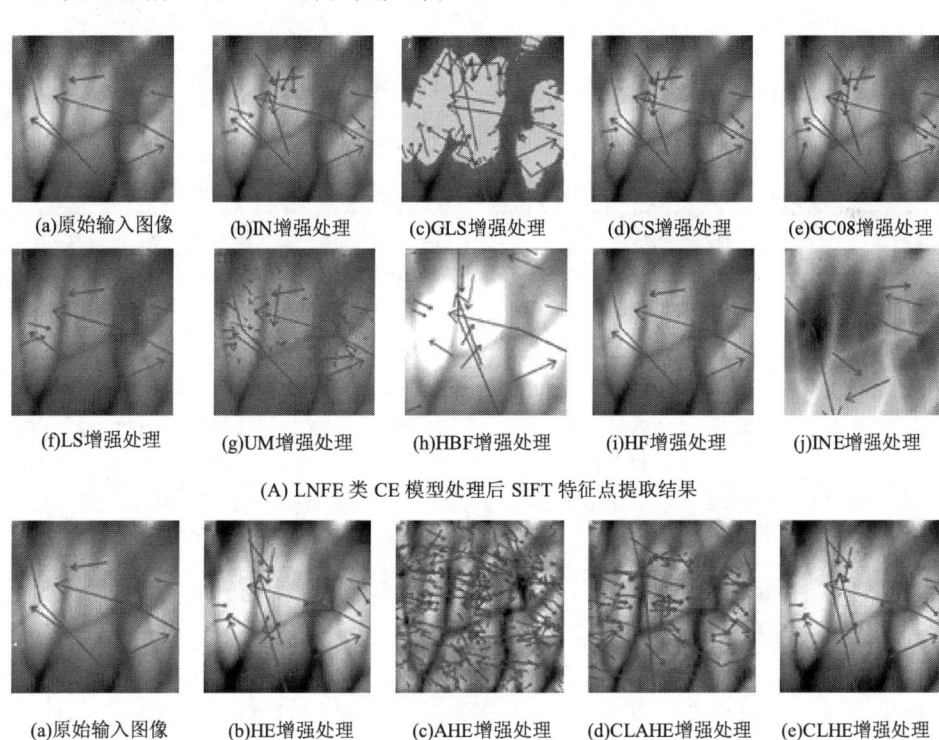

(a)原始输入图像　(b)IN增强处理　(c)GLS增强处理　(d)CS增强处理　(e)GC08增强处理

(f)LS增强处理　(g)UM增强处理　(h)HBF增强处理　(i)HF增强处理　(j)INE增强处理

(A) LNFE 类 CE 模型处理后 SIFT 特征点提取结果

(a)原始输入图像　(b)HE增强处理　(c)AHE增强处理　(d)CLAHE增强处理　(e)CLHE增强处理

(B) HEs 类 CE 模型处理后 SIFT 特征点提取结果

(a)原始输入图像　(b)IHE增强处理　(c)DHE增强处理　(d)RASF增强处理　(e)HHE增强处理　(f)HEHBF增强处理

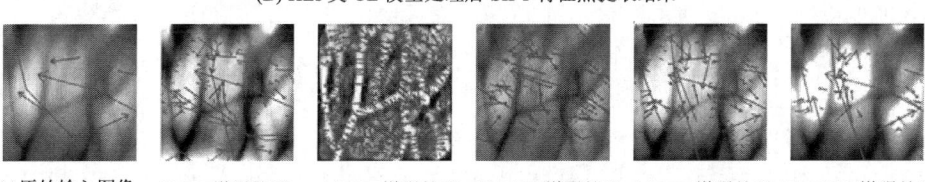

(C) HEM 类 CE 模型处理后 SIFT 特征点提取结果

图 4-10　不同 CE 处理后静脉图像 SIFT 特征点结果对比

从图 4-10 的 SIFT 特征点在 CE 处理前后变化可知，对于自行采集的静脉图像来说，不同的 CE 方法处理后检测到的 SIFT 特征点均会发生不同程度的变化。

其中，HEs 和 HEM 类模型整体结果要优于 LNFE 类增强方法。DHE 和 AHE 方法既能实现视觉质量的提高，同时也能使得提取的 SIFT 特征点得到极大程度的提升。为了更好地对不同增强方法处理前后提取的 SIFT 特征点的变化进行量化分析，本书对提取的特征点数量的统计关系进行了整理，具体如表 4-1 所示。

表 4-1　不同 CE 处理后静脉图像 SIFT 特征点数量变化统计表

图像集	线性/非线性泛函增强									
	Original	IN	GLS	CS	GC08	LS	UM	HBF	HF	INE
FL	8	19	74	18	10	13	75	18	8	8
FR	12	19	87	17	9	12	77	17	9	9
ML	13	13	46	13	14	18	93	16	13	13
MR	15	16	53	15	14	17	120	16	15	14
Average	12	17(1.4)	65(5.4)	16(1.3)	12(1)	15(1.3)	91(7.6)	17(1.4)	11(0.9)	11(0.9)

图像集	HE 与变量 HE(HEs)				层次增强模型(HEM)				
	Original	HE	AHE	CLAHE	CLHE	IHE	DHE	RASF	HHE	HEHBF
FL	8	25	348	89	23	99	502	86	132	53
FR	12	31	375	25	32	118	438	80	157	53
ML	13	39	299	66	36	134	459	101	137	84
MR	15	40	327	40	38	164	517	82	170	89
Average	12	34(2.8)	337(28.1)	55(4.6)	32(2.7)	129(10.8)	479(39.9)	87(7.3)	149(12.4)	70(5.8)

注：F 和 M 分别表示女性和男性对象，L 和 R 分别代表左手和右手静脉图像，Average 表示数量平均变化，括号中值表示变化倍数关系

如表 4-1 所示，除 HF、INE 和 GC08 增强方法外，其余 15 种对比度增强方法均使得提取的 SIFT 特征点数量增加，且和图 4-10 表示结果一致，AHE 和 DHE 增强效果最为明显，关键点增加倍数分别为 28.1 和 39.9，大大提高了静脉图像特征点数量，对于识别结果也会产生非常重要的影响。具体原因可以分析为经过对比度增强处理后，原始静脉图像的比较集中的灰度分布（图 4-9）通过线性或非线性变换被映射至一个更宽的灰度分布范围，这样邻域灰度分布对比差分结果更加明显，进而使得基于灰度差分特性进行极值点检测的 SIFT 特征提取效果更好。

基于 SIFT 特征点在静脉特征表示中的优势及实验分析结果可以认为采用不同的 CE 作为基于 LIF 特征的静脉识别系统预处理过程是必要的。然而，基于文献[3]和[38]的结论分析可知，此类预处理或对结果不会产生实质性的改进影响，或对实际基于特征点匹配进行识别的系统产生负面影响（降低系统 PR 和 EER 值）。为分析所介绍的 18 种 CE 方法除增加 SIFT 特征点这一影响外，对于系统识别结果的可能产生的影响，本节亦设计了大量的识别实验，通过比较增强前后识别系统的准确率和等误率分布来观察和分析其可能产生的负面影响，进而为进一步改进基

于 LIF 模型的系统的鲁棒性提供新的研究策略和研究方向。

2. SIFT 特征点匹配结果分析实验

为通过实际类内及类间分布匹配实验分析不同的对比度增强方法对于 SIFT 特征点匹配结果产生的影响,本节分别基于 EER 和 PR 两种识别系统度量准则设计了不同的实验模式。对于考虑 PR 结果的实验模式,仅仅考虑类内匹配(intra-matching, IM)识别结果分布,其中 TM(total matching)表示匹配点分布总个数,MM(mismatching)表示由于近邻匹配错误导致的误匹配点总个数。而对于考虑 EER 结果的实验模式,除类内匹配外,类间匹配是该模式下最常出现的实验情形,其中 IM 表示类内匹配,OM(outer-matching)表示类间匹配。图 4-11 分别表示 IM 情形下的 TM 和 MM 分布以及经过增强处理的 OM 匹配情况(关键点匹配阈值 distratio 设置为 0.7)。此处仅仅考虑经过实验 1.量化分析后特征点改进结果最好的 AHE 和 DHE 模型,其他模型的可视化特征点匹配结果和这两种方法一致。

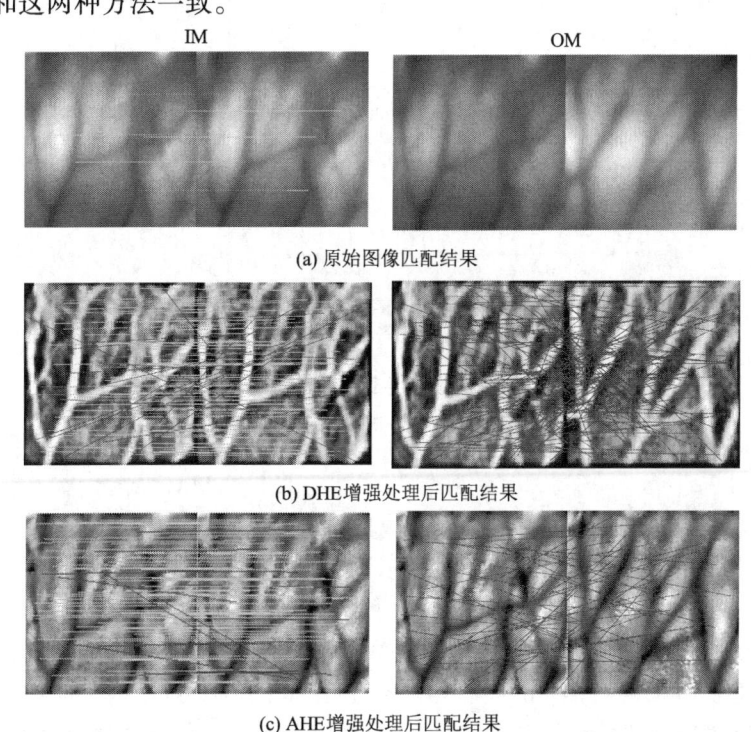

(a) 原始图像匹配结果

(b) DHE 增强处理后匹配结果

(c) AHE 增强处理后匹配结果

图 4-11 对比度增强处理前后类内及类间匹配结果分布

图 4-11 的匹配结果是在 distratio 设置为 0.7 情况下得到的,分析 SIFT 特征点匹配原理可知,不同的 distratio 值设置会导致不同的匹配分布,且其分布规

律为 distratio 值越大，匹配点数越多，相反则匹配点数越少。基于这一结论，可知如果将 distratio 值设置较小，那么图 4-10 中的 OM 匹配模式就不会出现这么多可能的匹配点分布，然而这样也会导致 IM 匹配模式的结果可靠度降低，因此针对不同 CE 方法的合理 distratio 值设置需要通过大量实验进行分析和选择。由于 PR 值的分布仅仅与类内匹配 IM 模式有关，因此将经过 DHE 处理后的同一样本的两幅静脉图像进行 SIFT 特征点提取和匹配实验，结果中与 PR 相关的参数 TM、MM、PV（识别率，计算方法如式（4-1）所示）值的具体分布如图4-12 所示。

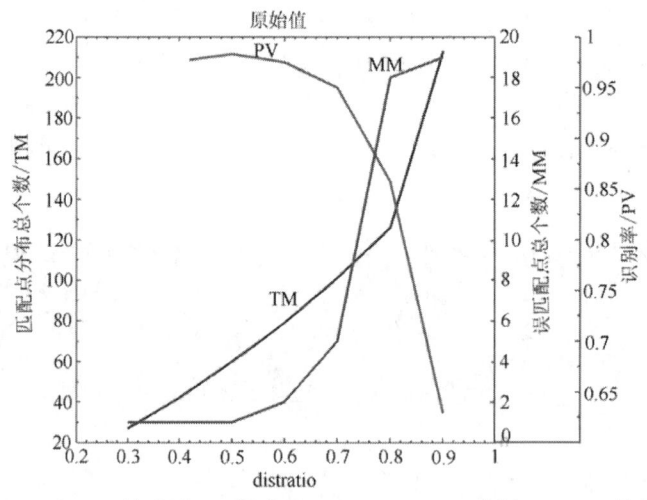

图 4-12 DHE 处理后 IM 模式下 TM、MM、PV 值随 distratio 值的变化

$$PV = \frac{TM - MM}{TM} \quad (4-1)$$

如图 4-12 所示，随着 distratio 值的增加，TM 和 MM 匹配个数均呈一定程度的上升趋势，而识别率 PV 则先增加（distratio 值：0.3~0.5）后降低，说明不同的 distratio 值对识别率的影响不具有单调关系，本节对于不同增强模型处理后的 IM 和 OM 匹配实验设置均是在最优 distratio 值设置下进行的，且根据图4-12 分析结果，本节实验的最优匹配阈值选为对应最大 PV 值的 distratio 值。此外，观察图 4-12 结果分布，当 distratio 取最优阈值（0.5）时，MM 值仍不为 0，证明仍然存在误匹配分布，但对于不进行任何增强处理的 IM 匹配模式实验（图 4-13）则不会存在误匹配的影响。

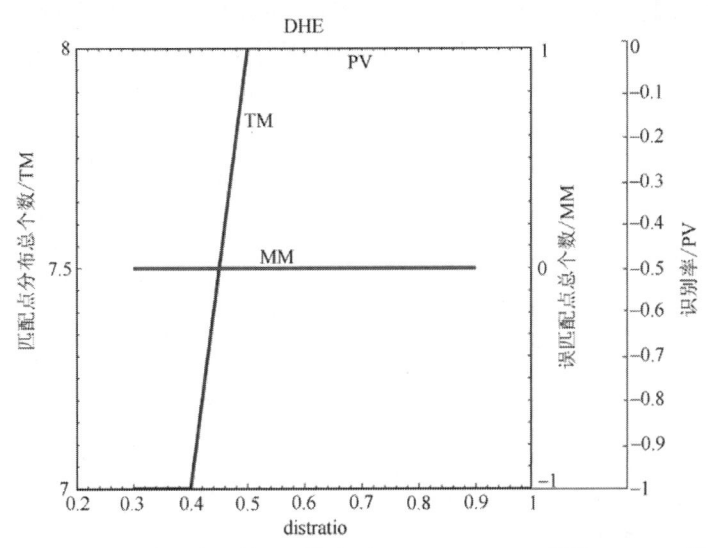

图 4-13　无对比度增强处理的 IM 模式下 TM、MM、PV 值随 distratio 值的变化

对比图 4-13 和图 4-12 在不同阈值分布下的 MM 个数分布，无论阈值如何设置，没有进行对比度增强处理的 IM 匹配实验均不存在误匹配，而经过 DHE 等增强方法处理后的匹配实验则无论阈值如何取值均会导致 MM 出现，进而使得整个系统的识别率和等误率分布降低，此处选择 DHE 作为实验代表，其他类型 CE 处理结果和 DHE 结果分布类似。

在基于 EER 分布结果进行最优阈值设定的分析实验中，本节引入两种新的衡量模式，即 FRM 和 FAM 两种匹配结果。其中，FRM（false rejection matching）指的是在 IM 匹配模式下，当前匹配结果中的关键点个数小于设定的类内接受关键点阈值，进而将属于同一样本的两幅图像判断为不同而导致的错误识别结果。FAM（false acceptance matching）指的是在 OM 匹配模式下，当前匹配结果中的关键点个数大于设定的类间拒绝关键点阈值，进而将不属于同一样本的两幅图像判断为相同而导致的错误识别结果。由于不同的对比度增强方法导致的匹配结果分布不同（即对于 DHE 和 AHE 等特征点增强效果较好的方法，其引起 FAM 和 FRM 的概率非常高，而对于 HE 和 GC08 等特征点增强效果一般的方法，其引起 FAM 和 FRM 的概率则非常小），因此本节将基于 EER 分布的最优阈值确定实验分为两种类型。

第一种为经过 CE 处理后，在 IM 和 OM 匹配模式下均不会发生 FRM 和 FAM 等误匹配的情况（图 4-14），此时最优阈值设置为 IM 匹配模式下对应的最高匹配点分布时的 distratio 值，且此模式下的匹配点分布一般随 distratio 值呈递增模式。

如图 4-14 这种无误匹配时的单调递增模式，最优匹配 distratio 值为对应匹配点数最多时的值，且如果在最优阈值条件下的类内匹配数和类间匹配数差距达不到特定的匹配条件时，这种 CE 预处理方法需进一步改进。

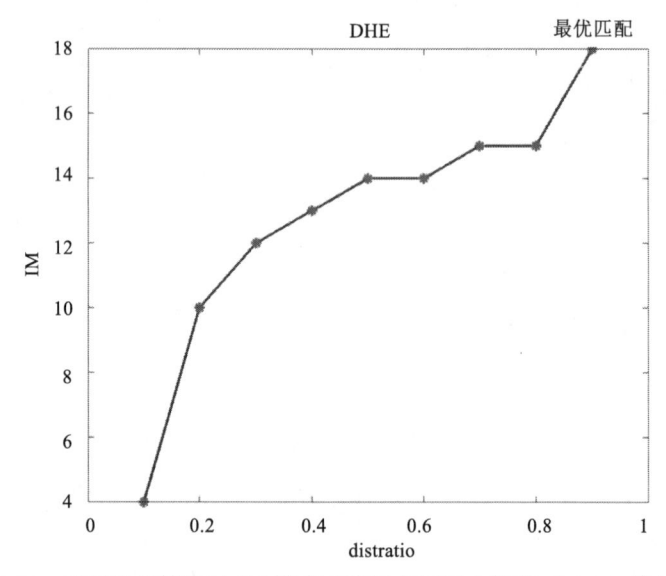

图 4-14　无误匹配情况时 IM 模式下特征点匹配个数随 distratio 值的变化

第二种为经过 CE 处理后，在 IM 匹配模式下存在误匹配点，在 OM 模式下存在大量的匹配分布时，该 CE 模型对于系统的识别结果会产生负面作用。这种情况下的最优阈值确定方法为随机选择 10 个样本共计 100 幅静脉图像，在对图像进行特定 CE 预处理后，设计 1∶100 的匹配验证实验，统计每种 CE 处理后的共 100×100 次匹配情况下的平均 FAM 和 FRM 出现次数，对应的 FM（FRM+FAM）次数总和最小的 distratio 值为匹配最优阈值，在 DHE 模式下进行这一实验的具体结果如图 4-15 所示。

通过分析图 4-14 和图 4-15 所示的不同匹配模式下特征点匹配分布随 distratio 值的变化情况可知，对应不同模式下的匹配结果随 distratio 值变化均具有明显的等级分布进而使得最优 distratio 值的确定不需要进行更复杂的实验设计即可得到。类似于计算 DHE 增强后特征点匹配最优 distratio 值过程，其他 17 种 CE 方法对应的最优 distratio 值也可以通过这种方法准确计算得出。得到所讨论的 18 种对比度增强方法对应的最优匹配阈值后，设计匹配实验观察其最优阈值模式下特征点错误匹配总数分布如图 4-16 所示。

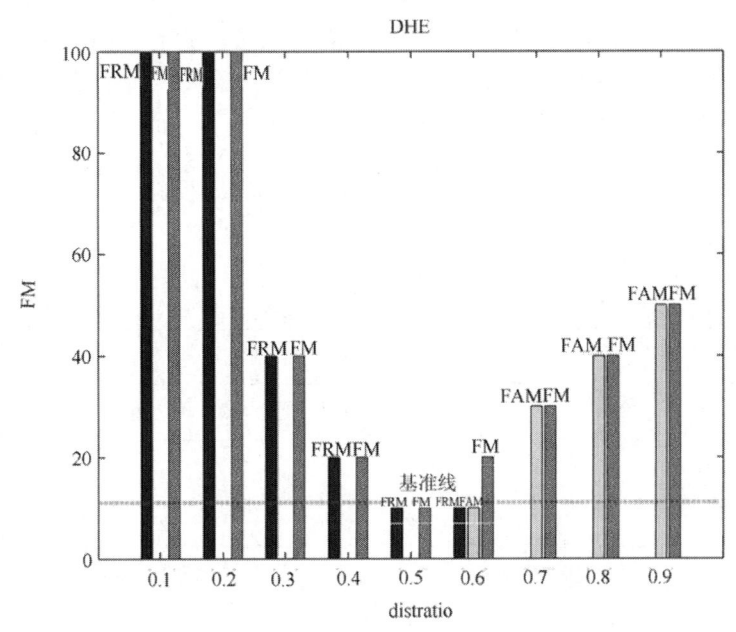

4 对比度增强依赖静脉图像特征编码模型

图 4-15 DHE 增强处理后有误匹配情况时 FM 个数随 distratio 值的变化

对应于图 4-16 所示的不同 CE 处理后的误匹配分布,在基于自行构建的数据库进行实验后,统计其对应的识别率(PR)和识别系统等误率(EER)相较直接进行特征点检测和匹配实验时的结果分布如表 4-2 所示。

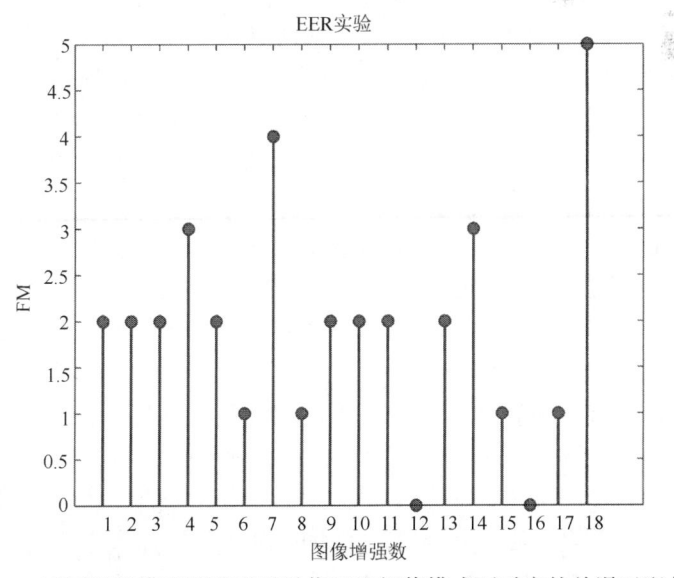

图 4-16 不同增强模型预处理后最优匹配阈值模式下对应的总误匹配分布

观察表 4-2 的对比结果分布，几乎所有增强处理后的匹配结果 PR 和 EER 值较直接进行特征点检测和匹配变差。这一结论完全不同于表 4-1 所示的结果分布，表 4-1 中不同的增强方法带来了检测到的 SIFT 特征点数量大幅增加的结果，实际匹配实验证明这一增加变化带来的却是匹配系统性能的大幅下降，与文献[110]和[111]结论基本一致，也表明合理的对比度增强方法的选择和实现对于实际系统的性能提升的重要性。

表 4-2 不同增强处理后匹配结果较直接进行匹配对比比例分布

度量指标	线性/非线性泛函增强								
	IN	GLS	CS	GC08	LS	UM	HBF	HF	INE
PR	−2.88	−9.16	−2.46	−1.98	−2.41	−11.76	−3.29	−1.21	**−1.07**
EER	−0.94	−2.11	−0.70	−0.52	−0.82	−2.25	−1.12	−0.52	**−0.34**

度量指标	HE 与变量 HE(HEs)				层次增强模型(HEM)				
	HE	AHE	CLAHE	CLHE	IHE	**DHE**	RASF	HHE	HEHBF
PR	−8.77	−23.36	−8.69	−8.11	−15.07	**−37.29**	−10.93	−18.59	−9.19
EER	−1.98	−5.14	−2.05	−1.91	−6.20	**−7.97**	−2.53	−6.95	−2.39

对于为何所介绍的 18 种静脉图像对比度增强方法基本都可以提升检测的 SIFT 特征点数量，本节通过分析 SIFT 特征点基于梯度对比差异提取特征点的原理将原因分析如下：对比度增强方法通过设计线性或非线性变换函数，将输入像素值分布拉伸至更大取值范围，同时提升了邻域像素之间差分分布，进而使得通过梯度算子进行特征点计算的 SIFT 模型能够提取到更多的关键点分布。然而，由于 SIFT 特征点在进行匹配时是根据邻域最近邻特征点像素分布关系确定的，因此由 CE 带来的特征点大量增加以及带来的原始像素分布范围的扩大导致类内及类间的误匹配可能性大大增加（图 4-11）。

此外，文献[113-121]中的基于 LIF 模型的静脉识别系统均采用不同的 CE 方法作为预处理过程来提高特征点检测数量，但其经过实验所得的识别结果性能（EER）也较不进行 CE 处理时的匹配结果有大幅提高。因此，如何在充分利用 CE 带来的提高 SIFT 特征点检测分布进而克服静脉图像结构分布稀疏导致特征提取困难的问题的同时，基于文献[113-121]所介绍方法设计合理的去除 CE 对于最终识别结果的影响是下两节的重点内容。

4.3 基于镜像匹配策略的模型改进

SIFT 特征提取模型[60]实现过程为图像高斯差分多尺度空间构建，基于 Hessian 矩阵分布的空间极值点检测，基于最近邻搜索准则的特征点匹配。其中，在特征点匹配策略设计中，除考虑特征点的 128 维向量幅值、空间位置坐标以及角度信息关系外，通常会加入一些空间结构约束条件来实现更精确的特征点匹配结果，如文献[68]通过基于特征点邻域 LBP 分布匹配对错误匹配进行去除，实现更加精确的静脉识别结果。

如 4.2 节分析可知，传统的基于 LIF（SIFT）特征提取的静脉识别模型中均通过设计不同的对比度增强方法来克服由于静脉图像潜在的成像质量低导致提取的特征点较少的缺点。然而，由于对比度增强过程作用导致静脉图像像素分布范围及邻域像素灰度差分分布结构的变化，导致在特征点匹配环节出现类内匹配错误，以及出现类间匹配等问题，进而导致整个系统的稳定性降低（PR 和 EER 结果变差）。基于文献[110,111]结论，导致这一现象出现的原因为对比度增强对于灰度分布变化的影响使得更多相似的小的局部邻域灰度分布出现，从而使得基于传统最近邻搜索准则进行匹配的策略无法很好地对分布在这些结构中的特征点进行区分。为充分利用对比度增强实现的大量 SIFT 特征点提取对静脉潜在稀疏结构的有效表示能力，以及特征点匹配过程中的误匹配结果出现的可能性，本节在特征点提取阶段引入 RootSIFT[63]来提高提取特征点的判别性，而在特征点匹配阶段设计一种镜像匹配策略，通过对比自匹配和图像间匹配关系有效去除可能出现的误匹配结果，最终通过设计静脉特征提取和匹配实验证明了所提出的改进策略对于静脉识别系统的有效性。

4.3.1 特征点镜像匹配策略设计

为提高原始的基于最近邻描述子相似度的特征点匹配策略且具有经常找到次优匹配结果缺陷的能力，Lowe[60]提出一种简单且有效的匹配策略最近邻搜索。该方法在计算当前待匹配像素点的可能匹配结果时会计算匹配图像中的最优和次优两个匹配点，并比较两种匹配结果之间的相关性，当相关性大于既定阈值时则认定该匹配可靠，否则继续寻找其他可能的匹配点。为提高特征点匹配结果的稳定性，一类基于待匹配像素点邻域灰度分布关系的几何分布修正模型被提出，该方法通过设计不同的约束项对所有可能的匹配结果进行二次选择得到优化匹配结果分布。比较有效的约束项设计方法有特征点及其邻域角度关系[123]、特征点邻域极线约束关系[124, 125]和特征点对分布约束关系[126, 127]等方法。类似地，可以基于特征点区域分布关系设计有效的匹配约束项，并基于该约束项滤除所有可能特征点匹配中的区域分布不匹配特征点，进而实现正确匹配项选择，此类方法比较有效的模型有 Isodata[128]，该模型通过设计像素分布聚类方法得到特征点的区域分布聚类关系，进而根据聚类结果实现类别不一致匹配像素点的剔除。此外，计算特征点的最大稳定极值区域（maximally stable extremal regions, MSER）也可以有效实现特征点区域分布关系计算，进而得到区域分布一致的特征点匹配结果[129]。

上述两种基于匹配特征点的邻域或定义区域分布关系的正确匹配结果计算方法虽然在理论分析上能够得到较好的结果，然而在实际图像错误特征点匹配结果查找实验中却无法得到满意的结果。例如，对于选择待匹配图像的一部分作为目标匹配输入时，实际匹配过程在得到特征点分布后，部分特征点经常容易匹配到任意特征点或其他非目标区域像素点，这种噪声匹配结果会影响最终的基于几何约束关系设计的特征点匹配选择和剔除过程，两幅图像存在连通重合时也会导致这种情况发生。此外，对于基于几何约束项设置进行匹配结果优化的模型，其对精准的特征点坐标定位具有极高的要求，只有当两幅匹配图像的所有检测的极值点的初始坐标分布具有一致的定义时，该特征选择过程的准确率和算法运行速度才可以得到保证。然而，对于大规模的图像检索或识别样本库来说，尺寸不一致或背景分布差异较大时会导致其初始化的坐标分布无法完全保证一致，进而使得此类基于 Geometric 约束项进行特征选择的方法的有效性大大降低。

为保证 LIF 模型（SIFT）特征点匹配效率及准确性，本节在最近邻搜索特征点匹配策略基础上，提出一种基于特定坐标分布关系的匹配模型，该模型基于图像镜像特征点提取和匹配实现无效匹配对的去除。所提出的镜像匹配策略实现原理是：如果某一关键点和其所在图像中的其他提取的关键点之间存在匹配关系，且这一匹配分布均优于该关键点与其他待匹配图像中的所有可能的匹配，则认定该关键点为不稳定特征点，其生成的所有可能匹配结果均为误匹配。这一镜像匹配策略由于对所有匹配对无空间分布限制，因此可以与其他文献[123-129]任意的基于几何分布关系的匹配选择策略结合，得到更加鲁棒的关键点匹配模型。

镜像匹配模型的基本过程为对于所有待匹配图像，提取其 LIF 模型（SIFT）关键特征点，随后随机选择初始点与其他所有可能的特征点进行匹配，对于某一特征点如果与其可能的匹配结果中含有同一源图像内的匹配，则认定该关键点为无效特征点，其所对应的可能匹配结果均为误匹配，将其从最终的匹配结果中去除，得到当前特征点的匹配分布，随后遍历所有的特征点进行同样的操作，得到最终匹配结果，该方法的具体实现流程如表 4-3 所示。

表 4-3 镜像匹配模型

基于 MM 模型的匹配结果优化

模型输入：待匹配静脉图像 $I \in \mathbf{R}$
模型输出：最优匹配分布 M_{Final}
1：输入参数初始化：$M_{init} \to \varnothing$，$M_{final} \to \varnothing$，$F \to \varnothing$ ；
特征点检测
2：　for $I_i \in I$ do
3：　　　$F \cup getF(I_i) \to F$
4：　end for
特征点匹配
5：　for all $f_i \in F$ do
6：　　　$get2NearestNeighbors(f_i, F \setminus \{f_i\}) \to f_m, f_n$
7：　　　$distance(f_i, f_m) / distance(f_i, f_n) \to ratio$
8：　　　If $ratio < t$ then
9：　　　　　$M_{init} \cup (f_i, f_m) \to M_{init}$
10：　　end if
11：　end for
匹配结果选择
12：　for all $(f_i, f_j) \to M_{init}$ do
13：　　　If $(f_i, f_j) \to M_{init} < t \wedge getImg(f_i) \neq getImg(f_j) \wedge (f_i, f_j) \notin M_{final}$ then
　　　　　$(f_i, f_j) \to M_{final}$
14：　　end if
15：　end for
返回最优匹配分布 M_{Final}

如表中所描述流程，在特征点检测阶段基于 SIFT 的极值点检测原理得到所有可能的特征点集分布，在特征点匹配阶段采用 k 近邻准则[60]得到所有可能的匹配分布，在基于镜像匹配策略进行特征匹配选择阶段检测每一个特征点对应的匹配分布，对于存在同一图像源的匹配进行去除，得到最终的稳定特征匹配解集，具体基于镜像匹配策略实现的匹配流程如图 4-17 所示。

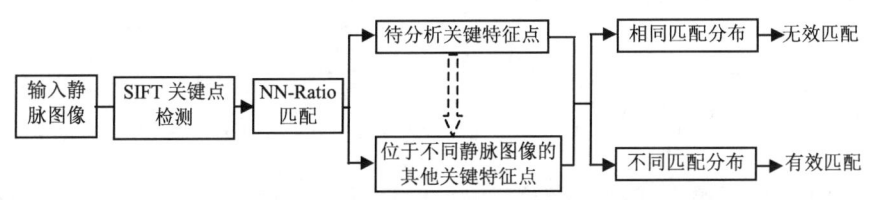

图 4-17　基于镜像匹配策略实现的匹配结果选择流程

上述流程中最为关键的部分为如何查找存在图像内匹配分布的特征点，即对于静脉图像的 SIFT 关键特征点匹配结果中，是否存在同源匹配分布。在随机选择几种对比度增强方法对自行构建的静脉图像进行预处理后，基于表 4-3 中的镜像匹配步骤进行实验得到的实验结果如图 4-18 所示。

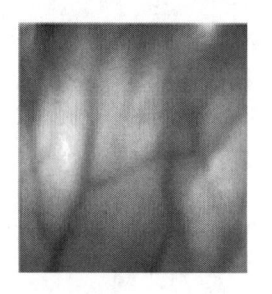

(a)原始图像MM匹配分布 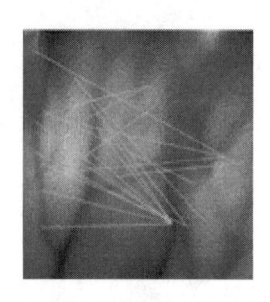　　(b)UM增强后图像MM匹配分布

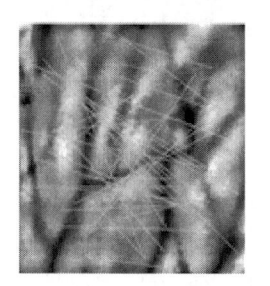

(c)AHE增强后图像MM匹配分布 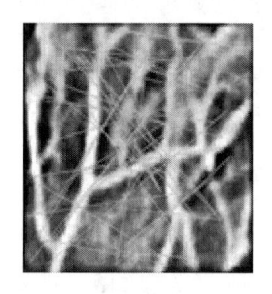　　(d)DHE增强后图像MM匹配分布

图 4-18　基于镜像匹配策略的同源特征点匹配结果

观察图 4-18 结果分布，未进行对比度增强处理的静脉图像不存在同源匹配，即基于 SIFT 对该图像进行特征提取得到的关键点分布稳定，不会存在类内误匹配及类间匹配等降低系统识别率的情况，然而根据图 4-3 分布可知，不进行 CE 会导致提取关键点极少，进而使得系统稳定性差，识别结果不鲁棒。作为基于 LIF 进行特征提取的静脉识别系统的必要处理过程，随机选择所分析的 18 种对比度增强方法中的三种（分别代表所分析的三类 CE 方法）进行增强处理，其同源匹配结果如图 4-18 所示，存在较为严重的误匹配分布，进而使得直接基于该特征点匹配结果进行识别出现系统识别率和稳定性低的问题。同时，这一同源匹配分布也充分证明了所提出的基于镜像匹配策略的有效匹配结果选择方法能够在充分利用 CE 大幅增加提取的关键特征点的同时保证匹配结果的正确性，后续的识别实验更加证明了镜像匹配策略较传统匹配方法的优越性。

4.3.2　RootSIFT 特征提取

LIF 模型（SIFT）具有良好的旋转、尺度、仿射不变性以及一定程度的光照不变性的特性，使得其成为非接触静脉识别系统中特征提取方法设计的最优选择之一。为了进一步提高此类特征提取方法的鲁棒性，文献[63]通过理论及实验对比，证明使用基于 Hellinger 距离的直方图相似度判断方法来改进传统的基于欧氏距离设计的相似度判断准则能够有效提升 SIFT 模型具有的良好不变特性。为了配合上一小节设计实现的基于镜像匹配策略的有效特征表示选择的优势，本节利用 RootSIFT 代替传统的 SIFT 方法进行特征提取，进而在一定程度上提高所提取特征的鲁棒性。除在直方图相似性度量部分采用对于直方图分布特征更加有效的 Hellinger 距离替代原有的欧氏距离设计得到更加有效的匹配结果之外，两种模型在关键点提取环节的设计方法完全一致，具体如图4-19 所示。

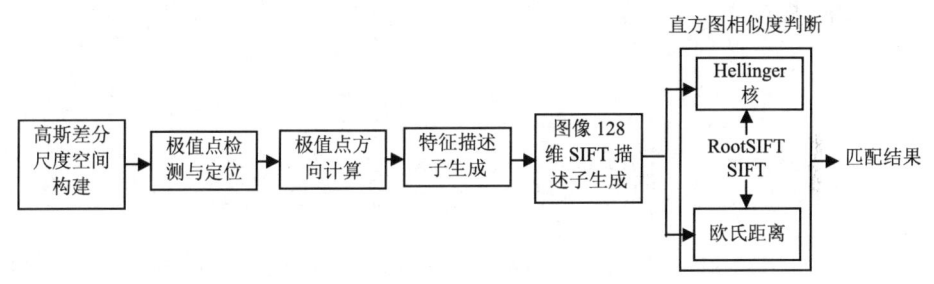

图 4-19　LIF（RootSIFT 和 SIFT）特征提取和匹配流程

如图 4-19 所示，两种方法在输入图像的 128 维不变性特征向量生成阶段过程完全一致，而在特征向量分布直方图相似性判断环节，RootSIFT 模型[63]引入不同的距离度量准则得到较传统欧氏距离更加鲁棒的匹配结果。SIFT 模型中的传统欧氏距离计算方法如式（4-2）所示：

$$D(x_i, y_j) = \sqrt{(x_i - x_j)^2} + \sqrt{(y_i - y_j)^2}, \quad x, y \in \mathbf{R} \qquad (4\text{-}2)$$

与此相对应的 RootSIFT 在计算直方图相似度时采用的是 Hellinger 核，基于这一准则计算两个 L1 正则化后的归一化向量之间的距离如式（4-3）所示：

$$H(x, y) = \sum_{i=1}^{n} \sqrt{x_i y_i}, \quad x_i, y_i \geq 0 \qquad (4\text{-}3)$$

RootSIFT 模型中，传统的特征描述子首先被归一化至欧氏单元向量（Euclidean unit vector）来保证其不变特性，随后基于 Hellinger 核与欧氏距离间关系构建距离度量准则，如式（4-4）所示：

$$d_E(x, y)^2 = \|x - y\|_2^2 = \|x\|_2^2 + \|y\|_2^2 - 2x^T y \qquad (4\text{-}4)$$

式（4-4）中的度量核定义如式（4-5）所示：

$$S_e(x,y) = x^T y \tag{4-5}$$

将式（4-5）表示的核表达式代入式（4-4），可以得到如式（4-6）所示的距离度量准则：

$$d_E(x,y)^2 = 2 - 2S_e(x,y) \tag{4-6}$$

具体基于 Hellinger 核进行特征向量相似度计算方法的实现包含两个代数运算过程：①基于 L1 和 L2 向量正则化准则，对原始的 $128\times N$ 的关键点特征向量进行归一化处理；②计算各个归一化特征向量的平方根，具体计算如式（4-7）和式（4-8）所示：

$$S_e(\sqrt{x},\sqrt{y}) = \sqrt{x}^T \sqrt{y} = \sum_{i=1}^{n}\sqrt{x_i y_i} = H(x,y) \tag{4-7}$$

$$S_e(\sqrt{x},\sqrt{x}) = \sqrt{x}^T \sqrt{x} = \sum_{i=1}^{n} x_i = 1 \tag{4-8}$$

基于这一计算结果得到的改进欧氏距离计算方法可以表示为如式（4-9）所示的变换：

$$d_E(\sqrt{x},\sqrt{y})^2 = 2 - 2H(x,y) \tag{4-9}$$

在得到基于 Hellinger 核定义的特征向量表示后，即可基于镜像匹配策略进行更加准确的特征点直方图匹配和有效匹配选择过程，进而得到最终的基于 LIF 模型（SIFT）特征的静脉图像匹配识别结果。

4.3.3 匹配实验设计及结果分析

通过上述对 RootSIFT 特征提取模型改进工作的介绍和对镜像匹配策略的分析可知，本节所构建的基于 RootSIFT 和镜像匹配模型的静脉识别实验能够在利用 CE 带来的大幅度提高特征点检测结果的同时克服其对系统识别率带来的影响。在基于 RootSIFT 模型进行特征提取阶段，使用 Hellinger 核代替欧氏距离计算特征表示的策略能够有效提高所生成特征向量的判别特性，进而能够有效避免由于直方图相似性判断方法的不准确而导致的类内误匹配问题。在基于镜像匹配策略设计的有效关键点匹配阶段，所设计的基于同源图像匹配不可靠性质而实现的有效匹配策略能够去除由于 CE 带来的类间匹配问题。通过将这两种方法进行组合，可以得到鲁棒且准确的静脉特征点检测和匹配识别结果。

为验证所提出模型的有效性，本节在自行构建的样本量为 500 幅（50 人，每人采集 10 幅静脉图）手背静脉图像库（具体样本库构建及样本分布介绍可参阅本书 5.4.3 节内容）中进行匹配识别实验设计，且所有的对比度增强、特征点提取和匹配实验均基于 ROI 图像进行。为通过可视化分析的方法对比所设计的特征提取方法和匹配策略的有效性，本节首先随机选择三类对比度增强方法中特征点检测增强效果最好的一种进行实验，具体的增强处理后进行匹配得到的类内及类间匹配结果如图 4-20 所示。

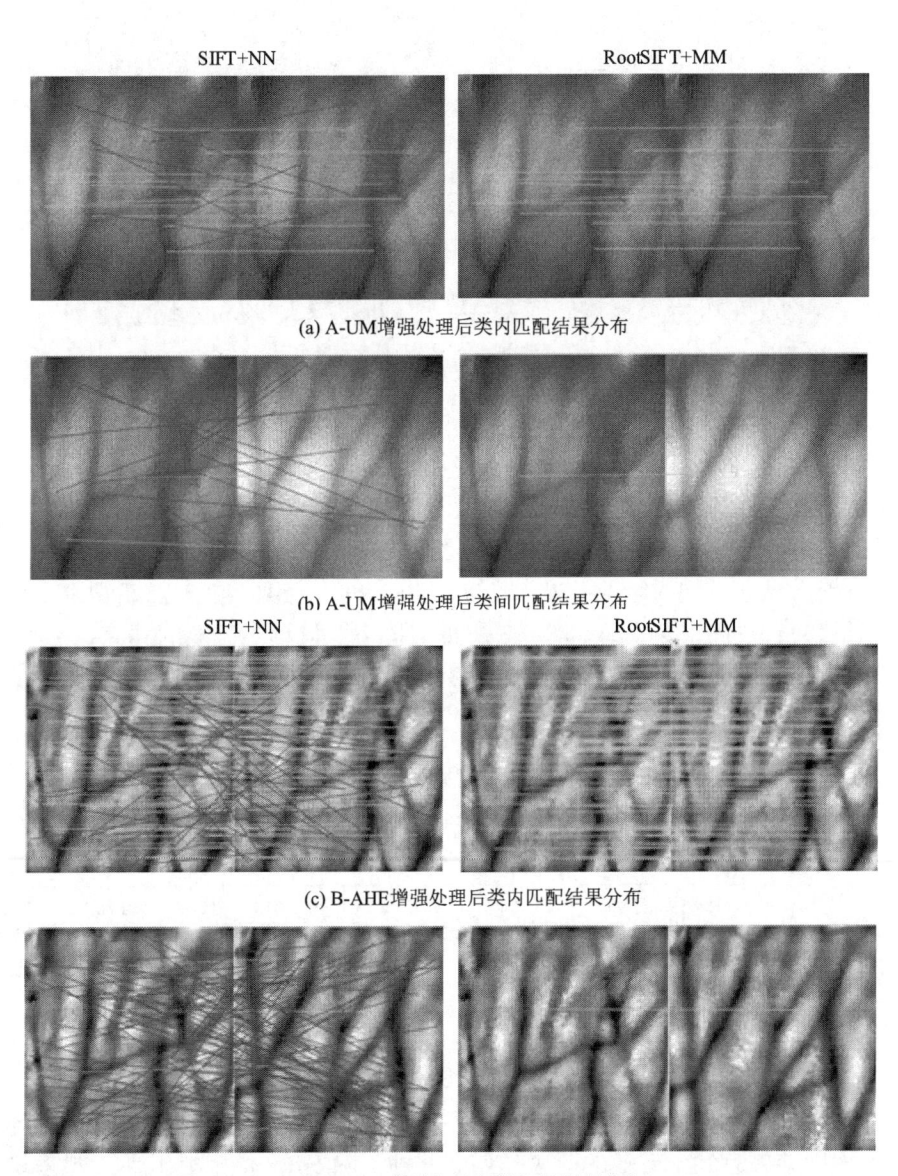

(a) A-UM 增强处理后类内匹配结果分布

(b) A-UM 增强处理后类间匹配结果分布

(c) B-AHE 增强处理后类内匹配结果分布

(d) B-AHE 增强处理后类间匹配结果分布

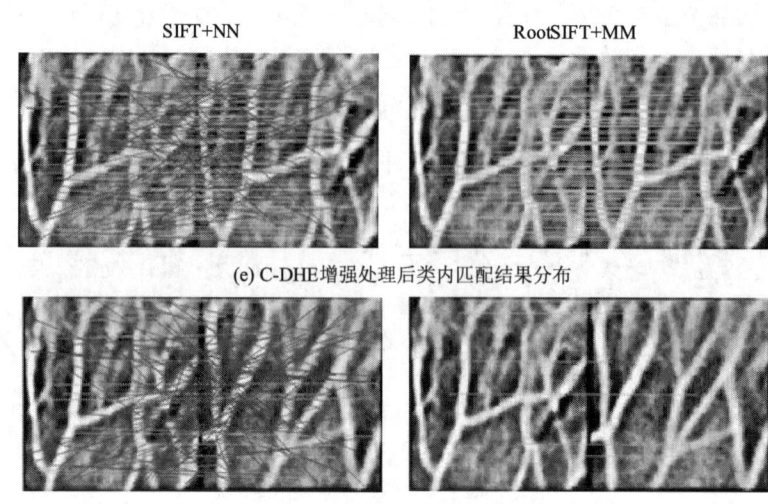

SIFT+NN　　　　　　　　　　　RootSIFT+MM

(e) C-DHE增强处理后类内匹配结果分布

(f) C-DHE增强处理后类间匹配结果分布

图 4-20　特征提取及匹配策略改进前后类内及类间匹配结果示意图

如图 4-20 所示，通过设计改进的特征提取（RootSIFT）和镜像匹配（mirror matching，MM）策略后，原始的类内及类间误匹配情况均得到去除，进而保证基于 LIF 模型（图 4-3）进行静脉图像识别方法设计的鲁棒性和有效性。为充分证明所提出改进模型对于改善本节分析的 18 种对比度增强方法给识别系统带来的影响的有效性，本节基于图 4-3 所示的框架图设计了完整的静脉识别系统，其中在对比度增强部分选用了所有的 18 种方法，具体的实验结果（EER）分布如表 4-4 所示。

表 4-4　18 种对比度增强方法的实验结果（EER）

评价准则	线性/非线性泛函增强(LNFE)									
	原始	IN	GLS	CS	GC08	LS	UM	HBF	HF	INE
EER/%	18.4	15.589	9.8	15.604	17.302	16.4	9.813	15.71	**18.605**	18.61
评价准则	HE 和变量 HE(HEs)				层次增强模型(HEM)					
	原始	HE	AHE	CLAHE	CLHE	IHE	DHE	RASF	HHE	HEHBF
EER/%	18.4	13.268	**2.207**	7.056	14.2	6.056	**1.086**	7.65	4.954	11.4

对比表 4-4 和表 4-2 的结果可知，所提出的改进特征提取以及匹配模型均对 CE 和识别结果起到了有效的改善作用。此外，除 HF 外，其他几种对比度增强方法均取得了较直接对原图像进行特征提取和匹配模型具有更好的识别结果，且 DHE 和 AHE 模型取得的 1.086%和 2.207%的识别结果基本能满足实际身份认证系统要求。

除所提出的基于 RootSIFT 进行特征提取和镜像匹配进行特征匹配这一模型的有效性且为其他基于 LIF 模型进行图像检索和识别系统设计提供新的鲁棒解决方案之外，表 4-4 所示的不同类型（HEM、HEs、LNFE）对比度增强方法取得结果差异性也为其他基于对比度增强进行 SIFT 关键点检测结果改进系统设计提供了策略指导。

4.4 区域选择编码与匹配

非接触（non-contact）静脉识别系统由于静脉图像采集过程的非约束性，采集得到的静脉图像存在尺度、角度、仿射空间分布不一致性，以及静脉图像潜在的结构稀疏特性使得其对于特征提取方法具有不变性和丰富性等要求。以 SIFT 为代表的 LIF 模型由于其潜在的对图像尺度、旋转、仿射以及不均匀光照特性的不变性和关键点检测结果分布紧密的特性，成为非接触静脉识别系统最有效的特征提取方法之一。

然而，制约 SIFT 在静脉图像特征表征任务中的有效性的最直接的原因在于：静脉图像潜在的成像特性使得所采集的静脉图像对比度极低，进而导致基于像素灰度分布差分特性进行关键点检测和提取的 SIFT 特征提取模型的有效性受到制约。为充分利用 SIFT 特征提取模型具有紧密关键点分布能够弥补传统静脉图像结构分布稀疏这一问题的优势，几乎所有基于 LIF 模型设计的静脉识别文献[112-121]系统都具有相似的流程设计（图 4-3），即均针对不同类型的静脉图像设计有效的对比度增强方法，从而一方面扩大原始静脉图像的灰度分布范围，另一方面通过设计不同的线性或非线性变换函数得到具有更加明显的灰度差分结构的高对比度静脉图像。经过不同的对比度增强方法处理，所提取的静脉图像关键点得到大幅提升（图 4-10 和表 4-1），从而得到准确的特征点匹配和静脉识别结果。

对比度增强预处理过程对于 SIFT 特征点检测数量的提升得到大量识别系统文献[112-121]以及本书设计的大量实验认证后，文献[110,111]则通过理论和实验分析表明对比度增强对于后续的特征点匹配却会导致相反的变化，即其会通过增加提取的关键特征点的数量来增加类内匹配中的错误匹配发生的概率，同时也会导致不同类图像之间出现一定数量的特征点匹配结果。上一节通过设计 18 种对比度增强方法进行静脉图像预处理后，基于 SIFT 模型设计了类内及类间匹配实验，证明了对比度增强方法确实会导致类内匹配出现误匹配和类间出现一定数量的匹配的实验结果，从而导致识别系统的错误接受率（FAR）大大提升，降低整个识别系统的有效性（EER）。

对于输入静脉图像，只要待处理像素点和其邻域像素点在高斯尺度空间中存在大于既定阈值的灰度分布差异即会形成 SIFT 关键点。基于这一原理可知，对于任意输入静脉图像，所提取的所有 SIFT 关键点分布中大部分为非静脉区域（静脉图像具有结构稀疏特性），然而真正代表特定身份的信息为静脉分布差异，而不是非静脉区域。观察图 4-1 可知，从视觉上即可分析出非静脉区域分布具有极高的相似性，因此这一分布特性必然会导致类内及类间出现误匹配结果。除此之外，传统 LIF 模型（图 4-3）中必需的对比度增强过程通过线性或非线性变换函数设计，除使得静脉和背景连接处对比度得到有效增强外，同时也会使得非静脉区域潜在的微弱灰度差分分布得到增强，进而使得这一部分出现大量的 SIFT 关键特征点。通过上述两种引入误匹配现象成因分析可知，存在大于特定阈值的灰度差分结构分布的非静脉区域的出现，导致除表征特定个体身份信息的静脉图像之外的非静脉图像也提取得到大量的关键特征点，进而使得类内及类间误匹配出现概率大大增加，从而降低系统的识别效果。

对比度增强过程能够增大非静脉区域灰度分布差分值，进而使得对于大于设定阈值的差分结构提取关键点的 SIFT 特征提取模型得到较多的非静脉区域特征表征。为了有效去除最终的特征分布中的非静脉区域特征，从而降低类内及类间出现误匹配的概率，不同于上节的从去除对比度影响角度进行改进模型设计的角度，本节从设计特征选择模板的思路出发，实现有效的非静脉特征向量的去除。具体流程如图 4-19 所示。

如图 4-21 所示，本节所设计的 SIFT 特征选择模型主要包括两个模块：①基于鲁棒静脉图像分割方法获取特征选择模板；②基于分割模板进行静脉区域 SIFT 特征选择。其中，分割模板通过初始静脉图像分割和基于迭代优化的伪静脉信息去除两个环节得到，而原始的 SIFT 特征提取在初始分割结果图像上进行（因为通过实验证明在这一图像上进行特征提取较直接对原始图像进行特征提取能够得到更多的关键点分布），最终通过基于多样本叠加得到的特征选择模板对已提取 SIFT 特征的初始分割图像进行或运算得到最终的有效特征分布。本节通过大量的特征提取、选择以及识别实验的设计证明了所提出的特定分割图像 SIFT 特征提取及选择模型在提高识别率以及提高识别系统时间方面的有效性。

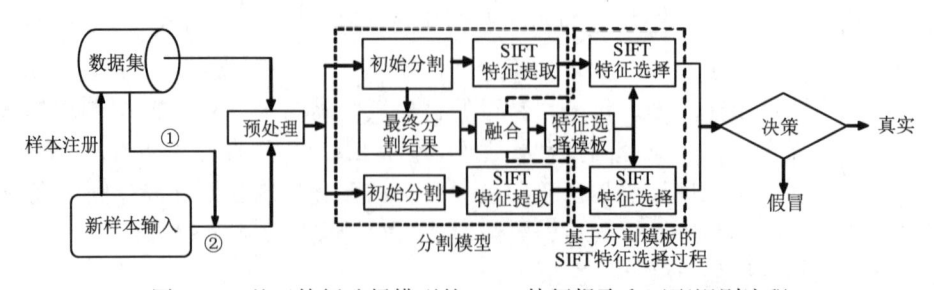

图 4-21 基于特征选择模型的 SIFT 特征提取和匹配识别流程

4.4.1 基于谷形算子的层级静脉分割方法设计

对于图像分割任务，最为有效的模型之一为基于图像灰度分布阈值的图像二值化方法[130]，此类模型中最关键的步骤为基于灰度分布统计特性计算最优阈值，进而使得分割后图像能够在最大限度保留有效信息的同时含有较少的噪声信息，而阈值的确定一般为基于图像的局部或全局的前景及背景灰度分布差分信息进行有效选择。基于 4.3 节分析可知，静脉图像由于其潜在的基于血液组织成分对近红外光的特定吸收特性成像原理导致其初始成像质量（对比度）极低（图 4-22），即其灰度分布差分结构模糊，此外特定光照条件下成像的原理使得同一采集对象在不同时刻采集的静脉图像灰度分布也不统一（但其整体灰度对比分布形成的静脉结构一致，从而使得静脉信息能够用作身份认证用途）。为了能有效确定最优分割阈值得到稳定的分割结果，设计合理的对比度增强预处理方法实现静脉图像灰度分布差分结构增强分布是必须的。

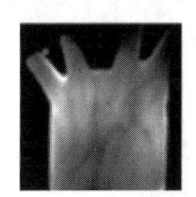

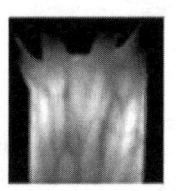

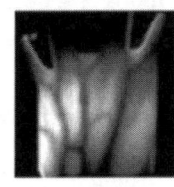

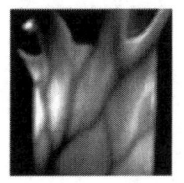

图 4-22 低对比度静脉样本图像

观察图 4-22 所采集静脉图像样本分布，由于特定手部固定结构设计（具体设计参阅第 2 章）使得所采集得到的初始样本中含有指掌连接处图像，以及除手背之外的其他背景分布。此时，如果直接进行阈值计算并基于该阈值进行分割时，容易由于这些非静脉分布信息干扰而导致分割结果不准确。因此，在进行静脉图像增强及基于阈值进行静脉骨架提取之前，本节首先针对自行构建的静脉图像样本的分布结构设计了特定的感兴趣区域（region of interest, ROI）提取方法，具体算法流程如图 4-23 所示。

如图 4-23 所示的针对本书构建的静脉图像设计的特定 ROI 提取方法，该方法主要包括两个流程：静脉轮廓提取和轮廓边缘角点确定。其中在轮廓提取算法设计阶段，首先使用非线性中值滤波方法对静脉采集过程中可能引入的高斯白噪声进行去除，同时对灰度分布进行一定程度的差分增强。随后，通过反复试验选择 0.5 为样本库分割阈值（通过对所有样本库进行多阈值初步分割实验，综合选择对所有样本分割效果最好的阈值设置为全局阈值），得到初始二值化静脉图像分布。观察图 4-23 所示的 ROI 提取过程中的中间结果分布图，二值化后的图像仅有全局手形轮廓而无复杂静脉细节信息分布，因此选用简单快速，且具有一定抗干扰能力的 Sobel 边缘检测算子进行细化轮廓提取，得到用于后续定位的待处理图像。

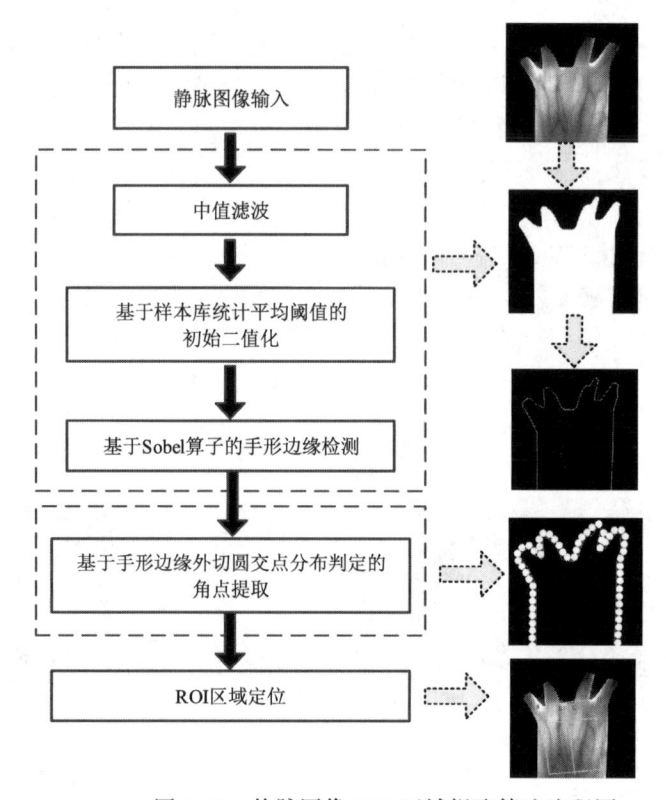

图 4-23　静脉图像 ROI 区域提取算法流程图

在基于简单的滤波及边缘检测得到准确的手形边缘分布后，观察图 4-23 所示的表示边缘检测结果图像，在手形轮廓线上，每两个相邻的手指之间的距离分布较短（由设计的手形固定平台决定），但其方向变化比较多样，因此通过空间几何关系准则设计，可以比较容易地判断出夹角的位置分布。近似地，如果将当前轮廓的手指边缘和手掌边缘均认定为直线，则必然存在与其相切的外切圆分布。因此，可以通过在静脉边缘线上设计方法找到若干个相切的外切圆，随后判断相应的外切圆和静脉边缘线之间的交点个数，从而得到准确的角点位置分布，具体的算法流程如表 4-5 所示。

经过表 4-5 所描述的基于外切圆分布得到静脉边缘检测图像的角点分布解集后，观察图 4-21 结果分布可知某一结果角点与当前边缘图像之间角点应该为四个，定义四个角点为 $A(x_1, y_1)$，$B(x_2, y_2)$，$C(x_3, y_3)$ 和 $D(x_4, y_4)$，选择坐标点中的 x 轴上的最大值和最小值对应的两个角点 A 和 D，连接 AD 得到分布基线，计算 AD 线段的中垂线斜率，将其校正为 90°分布，随后基于中垂线和边缘角点确定中心点后，以中心点为初始点向四个方向平移 90 个像素点得到最终的 180×180 大小的 ROI 区域（具体的 ROI 区域大小根据不同的输入图像尺寸和实际有效信息分布具体确定，本节依据自行构建静脉图像原始尺寸和静脉信息分布确定为 180×180），具体结果如图 4-24 所示。

表 4-5 基于切点分布统计特性的 ROI 提取

基于 ROI 的切点提取
模型输入：待 ROI 提取静脉图像样本集 $I_i \in \{I\}$
模型输出：ROI 样本集 $\mathrm{ROI}(I_i) \in \mathrm{ROI}\{I\}$
1: 输入参数初始化：$\mathrm{value}(Q(x,y))=1, \mathrm{point}:(x,y)$;
特定半径外切圆确定
2:　for $(x,y) \in R^{m \times n}$　do
3:　　find $P(x,y)$, enable $dis(P,Q) = 5$;（半径值通过样本统计平均计算得到）
4:　　根据 $\begin{cases} \dfrac{Y_c - Y}{X_c - X} = -\dfrac{1}{M} \\ \sqrt{(X_c - X)+(Y_c - Y)} = 10 \end{cases}$ 确定外切圆 exc_i
5:　end for
搜索范围确定
6:　for $exc_i \in EXC$ do
7:　　If $exc_i \cap I_i \geq 2$ then
8:　　　connect $exc_1(x,y)$ and $exc_2(x,y)$
9:　　If $\theta(exc_1, exc_2) \geq 120°$ then
10:　　　当前外切圆切点之间分布为角点范围
11:　　end if
12:　end if
13: end for
角点判定
14:　for all EXC do
15:　　连接角点 P with $exc_1(x,y)$ and $exc_2(x,y)$，计算两个连接线的斜率 M_1 和 M_2
16:　　If $M_1 \leq 0$ and $M_2 = 0$ 或者 $M_{21} \leq 0$ and $M_1 = 0$ then
17:　　　角点位于 $exc_1(x,y)$ and $exc_2(x,y)$ 之间，记录结果
18:　　end if
19: end for
返回角点分布解集 EXC

在得到 ROI 静脉图像分布后，本节针对静脉图像灰度分布特性（图 4-24）：静脉区域属于灰度值较低的暗区域，而背景区域则属于灰度值高的亮区域。较暗的静脉区域的灰度分布呈现谷形分布，由于特定血液成分对光照吸收特性的动态分布导致梯度变化较快，而其他区域由于生物组织的相对稳定特性使得其成像灰度值分布相对较慢，呈现脊形变化趋势，基于这一特性，设计了以静脉特定谷形区域增强算子为核心的层级静脉图像分割方法。该方法首先根据静脉分布特性设计了包含四个方向的卷积算子来提取出静脉区域信息，之后基于均

值和动态阈值（Niblack）分割方法[131]在一定程度上去除前一步得到结果中的大量伪静脉信息和噪声信息，最后基于其他一些分布稀疏的不规则非静脉信息的结构特性设计迭代去除准则，得到基本无噪声和伪静脉分布的准确分割结果，算法具体实现流程如表 4-6 所示。

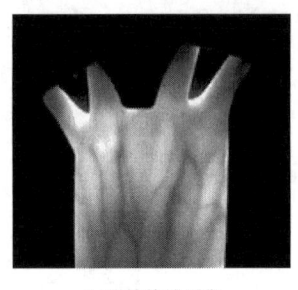

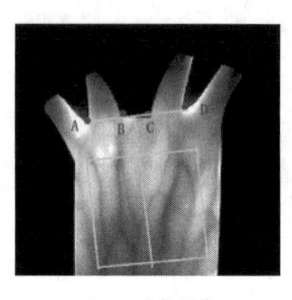

(a)原始静脉图像　　　　(b)ROI定位图像　　　　(c)提取ROI结果图像

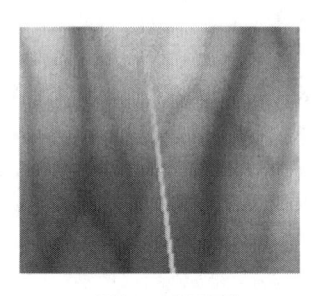

图 4-24　静脉图像 ROI 区域提取结果

表 4-6　基于谷形增强算子的层级静脉图像分割算法

谷形增强算子&平均阈值&邻域动态阈值
模型输入：待分割静脉图像 $I_i \in \{I\}$
模型输出：二值化静脉图像 $I_{seg} \in Binarized\{I\}$
1：四方向谷形增强算子设计：$k_i(x,y)(i=1,2,3,4)$；
2：迭代范围初始化：$[ma,na]=size(I_i)$
基于谷形增强算子卷积过程的非静脉区域去除
3：　**for** $x=1:ma$ **do**
4：　　**for** $y=1:na$ **do**
5：　　　　$F_i(x,y)=I(x,y) \circledast k_i(x,y)$
6：　　　　$G(x,y)=\text{Max}\{F_1(x,y),F_2(x,y),F_3(x,y),F_4(x,y)\}$
7：　　　　**If** $G(x,y)>0$ **then**
8：　　　　　　$G'(x,y)=G(x,y)$
9：　　　　**end if**
10：　　**end for**
11：　**end for**
基于全局平均阈值的初级分割
12：阈值初始化：$\text{Th1}=\text{sum}(G'(x,y))/Num$
13：迭代范围初始化：$[mb,nb]=size(G'(x,y))$
14：**for** $x=1:mb$ **do**
15：　　**for** $y=1:nb$ **do**
16：　　　　**If** $G'(x,y) \geq \text{Th1}$ **then**
17：　　　　　　$G_1(x,y)=1$ and $G''(x,y)=\{G_1(x,y) \times G_1(x,y)\}$
18：　　**end if**
19：　　**end for**

续表

谷形增强算子&平均阈值&邻域动态阈值
20： end for
基于邻域动态阈值的二次分割
21：阈值初始化： $Th2 = Avg(x,y) + \alpha\sigma(x,y)$
（Avg 代表 11×11 邻域均值；σ代表 11×11 邻域方差）
22：迭代范围初始化：$[mc, nc] = \text{size}(G'(x,y))$
23： **for** $x = 1 : mb$ **do**
24：　　**for** $y = 1 : nb$ **do**
25：　　　**If** $G''(x,y) \geqslant Th2$ **then**
26：　　　　$G_2(x,y) = 1$
27：　　　**end if**
28：　　**end for**
29： **end for**
30： $G_1(x,y) = G_1(x,y) \cup G_2(x,y)$

分析表 4-6 可知，所设计的基于谷形增强算子的层级静脉图像二值化算法主要包括三个步骤：基于四方向谷形增强算子的非静脉图像区域去除、基于全局平均阈值的初始分割和基于邻域动态阈值（Niblack）模型的精确分割。三个步骤对应的具体实现细节分析如下所述。

基于静脉图像特有的谷形结构分布特点，本节设计了特定的包含四个主要方向的谷形增强算子（图 4-25），基于这一算子与输入静脉图像进行卷积运算提取谷形静脉信息的具体原理为：当采用四方向谷形增强算子分别与待处理像素点的 11×11 邻域进行卷积运算后，静脉图像中位于脊线位置的像素点由于较周围像素灰度值更大，因此所求得的卷积值为 0，相反对应的静脉谷形区域的卷积值则大于 0，而占据主要静脉图像分布范围的平坦区域得到的卷积值接近于 0。基于这一特性，可以通过卷积运算有效地剔除非静脉信息而凸显静脉信息区域和伪静脉区域。

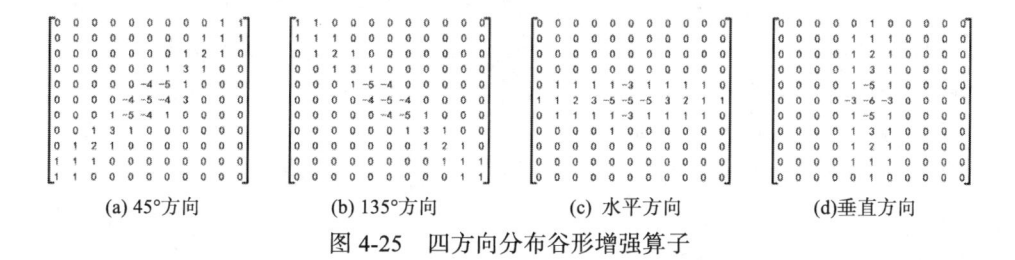

(a) 45°方向　　(b) 135°方向　　(c) 水平方向　　(d) 垂直方向

图 4-25　四方向分布谷形增强算子

通过设计的有效谷形增强算子得到含有伪静脉信息的静脉图像后，本节首先选用全局平均灰度值作为阈值（式（4-10））进行初始静脉分割，得到较为初步的含有较多噪声和伪静脉信息的二值化结果。

$$T = \frac{1}{m \times n} \sum_{i=0}^{m-1} \sum_{j=0}^{n-1} f(i,j) \qquad (4\text{-}10)$$

为了更加有效去除由于简单的均值阈值设置带来的非静脉信息对于后续特征提取和匹配实验的影响，在二次分割实验环节引入了基于邻域统计分布确定动态阈值的分割方法，该方法基于选定邻域的灰度均值及方差分布特性得到更加准确的阈值确定方法：

$$T(x,y) = m(x,y) + k \times s(x,y) \qquad (4\text{-}11)$$

式中，$T(x,y)$ 表示当前待处理像素点 (x,y) 的分割阈值；$m(x,y)$ 表示所选定邻域的灰度均值；$s(x,y)$ 表示邻域灰度分布方差；k 表示权重系数，具体数值通过大量分割实验确定（针对本书所构建样本库设置为 0.3）。其中，$m(x,y)$ 和 $s(x,y)$ 的计算方法如式（4-12）和式（4-13）所示：

$$m(x,y) = \frac{1}{r^2} \sum_{i=x-r/2}^{x+r/2} \sum_{j=y-r/2}^{y+r/2} f(i,j) \qquad (4\text{-}12)$$

$$s(x,y) = \sqrt{\frac{1}{r^2} \sum_{i=x-r/2}^{x+r/2} \sum_{j=y-r/2}^{y+r/2} [f(x,y) - m(x,y)]} \qquad (4\text{-}13)$$

通过将谷形增强、全局阈值及邻域动态阈值进行组合（表 4-6）实现的层级静脉图像分割方法，在本书所构建的图像库上取得了相对较好的结果。然而，通过实验发现，其结果分布中仍然存在少量的噪声块分布，为有效去除这些噪声块对于后续 SIFT 特征提取和匹配实验结果影响，本节又基于面积描述算子进行迭代处理得到更加精细的静脉分割实验结果，具体各个环节的结果如图 4-26 所示。

经过上述层级分割模型对自行构建的静脉图像库进行处理后，可以得到稳定且鲁棒的分割结果。为更加有效地证明所提出的分割算法的有效性，本节亦选择了最为经典的基于最大方差分布设定阈值的二值化方法[132]进行分割处理，此外，也选择未进行谷形增强及基于均值阈值设置的初始分割环节而直接选用 Niblack 算法[131]对静脉图像进行分割，不同方法得到的具体实验结果如图 4-27 所示。

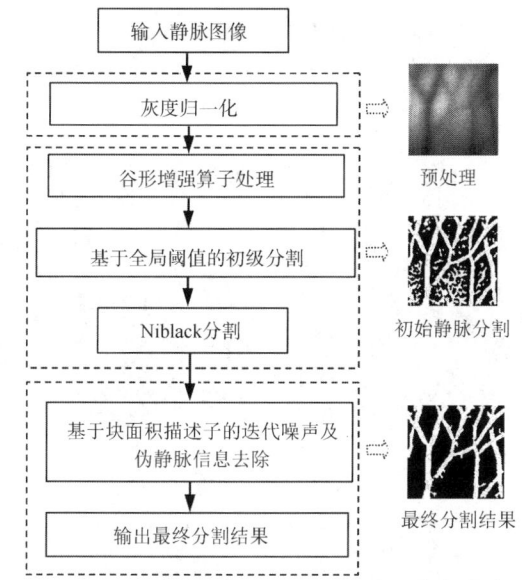

图 4-26　基于谷形增强算子的层级静脉图像鲁棒分割算法

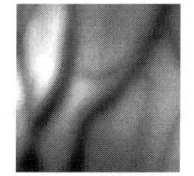

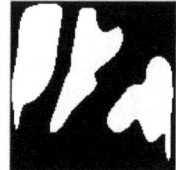

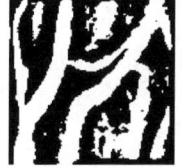

(a) ROI图像　(b) 均值分割　(c) Niblack分割　(d) OTSU分割　(e) 所提出算法

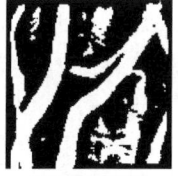

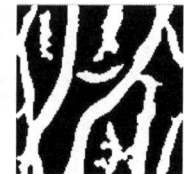

图 4-27　不同分割方法实验结果对比

对比图 4-27 所示的不同分割方法对于自行构建静脉图像的分割结果，本书所提出的基于谷形增强算子进行静脉区域选择的层级分割模型可以得到准确的分割结果，得到的静脉分布中基本不含有伪静脉和噪声信息。此外，通过对比图（4-27(e)）和图（4-27(a)）的静脉分布可以发现，本书提出的谷形增强算子能够有效增强和提取出视觉模糊的静脉图像，从而避免由于信息丢失导致的类内匹配错误。

4.4.2　特征提取及选择模板生成策略

在通过上述基于谷形增强算子的层级静脉图像分割模型得到不同类型的分割结果图像后（包括基于全局平均灰度阈值的初级分割和基于邻域动态阈值的精细分割两个结果），本节分别利用含有少量伪静脉及噪声信息的初级分割结果用于有效的 SIFT 特征提取，而在特征选择模板生成阶段则利用最终的精细分割结果进行类内叠加得到。对比图 4-26 所示的初始分割结果和最终分割结果图像内容，虽然可以清楚地观察到伪静脉、噪声信息与真正静脉信息的差异，但为了理解方便，本节首先对分割结果中的这两种不同类型的信息进行了定义，具体如图 4-28 所示。

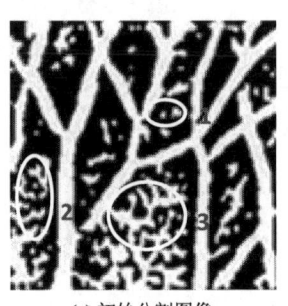

(a) 初始分割图像标注结果　　(b) 最终分割图像标注结果

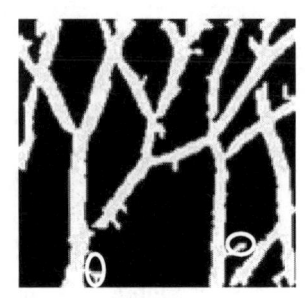

图 4-28　层级分割结果伪静脉及噪声信息标注

观察图 4-28 的分割结果中标注的不同类型信息分布，在图 4-28（a）中，标注 1 区域中仅仅包含伪静脉信息，标注 2 区域表示噪声信息而标注 3 区域则包含两种类型信息分布。基于 SIFT 特征提取原理（基于邻域灰度差分分布进行极值点检测）可知，分割后的二值图像中的任意一个'0-1'连接处均能检测出关键特征点，即图中的任意标注的非有效静脉区域均会产生 SIFT 特征表示，进而必然会影响最终的匹配识别准确率。

在得到不同分布静脉图像的初级及最终静脉分割结果后，最为重要的部分为 SIFT 关键点检测和匹配部分。对于基于 SIFT 特征进行图像识别实验来说，对于识别结果影响最大的是所检测到关键特征点的数量以及基于匹配任务全局特征点匹配数量分布确定最优匹配阈值两个环节。此外，基于文献[68]和文献[133]中设计的基于 SIFT 变体模型实现的静脉识别框架的实验结果可知，检测到的 SIFT 特征点的数量对于后续的类内及类间识别实验设计是最为重要的环节，为了充分利用分割预处理过程得到的不同结果，在特征提取实验设计阶段分别针对初级及最终静脉分割结果进行特征提取和匹配，观察所检测到关键点及其对应的类内匹配分布，如图 4-29 所示。

观察图 4-29 的对于初级分割结果（图 4-29（a））和最终分割结果（图 4-29（b））进行关键点检测和匹配结果可知，初级分割结果检测到的特征点数量（1258）远大于最终分割结果的特征点数量（607）。基于这一匹配结果和文献[68]及文献[133]的实验结论，为了充分利用 SIFT 特征点对于静脉分布稀疏结构导致高判别特征提取困难的优势，应该选择初级分割结果进行实验。然而，观察图 4-28 可知对于同一幅静脉图像，初级分割结果中所包含的噪声及伪静脉信息在每次分割时分布无法保证完全一致，进而可能会导致类内匹配错误这一影响最终识别效率的问题。为了进一步分析两种分割结果图像提取的 SIFT 关键特征点分布差异，本节对两个可匹配关键特征点集的空间坐标分布信息进行对比分析，发现其空间分布如图 4-30 所示。

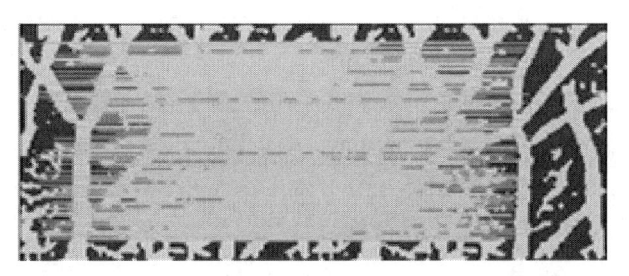

(a) 匹配点: 1258

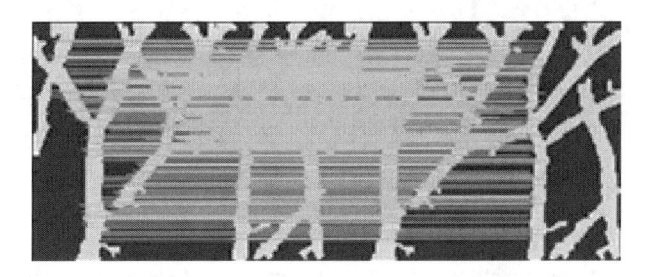

(b) 匹配点: 607

图 4-29　基于层级分割结果的特征点提取和类内匹配结果分布

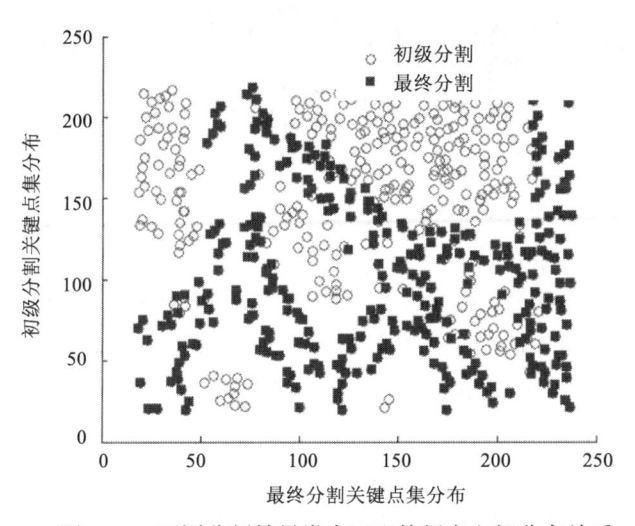

图 4-30　不同分割结果类内匹配特征点空间分布关系

观察图 4-30 所示的匹配特征点集空间关系分布图可知，初级分割结果所提取的匹配关键点集包含所有最终分割结果提取匹配点集（图 4-30 中的重合部分)。此外,图中未重合但相邻点的分布说明基于初级分割结果进行图中提取能够得到相对更多的表征静脉特征信息的关键点,因此基于初级分割结果进行特征关键点集生成,在同一样本不同静脉图像的最终分割结果融合得到特征选择模板对初始关键点集进行选择,可以在充分利用 SIFT 特征点分布紧密特性的同时,保证识别结果的鲁棒性和准确性。

图 4-29 仅仅观察和讨论了噪声信息和伪静脉信息对于类内匹配结果的影响,为了更加有效说明所提出特征生成和选择匹配策略对于整个识别系统的有效性,类间匹配分布实验的设计是有必要的,基于此,对不同样本静脉图像的初级和最终分割结果图像进行关键点检测和匹配得到的结果如图 4-31 所示。

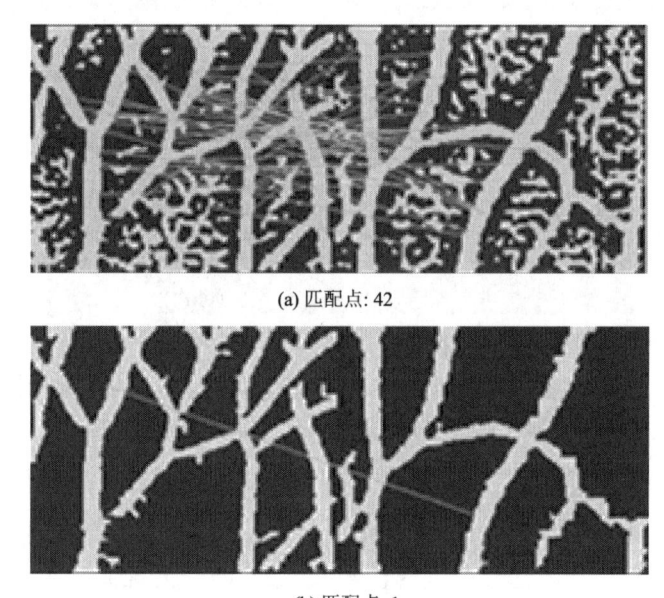

(a) 匹配点: 42

(b) 匹配点: 1

图 4-31　基于层级分割结果的特征点提取和类间匹配结果分布

通过对比图 4-31 中的基于初级分割结果的类间匹配(图 4-31(a))和基于最终分割结果的类间匹配(图 4-31(b))结果发现,由于噪声及伪静脉信息的存在,类间匹配时出现了相对较多的匹配分布,这使得当识别系统为保证识别率而将匹配认证阈值设置为相对较小的值时会大大提高系统的误识率(FAR)进而降低识别系统的可靠性。综合考虑类内及类间匹配分布结果可知,基于初级分割结果进行特征提取和基于最终分割结果进行特征选择模板生成,并基于所生成模板进行特征选择和最终匹配识别的策略是必要的。

为设计有效的特征选择模板,最为关键的步骤为对在不同时刻采集的同一识别对象的样本图像进行准确且一致性的分割操作。为验证所提出的基于谷形增强算子的层级静脉图像分割模型对于自行构建静脉图像进行分割的稳定性和鲁棒性，本书随机选择一个样本的若干幅图像进行分割操作，且对于每一个样本图像的分割过程的阈值确定过程相关参数保持不变，得到的具体分割结果如图 4-32 所示。

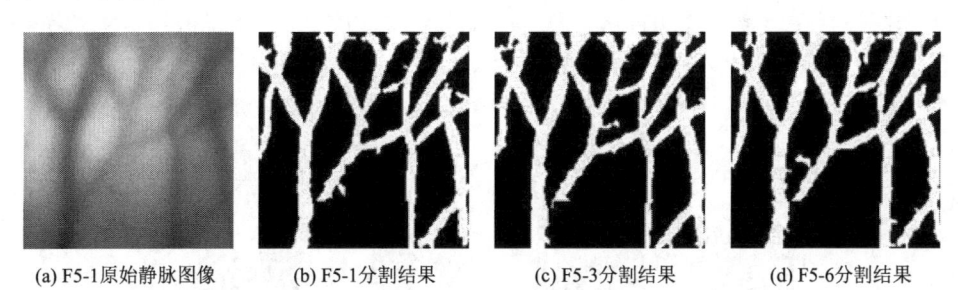

(a) F5-1原始静脉图像　　(b) F5-1分割结果　　(c) F5-3分割结果　　(d) F5-6分割结果

图 4-32　同一对象不同样本图像无监督分割结果

分析图 4-32 所示的三种分割结果分布差异性，本书所设计的层级分割方法在无需调整参数时即可得到稳定且鲁棒的分割结果。为进一步分析同一样本不同图像分割结果一致性分布情况，随机选择一幅静脉图像对其进行无监督分割，对得到的结果图像选择相同坐标分布同一行像素信息进行可视化，观察其分布差异如图 4-33 所示。

观察图 4-33 中的连线分布，基本保持一致，仅仅由于分割结果宽度的微小差异而导致分布结果宽度不一。这一结果一方面证明了所提出的层级静脉图像分割模型的鲁棒性和稳定性；另一方面说明基于同一样本不同静脉图像分割结果的统计分布特性设计合理的特征选择模板的必要性。

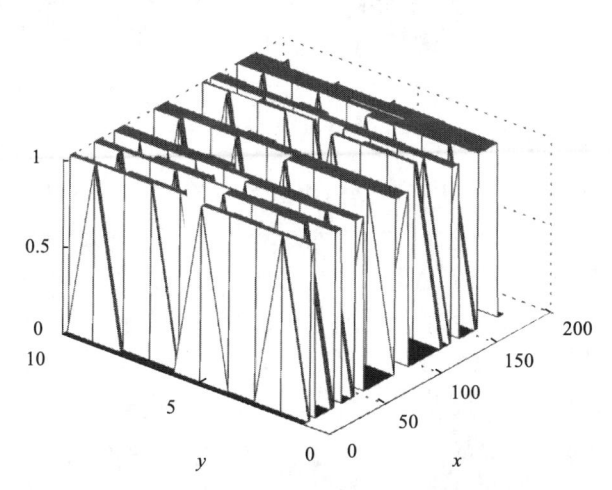

图 4-33　同一对象不同样本图像分割结果随机行像素分布对比

通过对比图 4-32 中三个同一个体不同采集时期的静脉图像分割结果分布差

异性可以发现,其最主要的分布差异为分割时光照不均匀性造成算法产生一些附着于静脉分布的边缘伪静脉信息。此外,基于图 4-33 的分布差异比较图可知,另一个分布差异为采集图像时采集对象身体状态等主观原因导致的静脉血管成像粗细不一致。对于这两种微弱的不一致性,本节提出一种简单的多样本分割图像交叉融合的策略得到最终的用于 SIFT 关键点特征选择模板,具体模板生成过程及基于这一模板进行有效特征选择的算法流程如图 4-34 所示。

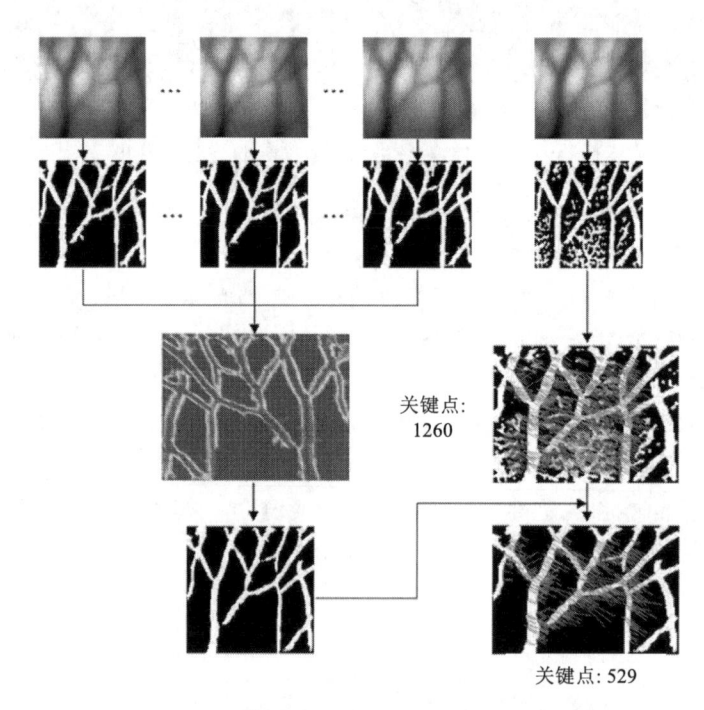

图 4-34　基于分割模板的 SIFT 特征选择模型

观察图 4-34 所示的特征选择模板生成及相应的选择结果可知,所生成的选择模板几乎不存在任何的伪静脉信息及噪声信息,充分证明了所提出的层级静脉分割模型的鲁棒性和稳定性,同时也说明所提出的基于同一样本不同时期静脉分割图像融合得到最终特征选择模板的思路的有效性。而通过对比特征选择前后的 SIFT 特征关键点分布结果可知,所设计的特征选择模板在最大限度保留有效关键特征点的同时,能够去除几乎所有的由噪声和伪静脉信息产生的 SIFT 特征点。

4.4.3　识别实验与结果分析

不同于 4.3 节提出的基于改进特征提取(RootSIFT)和镜像匹配策略模型

4 对比度增强依赖静脉图像特征编码模型

去除对比度增强这一基于 LIF 特征进行静脉识别系统设计必备的图像预处理过程给识别结果带来的负面影响，本节基于 SIFT 特征提取原理创新性地提出从分割后静脉图像信息中提取特征并进行匹配的思路，该方法在利用 SIFT 特征保证能力强的优势去解决静脉图像结构稀疏导致的特征提取困难的问题的同时，能够有效去除对比度增强这一预处理过程带来的影响。所提出的基于特征选择策略进行 SIFT 特征提取和匹配的静脉识别模型主要包括三个部分：有效 ROI 提取算法设计、鲁棒且稳定的层级静脉图像分割算法设计以及基于层级分割结果的模板生成和有效静脉表征特征选择。其中，静脉图像分割算法由于其对于任意图像的分割均无需人为调整参数，使得整个系统具有极强的普适性，具体的算法流程如图 4-35 所示。

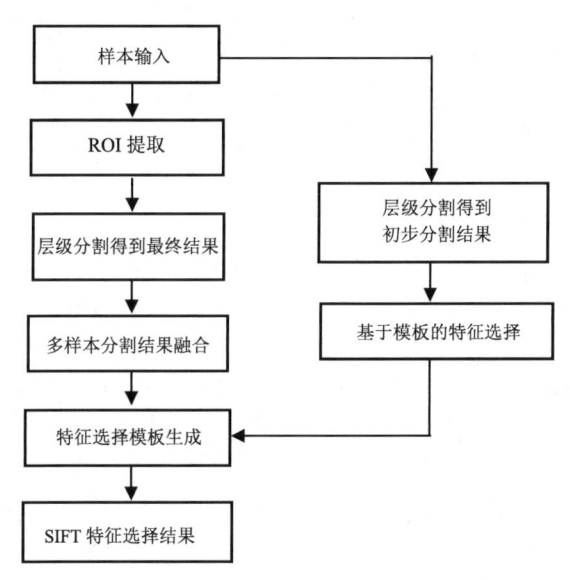

图 4-35 基于 SIFT 特征选择模型的静脉识别系统

为证明所提出特征选择模型在去除 CE 对于基于 LIF 特征所设计静脉识别系统影响方面的有效性，同时为设计实现一种高效身份认证系统，本章基于实验室所构建的小型静脉图像样本库分别进行了静脉 SIFT 特征提取和匹配识别实验。实验结果评价准则为 ROC 曲线，其中的 EER 值表示 FAR 和 FRR 相等时的系统识别水平。FAR 指的是系统错误地将非一致样本认定为相同样本发生的概率，FRR 指的是系统错误地将同一样本静脉图像认定为类间匹配发生的概率。具体识别实验模式为 1∶N，其中类内匹配次数为 200，类间匹配次数为 9800。

1. 静脉图像样本库

静脉识别课题研究当前亟待解决的问题之一是无公开高质量手背静脉图像

数据库，为解决这一问题，本章首先构建一定规模高质量静脉图像库。该图像库采集对象分布相对较符合实际，分别包括存在年龄差异的儿童、年长对象、壮年对象；存在体型差异的肥胖者、瘦弱者；考虑时间变化因素的设定固定时间段间隔分时采集样本图像等因素。实际采集时光源波长设置为 850nm，同一样本采集时间间隔固定设置为 10 天，为最大化表征静脉信息，将采集样本图像大小设置为 460×680，采集部位为手背静脉图像（此环节仅基于手背静脉信息进行实验，手部多源信息在第 7 章具体介绍），最终对共计 50 人采集构建规模为 500（$50 \times 5 \times 2$）手部静脉图像库。

2. 匹配阈值选择实验

基于 SIFT 特征[60]进行特征提取和匹配的图像识别实验通常在进行识别模型设计时需要确定三个阈值参数，其一为在关键点生成过程中用于去掉边缘响应点的阈值，其二为检测的关键特征点基于最近邻关系进行匹配时的匹配选择阈值（定义为 SIFT 特征点匹配阈值），最后一个为基于 SIFT 特征匹配进行图像识别时的匹配点个数阈值（定义为系统识别阈值）。其中，对于第一个阈值，本节在进行实验时选择和文献[60]完全一致的值。而对于第二个阈值 distratio，不同的 distratio 设置会产生不同的特征点匹配结果以及不同的系统阈值（第三个阈值）设置结果。为了设置最佳的 SIFT 特征点匹配阈值，本节首先随机选择两个识别样本共计 20 幅静脉图像进行特征提取和匹配实验，实验模式为类内匹配和类间匹配，实验目的为观察当 distratio 设置为 0.75 时的匹配点个数分布，具体结果如图 4-36 所示。

观察图 4-36，说明对于随机选择的静脉图像样本，本节所设计的基于层级分割模型进行特定图像特征提取和选择的静脉识别模型在类内匹配和类间匹配时的有效性。为了确定适用于自行构建的样本总数为 500 的静脉图像样本库的 SIFT 特征匹配最优 distratio 值设置，选择所有静脉图像进行匹配实验，统计类内及类间匹配模式在 distratio 取不同值时对应的最大及最小匹配点个数，具体统计结果如图 4-37 所示。

分析图 4-37 中在不同 distratio 取值条件下的类内最小匹配点数和类间最大匹配点数值关系可知，当 distratio 取值大于 0.4 时，类内最小在任意 distratio 取值条件下均大于类间最大，说明所提出的特征选择模型对于干扰型匹配结果去除的有效性。此外，观察图 4-37 中的类内及类间匹配点数分布，当 distratio 取值大于 0.4 时，可以选择任意的位于两者点数分布之间的值作为系统识别阈值。

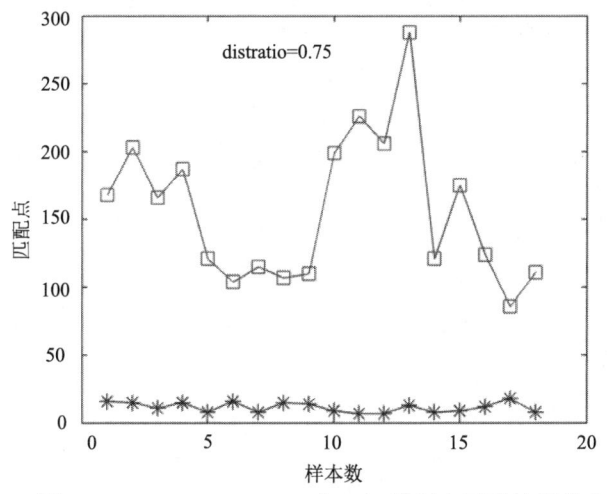

图 4-36 "distratio=0.75"时 SIFT 特征点匹配结果分布

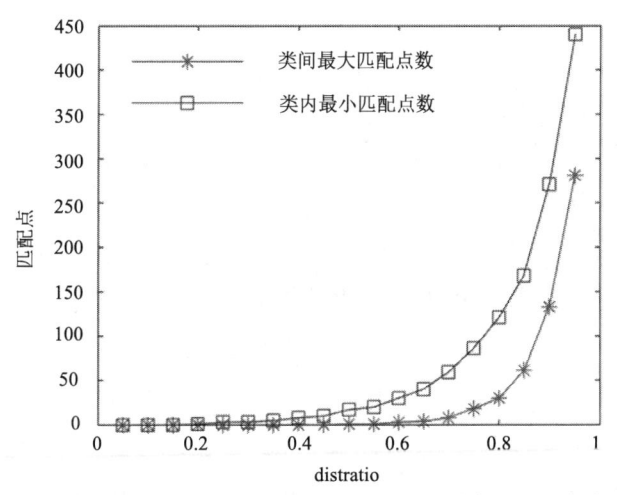

图 4-37 类内及类间匹配模式下 distratio 取不同值时的匹配点个数分布

在基于上述结果分布得到系统识别阈值分布范围之后，本节通过分析基于特征选择得到的匹配识别结果中的类内匹配平均分布和最大分布之间关系进行系统识别阈值的确定。只有当平均匹配点数分布对最大匹配分布占比超过 50%时，才能保证得到一个稳定的识别系统。此外，即使这一占比接近 100%，如果类间匹配最大值占比类内匹配平均值超过 50%时也认为当前阈值选择不可靠。基于这一准则，在图 4-37 所示的系统识别阈值分布范围内，得到的针对本书构建的实验数据库的最优系统识别阈值为 83，之后的各个分析实验所选用的阈值设置与本环节实验结果保持一致。

3. distratio 设置分析实验

基于实验 2.所得到的系统识别阈值（83），这一环节通过设计识别实验分析不同的 distratio 取值对于最终识别结果的影响，具体的 EER、PR 和对应的 distratio 取值之间关系分析实验结果如图 4-38 和表 4-7 所示。

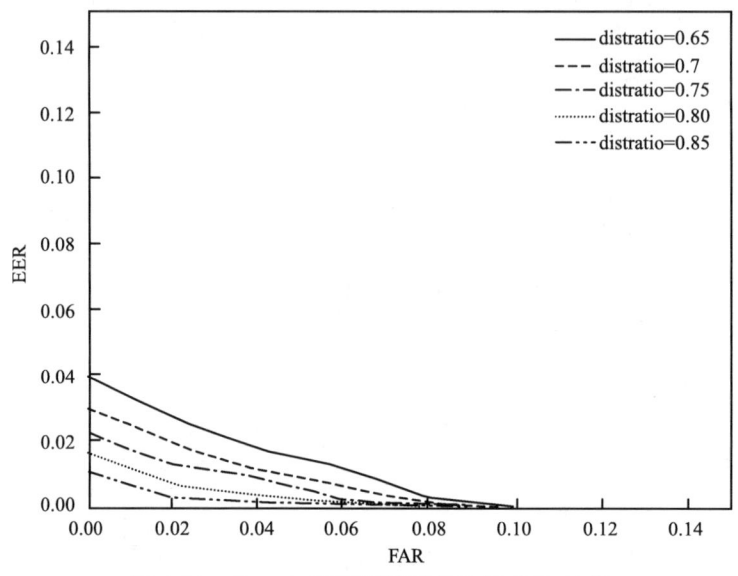

图 4-38 distratio 取不同值时的系统 EER 分布

表 4-7 distratio 取不同值时系统识别结果

识别结果	0.65	0.7	0.75	0.8	0.85
RR/%	98.76	99.35	100	100	100
EER/%	0.3	0.18	0.09	0.034	0.026

观察图 4-38 和表 4-7 所示的结果分布可知，即使对于识别效果最差时的 distratio 取值情况下的识别率和等误率分布都较 4.3 节提出的改进模型要好，充分说明了所提出的基于层级分割模型进行特征提取和选择的静脉识别系统在克服对比度增强过程对于 SIFT 等 LIF 特征提取模型影响的有效性。

4. 特征选择模型有效性分析实验

在得到有效的系统匹配和识别阈值取值结果后，本环节针对基于不同的 SIFT 特征提取策略的静脉识别实验进行对比分析，具体包括：直接对原始图像进行 SIFT 特征提取和匹配，直方图均衡增强后进行 SIFT 特征提取和匹配（HE），直接基于初始分割结果进行特征提取和匹配（PSIFT），基于模板进行特征选择的特征提取和匹配（SSIFT）四种识别实验模式。实验评价准则为统计不同 distratio 取值条件下的系统识别率和等误率分布，具体实验结果如图 4-39 和表 4-8 所示。

(a)识别率随 distratio 变化结果分布

(b)等误率随 distratio 变化结果分布

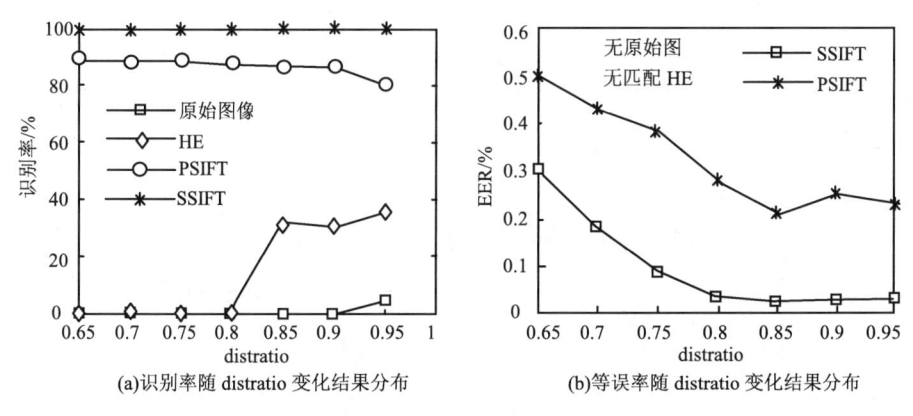

图 4-39 不同识别策略下系统随 distratio 变化对应的识别结果

如图 4-39 所示，为了更加有效地基于结果分布对比不同模型的有效性，不同特征提取和匹配策略下的 distratio 取值上限值扩大为 0.95，因为当其小于 0.95 时，对应的原始图像和 HE 模式下的识别率近乎为 0。除此之外，由于原始图像和 HE 两种模式下提取的 SIFT 关键点数量有限，因此对于这两种模式和其他 PSIFT 及 SSIFT 两种模式设置的系统识别阈值分别为 10 和 83。

表 4-8 不同识别策略下 distratio 取不同值时系统识别结果

	识别模式	0.65	0.7	0.75	0.8	0.85	0.9	0.95
RR/%	原始	0	0	0	0	0	0	4.32
	HE	0	0	0	0	31.27	30.36	35.40
	PSIFT	89.25	88.36	88.23	87.35	86.43	86.30	80.23
	SSIFT	98.76	99.35	100	100	100	100	100
EER/%	原始	0	0	0	0	0	0	0
	HE	0	0	0	0	0	0	0
	PSIFT	0.5	0.43	0.38	0.28	0.21	0.25	0.23
	SSIFT	0.3	0.18	0.09	0.034	0.026	0.028	0.031

图 4-39 和表 4-8 中的不同的缩略词分别代表：RR 表示识别率，EER 表示等误率，HE 表示经过直方图均衡化增强后进行特征提取，PSIFT 表示对初级分割结果进行特征提取和匹配，SSIFT 表示本节所提出的基于层级分割结果进行特征提取和选择匹配。从表 4-8 中可以看出，在不同的 distratio 取值下，所提出的识别方法远优于其他类型方法，其识别率随着 distratio 增加由 98.76%增加至 100%，对应的 EER 由 0.3%降至 0.026%。对于原始图像和 HE 识别模式，其在大部分的 distratio 取值下均无正确匹配结果，而对于 PSIFT 模型，由于其存在噪声和伪静脉信息，用于身份认证的静脉识别系统无法接受这一误匹配情况存

在。

5. 与其他 SIFT 模型对比实验

为充分证明所提出的基于层级分割结果进行有效特征提取和选择匹配模型在静脉识别应用中的有效性，本环节通过将其他基于 SIFT 模型设计的静脉识别系统应用于自行构建的静脉图像库进行识别实验设计，具体的对比结果如表 4-9 所示。

表 4-9 不同的基于 SIFT 特征的静脉识别模型实验结果对比

模型参考	特征提取和匹配策略	图像源	数据库分布	最优 distratio 值	EER/%
2009 年，Ladoux 等[64]	对二值化静脉图像进行特征提取，随后进行有效的误匹配去除	掌纹	24 Hands (60 Images)	—	0.14 0 （后处理）
2011 年，Pan 等[133]	基于 HE 进行图像对比度增强，随后进行 SIFT 特征提取和匹配	掌纹	100 Hands (2 Images)	—	4.0
2014 年，Kang 等[68]	基于 DoG-HE 进行图像增强，随后提取 SIFT 特征，并基于 LBP 匹配去除误匹配	掌纹	210 Hands (105 left hands and 105 right hands) (6 Images)	0.65	3.112
2015 年，Huang 等[134]	基于多源 LIF 模型进行特征提取和匹配	手背	204 Hands (10 Images)	—	0.81
本书作者	基于层级分割图像进行特征提取和选择匹配	手背	50 Hands (10 Images)	0.85	0.026

表 4-9 共分析了 4 种具有代表性的基于 SIFT 模型进行特征提取和匹配的方法，具体不同的方法在其对应的静脉图像库上取得对比结果充分说明了所提出模型的有效性。Ladoux 等[64]首次提出将 SIFT 模型用于解决静脉识别问题，其所提出方法首先对静脉图像进行二值分割，随后对分割后静脉图像进行 SIFT 特征提取和后处理，所设计模型在后处理方法设计前后分别取得了 0.14%和 0 的等误率结果。然而其识别结果不具有可靠性，因为所设计模型仅仅在包含 24 个对象的样本集上进行，无法满足实际身份认证系统要求。Pan 等[133]在使用 HE 对静脉图像进行对比度增强后，进行 SIFT 特征提取和匹配，所设计方法在包含 200 个样本图像的数据库上取得了 4%的等误率结果，结果准确率较低的原因在于静脉图像中的噪声及伪静脉信息使得所提取的 SIFT 特征不可靠进而降低系统的识别率。为进一步利用 SIFT 模型解决静脉结构分布稀疏导致的特征表征困难的问题，Kang 等[68]基于 SIFT 构建尺度空间的策略在 DoG 空间设计 HE 方法

得到对比度增强结果，随后在增强后的静脉图像上进行 SIFT 特征提取，为克服由于存在误匹配而导致的低识别率，系统设计了基于局部邻域 LBP 匹配策略的误匹配去除方法，在样本规模达 1260 的静脉图像库上取得了 3.112%的等误率结果。然而，该系统存在的主要问题是系统所提取的 SIFT 特征点中包含伪静脉信息特征分布，从而使得由于伪静脉特征匹配而导致系统的识别结果极不可靠。类似于文献[68]的研究思路，Huang 等[134]提出一种基于多源 LIF 特征点的特征提取策略来克服由于原始静脉图像对比度低导致的特征点少的问题，并在样本量为 2040 的静脉图像库中进行识别实验，取得了 0.81%的等误率结果，该方法存在的问题与文献[68]类似。

不同于现有的所有传统的基于 SIFT 模型实现的静脉识别系统设计策略，本书则通过设计层级图像分割模型得到两种用于后续特征提取的结果，随后基于初始分割结果进行有效特征提取，而基于最终分割结果设计特征选择模板得到最终的无噪声及伪静脉信息的特征表征结果。基于该特征提取和选择模型在自行构建的 500 幅静脉图像库上进行识别实验，得到 0.026%的等误率结果，充分证明所提出模型的有效性。此外，所提出的特征提取和选择模型也可用于解决其他基于 SIFT 特征进行图像识别任务的模型设计中可能出现的误匹配对最终识别结果造成的影响。

6. 算法复杂性分析实验

为将所设计的识别系统应用于实际身份认证任务，系统实时性分析是必要的[134]，甚至对于极大规模的身份认证系统，适当牺牲识别率而提高算法运行效率是在设计身份认证系统时常有的要求。本节所设计的基于层级分割结果进行特征提取和选择的模型的主要耗时流程为静脉图像层级分割方法实现，SIFT 特征提取和选择，特征匹配等。本节通过对算法实现过程进行规范化后统计其耗时性，得到的不同阶段的具体耗时结果如表 4-10 所示。此外，基于实验分析发现，所提出的方法基于 GPU 进行并行运算实现时的效率可以提高至少 15 倍。

表 4-10 所示算法耗时结果随着 distratio 值的改变而不同，当 distratio 取值为 0.65 时，在 1∶1 的身份认证实验模式下的最长耗时为 2.219s，而最短耗时为 2.198s，此时对应的各个环节耗时分布为分割（1.21s）、特征选择模板生成（0.58s）、SIFT 特征提取和选择（0.31s）以及匹配（0.098s），上述结果表明本节所提出的特征提取和选择策略在保证识别结果准确性的前提下能够基本满足实时性要求。

表 4-10　识别系统不同环节耗时结果分布

识别环节		平均耗时结果/s	
层级图像分割模型实现		1.21	
特征选择模板生成		0.58	
特征提取和选择		0.31	
选择性特征匹配 （1∶1模式）	distratio	类内匹配	类间匹配
	0.65	0.098	0.087
	0.7	0.105	0.089
	0.75	0.106	0.093
	0.8	0.112	0.094
	0.85	0.119	0.096

4.5　本章小结

　　静脉图像信息虽然分布结构稀疏，但由于其存在体内成像、特征稳定、样本间高度可分的优点，正逐步成为主流的生物特征识别方式之一。基于静脉信息编码实现有效的身份认证模型要解决的最重要的两个问题：一是如何设计有效的对比度增强模型克服静脉图像潜在的成像质量低对于后续特征提取和识别工作造成的影响；二是如何针对静脉图像特有的稀疏结构分布设计有效的特征提取模型，克服其潜在的因结构信息少而造成的具有高判别性能的特征编码困难的问题。目前，已有的大量静脉识别系统通过将第一个问题通过简单预处理算法设计解决，同时为解决第二个问题而设计的特有静脉特征编码做铺垫，两者之间相辅相成，缺一不可。基于这一原则设计的静脉图像编码模型主要有静脉拓扑结构编码模型、基于灰度矩阵分析的统计特征编码模型、局部灰度细节信息编码模型以及局部不变性特征编码模型四种。其中，在静脉图像特征提取和识别模型中效果最好且研究最为广泛的为局部不变性特征提取和匹配模型。

　　LIF 模型由于其潜在的多特征点分布特性，其能够有效克服静脉图像分布稀疏导致特征提取困难的问题。然而，直接对静脉图像提取 LIF 关键点，存在由于其对比度低导致提取的关键特征点少的问题。为有效克服这一关键问题，现有的所有基于 LIF 模型实现的静脉识别系统均设计了特定的对比度增强预处理过程来提高系统的性能。然而，文献[110]通过大量的实验和理论分析证明对比度增强在提高特征点检测结果的同时却会使得系统的识别效果降低。其原因在于，对比度增强过程通过设计特定的线性或非线性变化函数对输入像素灰度值进行映射得到增强结果，但这一变换过程在通过对原始图像灰度对比差分结构进行改变来提高特征点检测结果的同时使得增强后图像内容发生变化，而这一变化引入一些伪静脉和噪声信息，这些信息对应的无效特征点的匹配使得类内及类间匹配结果不可靠，进而大大降低整个系统的稳定性。为进一步观察现有的基于 LIF 模型设计实现的静脉识别算法中的对比度增强处理方法对于识别结果的实际影响，本章选择所有的 18 种对比度增强算法，并将其应用于自行构建的手背静脉图像数据库进行实验，通过对比观察增强处理前后系统的特征点检测数量、识别率以及等误率等系统识别参数分布，得到和文献[110]一样的结论，表明现有 LIF 模型的有效性有待进一步验证。为了解决这一问题，本章分别从改进特征提取和匹配策略，以及设计有效匹配特征选择方法两个角度出发，实现鲁棒且稳定的基于 LIF 模型的静脉识别系统。

在特征提取和匹配策略改进模型设计中，首先采用文献[134]中的 DoG-HE 模型对静脉图像进行增强预处理，随后在特征提取阶段采用提取特征分布更鲁棒的 RootSIFT 代替传统的 SIFT 模型，得到更加有效的关键特征点集分布。在特征匹配阶段，为了去除由于增强过程导致的类内及类间出现的误匹配情况，提出一种基于镜像匹配分布进行匹配结果再选择的策略，该方法利用存在同源匹配的特征点不稳定的特点去除所有可能的误匹配结果进而得到稳定的匹配分布，最终在自行构建数据库上取得 EER 为 1.086%的识别结果，充分证明了所提出方法的有效性，同时通过将其他 17 种对比度增强方法作为预处理进行识别系统设计得到的结果分布，进一步证明了所提出模型在改进误匹配和提高系统识别结果方面的普适性。

在基于特征选择模型实现的改进系统中，首先设计鲁棒且稳定的 ROI 提取方法和基于谷形增强算子的层级静脉图像分割方法得到初级和最终两个分割结果。在特征提取阶段，基于初级分割结果具有更多灰度差分结构分布特性进行关键点提取。而在特征选择阶段，首先基于同一识别对象的不同样本图像最终分割结果之间的统计分布特性融合得到特征选择模板，随后基于该模板的静脉分布对提取的特征进行选择匹配得到稳定的类内及类间匹配分布，实现鲁棒的基于 LIF 模型的静脉识别系统设计。该方法首次提出基于分割结果进行 LIF 特征提取和选择的研究思路，最终在自行构建的静脉图像库中取得 EER 为 0.026%（distratio=0.85）的识别结果，充分证明了所提出方法的有效性。在算法效率分析方面，本章通过对所设计的特征提取和选择模块的实现时间进行分析，证明了所设计方法在保证高识别率的前提下可以基本满足身份认证系统的实时性要求。此外，所提出的特征提取和选择模型也可用于解决其他基于 SIFT 特征进行图像识别任务的模型设计中可能出现的误匹配对最终识别结果造成的影响。

本章通过对用于解决图像特征提取和匹配识别问题最为有效的 SIFT 模型在静脉识别问题中的应用进行分析，提出现有模型的缺点，并分别从特征匹配策略改进设计和特征选择方法设计两个角度提出解决方案。虽然取得了先进的识别结果，但所提出的方法仍然需要设计合理的对比度增强模型作为预处理过程，而静脉图像采集存在由于采集对象身体状态差异或光照系统稳定性问题导致的同一样本不同图像之间光照分布不均匀问题，进而使得对比度增强处理对于同一样本的不同光照分布情况图像无法产生稳定的结果，从而导致后续特征匹配结果不稳定。因此，如何提出一种对比度增强非依赖特征提取模型对于构建稳定且鲁棒的静脉识别系统是极其有必要的，本书在第 5 章中提出了一种基于改进局部二进制特征编码模型的对比度非依赖静脉识别系统。

5 静脉图像质量依赖纹理编码模型

5.1 图像质量评价的反馈

基于前两章分析可知，对比度增强这一预处理过程对于有效静脉识别系统的设计具有两面性。一方面，对于静脉图像骨架提取和匹配的思路，对比度增强尤为重要，因为静脉图像潜在成像原理使得近红外成像条件下所采集得到的静脉图像对比度极低，导致基于阈值设置实现的分割效果较差，容易产生伪静脉信息或导致有效静脉信息丢失，从而使得识别系统稳定性降低；另一方面，由于实际身份认证系统要求在进行身份识别时尽可能减少对用户进行限制，使得非接触型静脉识别系统设计成为基于静脉信息的身份认证课题研究的重点。而骨架提取和匹配模型对于非接触采集得到静脉图像效果极差，并且采集图像存在旋转、仿射、距离等变换使得局部不变性特征描述子（local invariant feature descriptor）成为有效特征提取算法，同时为通过增加特征点数量弥补静脉特征信息单调这一特点，图像增强则成为必不可少的预处理步骤之一，然而在通过上一章的大量实验设计和结果分析发现，对比度增强存在增加误匹配这一潜在威胁，从而导致识别系统可靠性大大降低，而对比度增强非依赖（contrast enhancement independent）静脉特征提取方法设计则成为有效解决这一问题的方案之一。

为克服对比度增强带来的增加误匹配率的影响，本章一方面通过设计基于静脉图像质量评价反馈控制型高质量实验室静脉采集（high-quality lab-vein capturing device，HLVC）设备，使得男性、血管丰富等样本采集得到较高质量图像，而对于女性、血管稀疏等样本，由于静脉本身的稀疏特性导致成像质量无法提高。通过构建多质量类型样本库，并设计质量评价算法对样本进行分类。基于分类结果，本章引入质量依赖型特征提取模型，该模型巧妙地通过对不同质量（高对比度、低对比度）样本设计不同特征提取策略，进而有效避免对比度增强方法带来的影响。在特征提取模型设计阶段，设计实现了改进型局部二进制编码模式（discriminative local binary pattern，DLBP），该模型将LBP算法定义为二分类问题，并引入最小分类残差概念，基于Fisher Criteria将分类阈值选择定义为局部区域类间方差最大化问题，将解得类间方差最大值对应的像素值定义为最优阈值，同时通过计算最优方差和局部邻域分布方差关系定义编码权值，将基于最优阈值计算得到的编码权值和二进制纹理编码值组合得到最终的特征表示。

5.2 局部二进制编码特征

局部二进制编码模式（local binary pattern, LBP）最早是作为图像纹理特征描述算子提出的[135]，由于其对灰度图像局部纹理卓越描述能力或彩色图像单通道的纹理信息描述能力而得到广泛应用。LBP 特征由于其编码过程具有较高的计算效率，所提取的编码特征具有很强的分类能力等特性被广泛应用，除用于传统的图像纹理信息度量和描述外，已被广泛应用于其他视觉任务，如人脸识别[58, 136]、行人检测[137]、静脉识别[38, 138]等。除此之外，该编码思想也被应用到其他模式分类任务中，如声音信号特征提取和分类[139]。

5.2.1 传统 LBP 编码方法

LBP 算子计算当前邻域内某一选定像素点的响应过程与基于卷积思想进行无关信息弱化滤波中的模板操作过程类似。从某一像素点开始，逐行扫描图像，对于当前选定像素点，以该点灰度值为阈值对以其为中心组成的 3×3（区域大小可根据具体任务自行设计）邻域进行二值化，将得到的阈值化结果按照一定顺序组合得到 8 位二进制编码，以该二进制编码值（0~255）作为当前处理像素点的 LBP 编码值。具体计算过程如下：

设 $r(x,y)$ 代表待编码像素点，$I(r)$ 代表其灰度值，则基于上述 LBP 编码思想得到的特征编码值定义为式（5-1）：

$$C(\mathcal{L}_c; \tau_c) = \sum_{i=1}^{N} 2^{i-1} I(r_i) > \tau_c, c \in \left\{0, \cdots, 2^{N-1}\right\} \quad (5\text{-}1)$$

式中，τ_c 代表待编码像素点灰度值；$\mathcal{L}_c$ 代表当前编码邻域像素点；s 代表条件判别函数，具体表示如式（5-2）所示。

$$\mathcal{L}_c = \{r_i\}_{i=1}^{N}, \quad s = \begin{cases} 1, & s\text{为真} \\ 0, & s\text{为假} \end{cases} \quad (5\text{-}2)$$

基于上述编码公式即可得到当前待处理像素点的 LBP 特征值，如图 5-1 所示。

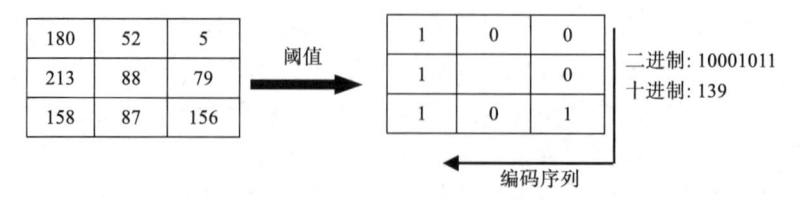

图 5-1 传统 LBP 编码示意图

传统 LBP 模型编码过程如图 5-1 所示，以当前 3×3 区域的中心点（$I(r_i)=88$）为阈值，对邻域 8 个像素点进行二值化，并且从左上点开始按照顺时针（具体编码方式可根据任务设计）将二值化结果组合得到对应 8 位二进制阈值化结果 10001011 的十进制编码值 139 作为对当前像素点的 LBP 编码结果。基于该编码方式对整个图像进行逐像素处理，将得到的统计结果通过直方图表示，得到最终的图像特征提取结果，直方图形成过程：

$$\mathcal{H}_j = \sum_{c\in\mathbb{D}} w_c C(\mathcal{L}_c; \tau_c) = j-1, j \in \{1,\cdots,2^N\} \qquad (5\text{-}3)$$

式中，w_c 表示当前二进制编码值的权值，代表该二进制特征对于全局特征表示的意义。基于上述编码过程介绍可以发现，LBP 特征编码的主要思想是通过对"当前像素点和其邻域像素灰度值间的相对关系"进行编码，这一编码机制使得其具有：如果当前编码区域灰度值具有单调变化的特性，则在不同光照情况下（满足单调变化）得到的 LBP 编码值是相同的，这使得 LBP 具有良好的光照不变特性。

对一幅输入图像进行 LBP 特征提取，即通过对各个像素点逐一进行二进制编码特征值计算，对得到的各像素点的 LBP 值通过直方图统计的方式得到输入图像有效的 LBP 特征编码向量，对静脉图像进行编码如图 5-4（b）所示。

5.2.2 圆形邻域 LBP

传统的 LBP 编码邻域范围都是方形区域，为了更好地对不同输入图像形状进行特征提取，Ojala 等[140]将传统 LBP 推广至任意形状和大小的处理邻域范围，这一设计的思想是在圆形邻域设计基础上引入双线性插值算法，从而实现邻域半径和参与运算像素点任意设置的 $LBP_{P,R}$ 编码模型，其中 P 和 R 分别代表邻域像素数和邻域半径大小，图 5-2 列出一个 $LBP_{8,2}$ 的邻域分布情形，其中邻域各像素点确定方式不一。对于处在上下左右四个方格内的邻域点像素值即为该方格所对应像素值，而处在斜 45° 方向的四个点像素值则通过双线性插值计算得到。

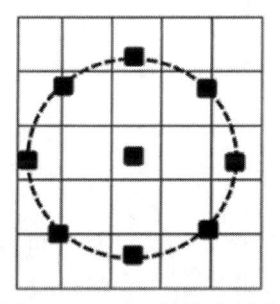

图 5-2　$LBP_{8,2}$ 编码示意图

基于双线性插值对斜 45°方向的四个点像素值计算的具体过程为：设中心点像素值为 $I(i,j)$，则用于对左上角像素值进行计算的两个插值为

$$\text{Value}(1) = I(i-2,j-2) + (2-\sqrt{2}) \times (I(i-2,j-1) - I(i-2,j-1)) \quad (5\text{-}4)$$

$$\text{Value}(2) = I(i-1,j-2) + (2-\sqrt{2}) \times (I(i-1,j-1) - I(i-1,j-2)) \quad (5\text{-}5)$$

通过这两点值和待计算点像素值之间空间几何关系，计算得到结果为

$$\text{Value} = \text{Value}(1) + (2-\sqrt{2}) \times (\text{Value}(2) - \text{Value}(1)) \quad (5\text{-}6)$$

除讨论的常见的 $\text{LBP}_{8,2}$ 这一圆形邻域编码情形外，其他几个对应不同 P、R 取值的常见邻域设置模式如图 5-3 所示，这些模型中其他不处在有效像素点上的像素值的确定亦通过双线性插值方法计算得到。

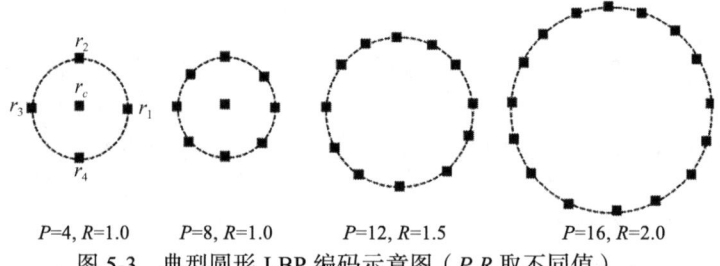

$P=4, R=1.0$　　$P=8, R=1.0$　　$P=12, R=1.5$　　$P=16, R=2.0$

图 5-3　典型圆形 LBP 编码示意图（P,R 取不同值）

在圆形编码邻域设置基础上，Ojala 等[140]将 $\text{LBP}_{P,R}$ 进行改进，提出一种旋转不变纹理编码方法，该方法实现过程为：对某一种二进制化处理后的像素值分布模式下（例如 11110000，01111000，00111100 在旋转不变模式下具有相同的编码值）的各类编码值进行求解，最终选择所有可能解中的最小值代表该模式特征编码值，基于圆形 LBP（$\text{LBP}_{P,R}$）得到的旋转不变 LBP（$\text{LBP}_{P,R}^{ri}$）的具体变换过程如式（5-7）和式（5-8）所示。

$$\text{LBP}_{P,R} = \sum_{i=1}^{P} S(r_i - r_c) 2^{i-1}, c \in \{0,1,\cdots,2^P - 1\} \quad (5\text{-}7)$$

$$\text{LBP}_{P,R}^{ri} = \min\{\text{ROR}(\text{LBP}_{P,R}, i) | i=1,2,\cdots,P\} \quad (5\text{-}8)$$

式中，$S(x)$ 函数功能和式（5-2）中的 Iverson bracket 一致，而 ROR 函数则通过以单个像素为单位的位移运算构建 min 函数的定义域空间，最终得到当前待

处理像素点对应的 $\text{LBP}_{P,R}^{ri}$ 特征编码值。

5.2.3 Uniform LBP 模型

$\text{LBP}_{P,R}^{ri}$ 模型不仅具有传统 LBP 所具有的光照不变性（illumination invariant），而且通过等效模式归一实现了特定邻域下的旋转不变特性。然而，LBP 对于特定 P 会计算得到 2^P 种可能的编码结果，这种可能编码结果对邻域像素点个数 P 呈指数级增长是制约传统 LBP 模式在视觉任务中表现的主要缺点之一。具体原因归结于：对视觉信息进行 LBP 特征提取的最终特征向量计算是基于 LBP 模式分布直方图进行统计得到的，而这种指数级的变化会导致 LBP 编码特征空间维数过高，同时使得特征直方图非常稀疏，这种特性的输入特征无法训练得到有效的分类器模型。为在有效利用 $\text{LBP}_{P,R}^{ri}$ 模式的鲁棒特性的同时克服其特征表示的缺陷，Ojala 等[140]通过减少 LBP 冗余模式提出一种 Uniform LBP 来得到低维、密集分布特征空间。

Uniform LBP 的基本思想认定对于实际输入图像信息，计算得到的绝大多数 LBP 模式中的'0'到'1'和'1'到'0'之间的跳变最多包含两次。例如对于 $\text{LBP}_{8,1}$ 情形，模式 00011100 和 11110001 均只存在两次跳变，00000111 和 00000000 则分别存在 1 次和 0 次跳变，根据认定的前提可知，这三种（0,1,2）模式（定义为统一模式）跳变在图像二进制编码过程中出现的概率远大于其他几种模式（定义为非统一模式）（例如，11000101 和 10101100 分别代表 4 次和 5 次跳变）。这样在特征直方图形成过程中，只为统一模式对应的灰度值（0~255）分配直方图表达区（bin），而其他所有的非统一模式共同对应一个公共 bin，这样就大大降低了 LBP 特征空间的编码维数（由原来的 2^P 降低到 $p(p-1)+2$ 种，对于最常用的 3×3 邻域来说就是由 256 降低到 58 种）。此外，这一 LBP 直方图生成方式带来的另一个优势是，单独分析计算的统一 LBP 模式反映的是待编码图像的特征区域，而非统一模式则更多表示的是随机噪声引起的信息，从而使得得到的特征直方图具有良好的抗噪声性能。

为证明 Uniform LBP 编码模式的有效性，从构建静脉图像库中随机选择一幅静脉图像，提取 ROI 区域后，分别提取该图像的 LBP 和 Uniform LBP 直方图特征，具体结果如图 5-4 所示。

对比图 5-4（a）和图 5-4（b）可以发现，Uniform LBP 提取得到的特征直方图分布更加紧密且维度大大降低，从而通过更有效的分类器训练得到更高的识别率。

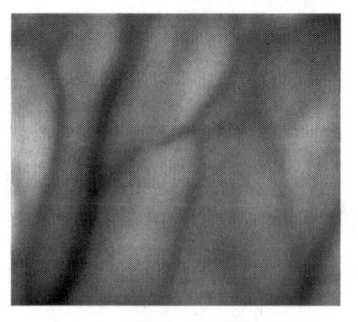

（a）静脉ROI图像

（b）传统 LBP 特征直方图

（c）Uniform LBP 特征直方图

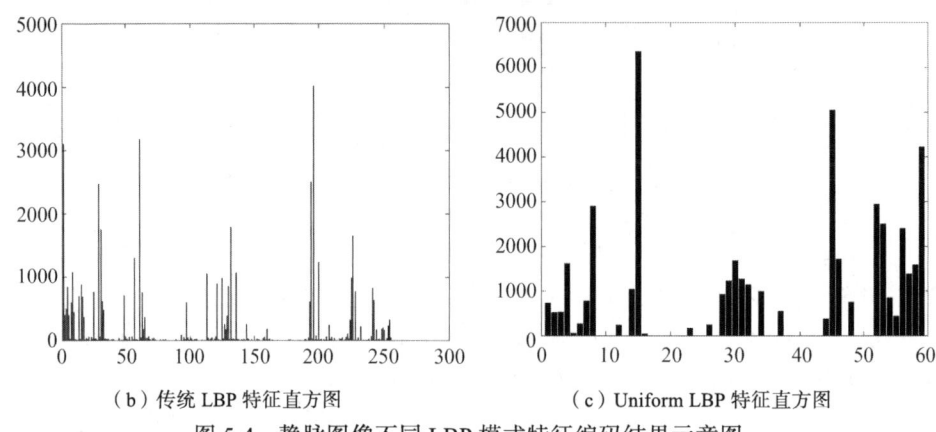

图 5-4 静脉图像不同 LBP 模式特征编码结果示意图

5.3 最大类间方差型二进制特征编码

通过 5.2 节的分析可知，改进的 Uniform $\text{LBP}_{P,R}^{ri}$ 不仅具有传统 LBP 编码理论对光照变化的鲁棒性，而且具有基于统一模式和非统一模式在特征空间进行降维得到更加紧密和高判别性的特征表示。此外，基于圆形邻域还可以得到旋转不变特征表示。但无论是哪种二进制编码形式，都是以选定邻域的中心像素[135]为二值化阈值进行编码，该方法虽然简单但存在很严重的缺陷[141]：编码过程中会有噪声像素敏感和由于固定阈值设置而丢失编码区域对比度这一重要纹理信息这两个制约编码的缺点。过去几年针对 LBP 的改进主要围绕阈值选择优化和有效权值计算这两个 LBP 编码（式（5-3））最关键的组成部分进行，具体如表 5-1 所示。

Ojala 等[140]通过计算局部编码区域的像素方差信息得到有效的对比度特征表示，并将局部区域的 LBP 编码分布和对比度特征的联合分布作为最终的特征表示。Guo 等[142]则将对比度特征值和 LBP 特征值通过合理的权重设置进行组合得到统一特征表示,并通过全局匹配得到更加鲁棒和有效的纹理识别模型。基于梯度直方图(histogram of oriented gradient,HOG)对图像对比度信息的有效表示特点,Dalal 和 Wang 等[137, 143]将局部编码区域的 LBP 特征和 HOG 特征结合得到对遮挡和光照变换等更加鲁棒的行人检测模型。

上述几种方法均通过引入另一种编码模式来弥补 LBP 编码过程中某些特征信息的丢失,两种特征关注点不同的编码模式的权重或组合方式的设置对于有效特征表示极为关键,而目前也无统一度量准则对有效组合方式的设置进行评价和指导。与此类方式不同,从 LBP 编码取值的两个关键组成部分分析入手进行合理的改进设置[140, 144-146]则被证明是更加简单且有效的方法之一。类似图像卷积运算过程,通过将局部编码区域的统计值(如中值[145]或平均值[144])作为阈值进行区域像素二值化可以在弱化噪声影响的同时,提高得到特征编码模式的判别性能。此外,基于均值改进阈值设置和基于方差信息改进权值设置[140, 146]则是近年来最为有效的改进策略之一(表 5-1),关于这些改进的优缺点及在不同计算机视觉任务上的表现差异可以参考文献[135]。

表 5-1 基于阈值和权重改进策略得到的不同 LBP 编码模型

参考文献	编码方法	阈值设置	权重设置
[135]	传统 LBP	τ_c	1(硬编码)
[145]	Median LBP	Median(I)	1(硬编码)
[144]	Mean LBP	Mean(I)	1(硬编码)
[142]	Variance LBP	τ_c	σ^2
[146]	Statistical LBP	Mean(I)	σ
本书提出的	Discriminative LBP	$\arg\max\limits_{\tau\in\{\tau_i\}_{i=1}^P} \sigma_b^2(\tau)$	$\sqrt{\dfrac{\sigma_b^2(\tau^*)}{\sigma^2+C}}$

上述(表 5-1)几种方法主要通过简单选择邻域中心点像素或统计特征值来确定二值化阈值,通过引入邻域像素分布方差信息来改进特征值权重分配。这些方法无论在提高 LBP 特征鲁棒性还是提高 LBP 特征判别性方面都取得一定的提升(图 5-5)。

但如何根据邻域像素关系建模得到更有效的阈值选择以及如何通过方差信息更合理地将邻域对比度信息进行合理编码得到有效特征表示仍然是值得研究的问题之一。

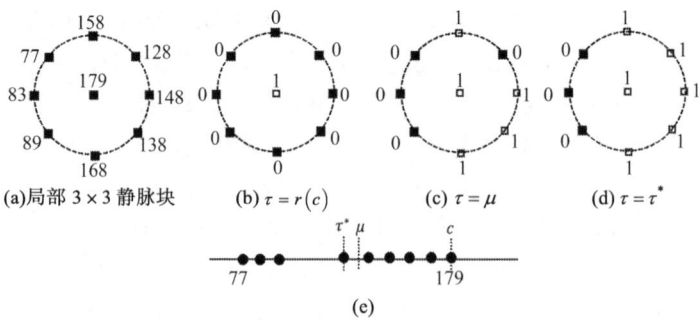

(a) 局部 3×3 静脉块　　(b) $\tau = r(c)$　　(c) $\tau = \mu$　　(d) $\tau = \tau^*$

(e)

图 5-5　不同阈值设置 LBP 编码示意图

5.3.1　改进型局部二进制编码模式（DLBP）模型原理

不同于传统的基于局部编码区域统计特性进行阈值和权值设置策略，本章在旋转不变 Uniform $\text{LBP}_{P,R}^{ri}$ 基础上，通过更有效的对比度信息编码方法，提出一种具有更好的鲁棒性和可区分特性的编码方式，即 $\text{DLBP}_{P,R}^{ri}$。

传统 LBP 及基于邻域中值或均值作为阈值的改进型 LBP 在最为关键的阈值选择部分更多地是从经验或简单统计特性角度考虑。分析 LBP 原理可知，编码中最为关键的阈值选择过程和传统的灰度图像分割完全一致。考虑经典的 OTSU[132] 图像分割阈值生成模型中讨论的最小均方误差阈值选择准则，本章提出基于最小均方误差框架构建最优二分类近似估计实现有效阈值的选择。该方法将 $\text{LBP}_{P,R}^{ri}$ 编码过程看做对 (P,R) 区域内像素分布进行二分类，为有效度量分类前后邻域分布差异性，构建邻域像素分类残差估计函数：

$$\in(\tau) = \frac{1}{P}\left\{\sum_{i|r_i \geq \tau}(r_i - \mu_0)^2 + \sum_{i|r_i < \tau}(r_i - \mu_1)^2\right\} \quad (5\text{-}9)$$

其中两个均值 μ_0 和 μ_1 含义定义为

$$\mu_0 = \frac{1}{P_0}\sum_{i|r_i \geq \tau} r_i, \quad P_0 = \sum_i S(r_i - \tau) \quad (5\text{-}10)$$

$$\mu_1 = \frac{1}{P_1}\sum_{i|r_i < \tau} r_i, \quad P_1 = \sum_i S(\tau - r_i) \quad (5\text{-}11)$$

式中，$S(x)$ 函数功能和式（5-2）中的条件判别函数一致，实现逻辑判断功能。三式之间参数分布关系为 $P = P_0 + P_1$，$\mu = \frac{N_0}{N}\mu_0 + \frac{N_1}{N}\mu_1$，式中通过 μ_0 和 μ_1 代表二分类后的两个像素集的统计特性。

式（5-9）所描述问题从概率分布角度可以理解为基于最小分类残差准则，通过合理的像素集分布拟合两个高斯分布，而最优高斯分布可以通过最小化分类残差得到，进而将问题转化为求解使得分类残差最小的阈值。从理论分析角度，分类残差等价于两个像素集的类内间方差，即最小化分类残差等同于最小化类内方差。根据 Fisher Discriminant Criteria[147]可知，最小化类内方差等同于最大化类间方差，而最优阈值即使得分类后的像素集类间方差取最大值时的像素值。

$$\tau^* = \arg\max_{\tau \in \{r_i\}_{i=1}^{P}} \sigma_b^2(\tau) \quad (5\text{-}12)$$

式中，类间方差可以定义为

$$\sigma_b^2(\tau) = \frac{P_0}{P}(\mu_0 - \tau)^2 + \frac{P_1}{P}(\mu_1 - \tau)^2 = \frac{P_0 P_1}{P^2}(\mu_0 - \mu_1)^2 \quad (5\text{-}13)$$

通过求解式（5-12）所定义的优化问题得到最优邻域二分类阈值后，该阈值可以使得 LBP 编码对应的类间（0 和 1）方差最小，进而得到对待表征部分（静脉）特征更加有效表示。基于所定义的类间方差表示，可以实现有效特征选择的权重求解如式（5-14）：

$$\omega^* = \sqrt{\frac{\sigma_b^2(\tau^*)}{\sigma^2 + C}} \quad (5\text{-}14)$$

式中，σ^2 代表邻域整体方差，σ_b^2 表示邻域二值化后类间（0 和 1）方差，C 是为了保证优化权重解的数值不稳定性（numerical instability）添加的常数，本章实验设置 $C=0.01^2$，ω^* 值越大代表当前编码区域有效静脉信息越多，而越小则对应的是背景区域或噪声区域，进而实现有效的静脉表征特征选择目的。

分析式（5-12）可知最优阈值求解可能值数量为 8 或 9（具体取决于邻域大小，以及是否将待编码像素点作为可能解），而可能解的数量取 8 和取 9 不会对实际特征编码有效性产生影响，而实际编码过程中如何选择邻域大小取决于识别任务处理器内存和任务实时性要求等多种因素。

此外，虽然对于阈值和权重的选择不是通过 Hard Coding 的方式，但是由于基本所有的计算机视觉任务在采用 LBP 进行特征编码时，都采用 3×3 大小的邻域设置，所以其在阈值和权重确定过程所花费时间可以忽略不计，进而在提高传统 LBP 模型判别性和实现有效特征选择的同时，可以保证其原有的实时性的优点。

5.3.2 $DLBP_{P,R}^{ri}$ 模型特性分析

传统 LBP 模型基于其实现原理对于所定义邻域范围内灰度整体变化能够得到一致的编码结果，从而使得其对于光照变化具有鲁棒性。另一方面，对于邻域内可能的噪声信息具有选择性鲁棒特性。因为如果某一像素在出现噪声前后的灰度值范围均处在邻域中心灰度值同一侧（均大于或小于中心值），则会使得噪声出现前后的 LBP 特征值相同，然而当噪声灰度值不在同一侧（噪声是一种具有高斯随机分布特性的信号分布），会使得 LBP 特征值发生变化，从而引起特征不稳定性。此外，传统 LBP 模型中的权重分配（hard coding）策略无法实现有效的特征选择，即使一些改进策略[142, 146]也无法保证稳定的特征选择。本章基于最大化邻域类间方差确定阈值和特征权重而实现的 $DLBP_{P,R}^{ri}$ 模型可以在保留原有 LBP 优点的前提下，获得更加鲁棒和有效的特征表示，具体理论和实验分析如下所述。

1. 鲁棒性特点

基于"$\tau = I(c)$"和"$\omega = 1$"（hard coding）的传统 LBP 模型在特征编码过程中仅仅考虑局部邻域范围内的像素幅值关系，而忽略待编码区域信息有效性，例如对于非静脉区域信息其灰度变化比较平滑（small margin），这样当该区域发生极小的灰度波动（同一样本图像分时采集时光照不稳定引起或噪声）时就会使得最终的特征信息发生变化，而权重非计算性又会使得该编码值在最终特征直方图生成时发生相应变化，从而导致特征不稳定。文献[144-146]中实现的以邻域均值或中值为二分类阈值实现的改进型 LBP 模型虽然在一定程度上通过非线性滤波方式去除噪声影响,但其由于阈值选择的非多样统计性（图 5-5）和无有效权重设置（图 5-6），使得这些方法仍然无法有效实现对更多存在噪声分布或多变背景分布等情况进行有效编码从而得到高判别性特征表示直方图，不同的编码模型结果对比如图 5-6 所示。

通过最大化类间方差计算得到的邻域阈值后，基于该阈值可以得到实现有效特征选择的权值设置。对比图 5-6（a）和图 5-6（b）可知，虽然对于不同邻域分布得到相同的编码值，但不同的权重结果可以对两种不同类型的特征进行有效选择，因为图 5-6（b）代表更加有效的静脉区域信息（sharp），而图 5-6（a）则相对由于光照或样本特性因素导致静脉信息的样本分类性质较差，而相对较小的权值可以使得该特征在最终的身份认证匹配中起到较小的作用。对于图 5-6（c），尽管该区域信息具有很强的可区分性，但其中的'230'像素点可以认为是噪声信息，导致全局邻域信息置信度降低，而有效的权重设置可以弱化甚至消除（00000001）该类型特征对于最终特征匹配的有效性。通过分析可

以发现，所提出的阈值和权重设置方法可以有效提高传统 LBP 模型的抗噪声性能和特征判别性能，进而提高基于 LBP 特征进行识别的视觉任务的准确率。

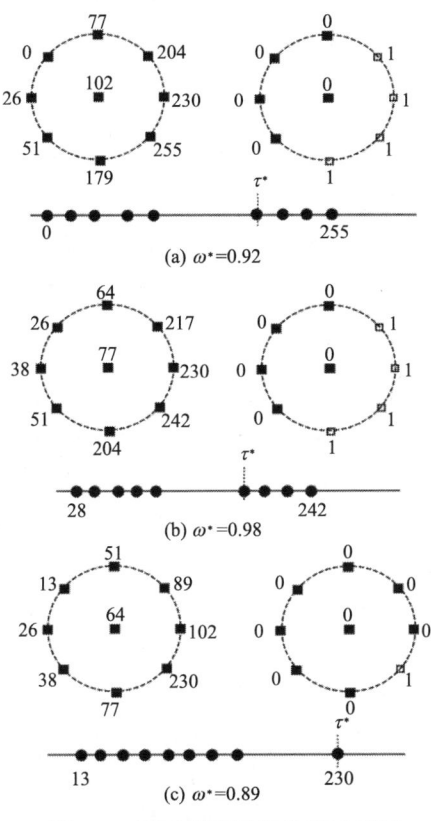

(a) ω^*=0.92

(b) ω^*=0.98

(c) ω^*=0.89

图 5-6　不同邻域权重分配示意图

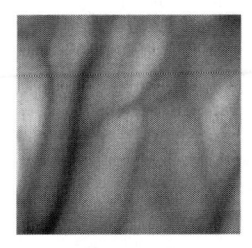

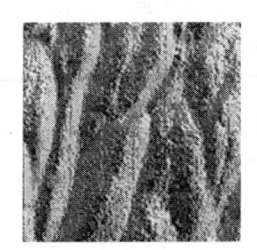

(a) 原始静脉图像　(b) LBP 特征映射　(c) $\mathrm{DLBP}_{P,R}^{ri}$ 特征映射

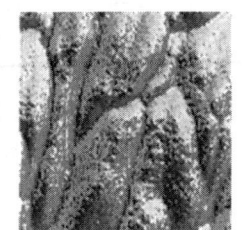

图 5-7　不同 LBP 模型静脉特征可视化示意图

此外，通过对不同 LBP 编码特征进行可视化（图 5-7）发现，本章所提出的 $\mathrm{DLBP}_{P,R}^{ri}$ 模型可以有效地对不同静脉区域进行编码而对背景区域进行统一编码进而得到有效的用于身份信息匹配的静脉特征表示。

2. 旋转仿射不变性

由于所提出的 $\text{DLBP}_{P,R}^{ri}$ 模型是在圆形邻域 LBP 基础上实现的，所以其旋转不变特性依然保留。对于仿射不变性，待处理图像发生仿射变换可以表示为 $aI(x)+b$，分析用于计算最优邻域阈值的式（5-12）和用于计算特征权值的式（5-14），其在计算过程中通过构建的类间方差目标函数中的 $\dfrac{P_0 P_1}{P^2}$ 项可以有效去除仿射变换中的两个参数影响。但其他改进型 LBP 模型[142,146]虽引入作为特征权值设置，但在计算过程中无法有效地去除尺度变换系数 a 的影响，进而使得其不具有仿射不变性。

3. 几何特征描述

$\text{DLBP}_{P,R}^{ri}$ 模型通过对邻域空间像素关系进行分析，可以对输入图像的梯度、曲率等重要结构特征信息进行有效编码，而且该编码方法通过权重设计及邻域统计分布分析得到对噪声图像信息鲁棒的结果。通过 Fisher 判别准则构建的特征编码权重信息可以使得图像中的边缘、静脉与背景连接处等有效信息被准确编码并表现在最终得到的直方图向量中，而一些噪声信息和几乎所有背景信息则通过赋予较小编码权重而对最终识别结果产生很小的影响。

另一个在结构分布编码方面的有效性体现在对毗邻编码结果的准确性上。传统 LBP 模型编码过程中是将邻域像素值和中心像素值进行对比得到最终编码结果，而这一过程对于与中心像素相邻的像素值在前后两次相邻变换中总会得到相反的编码结果（图 5-8(a)），一方面使得编码结果准确性和抗干扰性能较差，另一方面使得编码结果稀疏导致特征识别结果较差。$\text{DLBP}_{P,R}^{ri}$ 模型则基于最大化类间方差分布提出局部邻域分割最优阈值，这一编码过程使得毗邻编码结果不受像素空间分布关系影响，进而使得所编码特征鲁棒且稀疏（图 5-8(b)），能够得到有效的基于 $\text{DLBP}_{P,R}^{ri}$ 的特征匹配和识别结果。

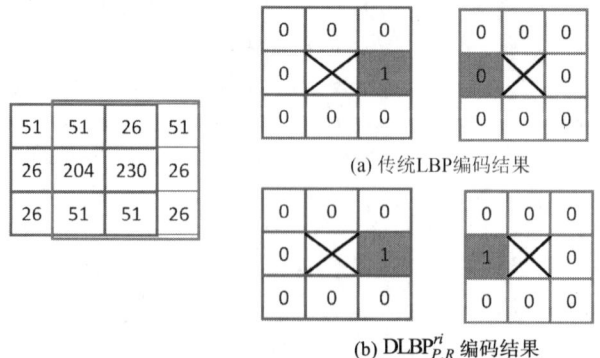

图 5-8 对于毗邻 Patch 编码效果对比结果

基于上述对 $\text{DLBP}_{P,R}^{ri}$ 模型从编码原理及不同模式下编码结果分析可知，通过最大化基于 Fisher 准则构建的最大类间方差目标函数而确定邻域编码阈值的方法可以使得到的权值和编码结果，一方面具有传统圆形邻域 LBP 模型的对光照、旋转不变的特性，另一方面通过对不同结构分布图像的关键特性进行编码得到高判别、高鲁棒特征分布直方图，更利于进行模式特征提取和匹配任务。

5.3.3 $\text{DLBP}_{P,R}^{ri}$ 最优阈值计算

$\text{DLBP}_{P,R}^{ri}$ 模型最为关键的部分是基于式（5-12）和式（5-14）对最优邻域分割阈值及编码权重的计算，而编码权重也是基于最优阈值计算归一化性质方差得到。这一计算过程较传统 LBP 模型的单一阈值确定方法相对耗时更多，因此该模型的最为关键的计算是结合式（5-12）设计合理的计算方法得到阈值结果。本章在阈值计算方法设计过程中基于邻域大小设计了两种有效的计算模型。

Brute-Force（BF）计算方法：该方法是基于贪婪计算规则进行设计的，其计算定义域是所有像素对的组合，通过计算当前像素对间的类间方差结果，选择较大的一个像素和新像素对组合进行再次类间方差求解和比较，这种逐一比较计算的方法的算法复杂度较高（$O(N^2)$），这一方法对于较小邻域范围（$N=8,9$）求解较好，具体计算过程如表 5-2 所示。

表 5-2 **Brute-Force 计算模型**

基于 BF 模型的最优阈值计算
目标函数：$(I_i)^* = \arg\max\limits_{I_i \in (I_i)_{i=1}^N} \sigma_b^2(I_i)$
模型输入：$(I_i)_{i=1}^N$
模型输出：邻域最优阈值 $(I_i)^*$
1：计算邻域灰度均值：$\mu = \dfrac{1}{N}\sum\limits_{i=1}^N I_i$；
2： for $i=1$ to N do
3： $N_0 = 0$，$\xi_0 = 0$.
4： for $j=1$ to N do
5： if $I_j \leqslant I_i$ then
6： $N_0 \leftarrow N_0 + 1$；
7： $\xi_0 \leftarrow N_0 + I_j$；
8： end if
9： end for
10： $\sigma_b^2(I_i) = \dfrac{(N_0\mu - \xi_0)^2}{N_0(N-N_0)}$
11： end for
12： $\sigma_b^2(I_i)$ 最大值对应的 I_i 即为当前**最优阈值像素点**

所提出的 BF 算法通过逐一像素点分析，并基于 Greedy 策略对不同像素点对组合进行比较分析，最终得到当前邻域最优阈值。随后，该阈值代入式（5-12）和式（5-14）计算得到不同邻域编码值和对应权重，最终以直方图形式得到输入图像特征表示。该方法对于较小邻域范围比较有效，但当对于输入图像较大（1024×1024）而导致设定邻域范围较大时（如 24×24、48×48 等），该算法的耗时性（$O(N^2)$）就会很大，导致算法效率无法满足实际图像分析任务需求。为解决这一问题，我们在文献[16]提出的以像素集为单位进行最优阈值寻找的思路基础上设计新的计算方法（sorted threshold searching, STS），具体算法计算流程如表 5-3 所示。

表 5-3 STS 计算模型

基于 STS 模型的最优阈值计算

目标函数：$(I_i)^* = \arg\max\limits_{I_i \in (I_i)_{i=1}^N} \sigma_b^2(I_i)$

模型输入：$(I_i)_{i=1}^N$

模型输出：邻域最优阈值 $(I_i)^*$

1：计算邻域灰度均值：$\mu = \dfrac{1}{N}\sum\limits_{i=1}^{N} I_i$ ；

2：像素集分组化过程：Sort $\{I_i\}$ into $\{I_j\}$ ，其中 $I_i < I_j (i < j)$ ；

3：参数初始化：$N_0 = 0$ ，$\xi_0 = 0$ ；

4：**for** $i = 1$ **to** $N-1$ **do**

5：　　$N_0 \leftarrow N_0 + 1$ ；

6：　　$\xi_0 \leftarrow N_0 + I_i$ ；

7：　　$\sigma_b^2(I_i) = \dfrac{(N_0\mu - \xi_0)^2}{N_0(N - N_0)}$ ；

8：**end for**

9：$\sigma_b^2(I_i)$ 最大值对应的 I_i 即为当前**最优阈值像素点**

分析表 5-3 中步骤 2，该方法通过引入像素集分组思路，巧妙认为极小邻域组内像素分布与组内中心像素点像素值一样，进而有效提高算法效率。针对大邻域分布，将算法复杂度由原来的 $O(N^2)$ 改进至 $O(N\log N)$。

5.4 质量依赖静脉识别实验

根据 5.3 节分析可知，所提出的 $\text{DLBP}_{P,R}^{ri}$ 模型具有光照不变性、旋转不变性、对噪声信息鲁棒以及提取特征具有高判别性等特性，而且其在提取特征过程中能够对输入图像边缘、Blob 等基本部分进行有效编码，得到鲁棒且易分类的特征编码分布直方图，通过选择简单 SVM 分类器即可得到较好的分类识别效果。

基于第 4 章分析的对比度增强（CE）这一静脉识别必须预处理过程对特征匹配带来的误匹配影响后，本节提出质量依赖型静脉特征提取和匹配识别模型（图 5-9）。在分析已有静脉图像数据库[73, 148]以及本章所构建的静脉图像库之后，可以发现其图像质量分布存在如下规律：在不考虑光源结构及波长组合等情况下，几乎所有女性、瘦弱者以及儿童样本图像对比度普遍较低，而大量男性、强壮以及年长样本图像对比度普遍较高。此时，如果不结合实际情况而对所有样本在特征提取之前都进行对比度增强这一预处理过程，则会导致高对比度样本原始有效信息分布发生偏移甚至由于对噪声或者背景的不适当增强而引入伪静脉信息，而对于低对比度样本的增强则会引入误匹配这一身份认证系统无法接受的弊端。基于本章构建样本库的统计规律，提出一种基于样本质量设计特定特征提取方法的思路。该模型的预处理过程通过无参考图像质量方法（NR-IQA）实现静脉图像质量估计和分组，具体量化估计指标为图像 Sharpness 和 Contrast 特性。在得到有效的静脉图像分组结果后，基于 $DLBP_{P,R}^{ri}$ 模型设计质量特定特征提取策略。对于高质量（HQ）静脉图像，则直接进行特征提取。

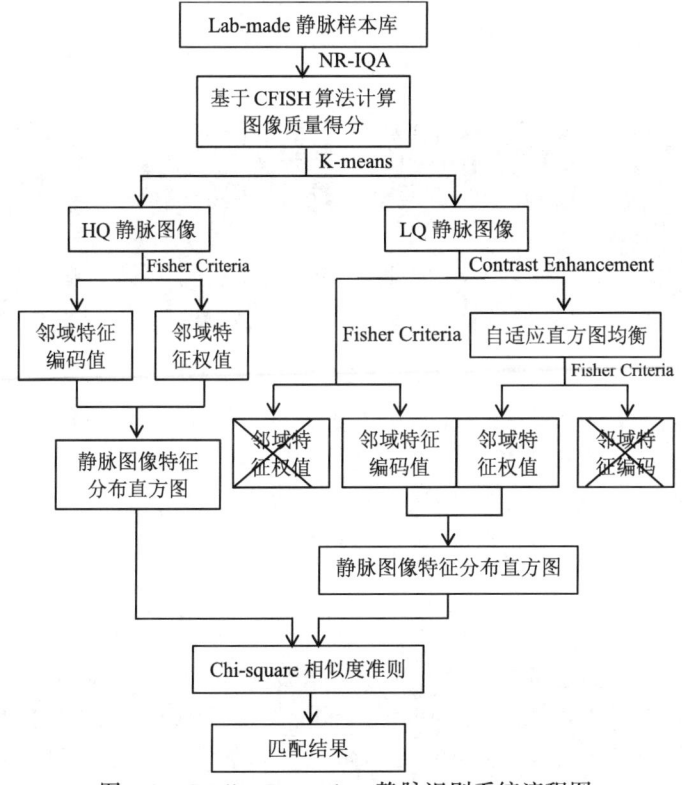

图 5-9 Quality-Dependent 静脉识别系统流程图

而对于低质量（LQ）静脉图像，则引入对比度增强过程，对进行 CE 处理的静脉图像计算当前邻域编码权值，不进行 CE 处理的静脉图像计算当前邻域 $DLBP_{P,R}^{ri}$ 编码值，之后将来自不同图像源的编码权值和编码值组合得到当前邻域特征编码值，最终得到 LQ 静脉图像特征分布直方图。在特征分布直方图匹配阶段，实现一种改进型 Chi-square 距离[138]方法来计算特征向量相似度，得到最终的匹配结果。

基于图 5-9 所描述的特征提取和匹配流程，在本章所构建的静脉图像库上取得了等误率为 0.036%的识别结果，充分证明了所提出识别模型的有效性。此外，通过在 PolyU 图像库[73, 148]中的近红外部分图像的识别实验中取得了等误率为 0.079%的识别结果，充分证明了所提出模型在不同生物特征识别图像库中的泛化能力（generalization ability）。

5.4.1 基于 CFISH 的静脉图像质量分组

尽管通过构建反馈型静脉图像采集设备可以得到目前已知最高质量静脉图像样本库，但如分析的现有静脉图像数据库[73, 148]质量分布规律，仍然有部分采集对象由于其潜在生物特性导致存在较低质量静脉图像（图 5-10 前两幅图像），因此如何设计有效的静脉特征提取方法是对包含此类样本图像的识别系统设计的关键。

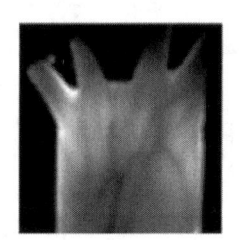

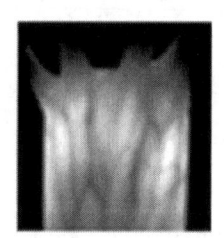

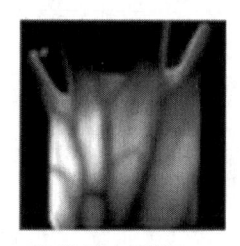

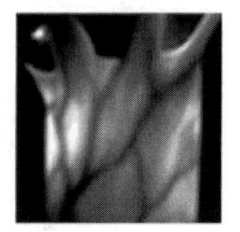

图 5-10　Lab-made 静脉样本图像

虽然可以根据视觉认知实现图像（类似图 5-10 分布）质量分组划分，但对于实际身份认证模型中大样本、多类型分布图像库来说，主观认知过程会存在耗时长、准确性不稳定、效率低等缺点，因此简单且有效的静脉图像质量评价算法设计对此类图像库及基于质量分布设计特征提取方法的模型来说是必要的。

本章在这一部分的实验设计中采用了无参考图像质量评价体系（no-reference image quality assessment, NR-IQA）。其中，质量评价参数设计包含了图像锐化程度评价系数（sharpness index）和基于灰度分布方差统计特性设计的图像对比度评价系数（contrast index），质量评价参数计算是在静脉图像

ROI 区域进行的,具体实现过程包括以下几步。

1)基于离散小波变换(discrete wavelet transformation,DWT)的子带图像生成

在文献[20]设计的图像离散小波变换分析模型基础上,本章只选择生成的二阶子带图像进行质量参数计算,具体采用 Cohen-Daubechies-Fauraue 9/7 滤波器对 ROI 图像进行滤波处理得到三个离散滤波空间子带图像,分别表示为 S_{LH_n}(LH 子带)、S_{HH_n}(HH 子带)和 S_{HL_n}(HL 子带),其中 $n=1,2$。

2)基于 Log-Energy 的锐化程度评价系数计算

根据图像空域、频域特性[74]可知,图像对比度越高则其频域空间中的高频含量越多。为对图像的频域分布特性进行量化表征,在 1)生成的三个子带空间分别计算图像锐化程度对应的对数能量熵参数,具体计算方法为

$$LE_{XY_n} = \log_{10}\left[1 + \frac{1}{N_n}\sum_{i,j\in S_{XY_n}} S^2_{XY_n}(i,j)\right] \quad (5\text{-}15)$$

式中,XY 代表三个子带空间 LH,HH 和 HL,参数 N_n 代表不同分解等级 n 对应的离散小波系数,其中 1 的设置是为了防止 LE_{XY_n} 结果为负。基于式(5-15)可得到在各个分解等级下的由子带空间锐化参数联合表征的整体锐化程度表征结果:

$$LE_1 = (1-\alpha)\frac{LE_{\mathrm{LH}_n} + LE_{\mathrm{HL}_n}}{2} + \alpha LE_{\mathrm{HH}_n} \quad (5\text{-}16)$$

式中,α 是经验参数。本章设置 α 大小为 0.8,这样使得该质量表征参数更多体现的是静脉信息(高频成分)质量分布而非背景信息。

3)基于对数能量熵的对比度评价系数计算

为弥补 2)对图像空间分布统计特性的有效表征,和 2)类似,本章基于 Log-Energy 计算图像统计对比度表征参数,具体计算方法为

$$LE_2 = \log_{10}\left[std(I)^2\right] \quad (5\text{-}17)$$

式中,参数 I 表示图像 ROI 区域而非对原始采集图像进行处理。

4)基于对数能量熵的 CFISH 得分计算

式(5-16)和式(5-17)计算性质表明两者能够很好地表征静脉图像质量分布差异特性,因此简单地对这两个参数进行线性加和即可得到有效的静脉图像质量评价参数,本章所设计的线性加权参数设置:

$$LE = \beta LE_1 + (1-\beta)LE_2 \qquad (5\text{-}18)$$

式中，对本章所构建静脉数据库来说，β 取值为 0.7，这样做可以避免由于光照强度变化、采集曝光时间设置等因素变化引起同一采集对象的静脉图像灰度分布发生的简单的灰度偏移而导致质量聚类结果差异。此外，所设置质量评价表征参数亦可用于其他类型图像质量评价，涉及的各个参数设置也应基本与本章相同，因为任意图像的采集均会涉及由于采集光源的功能性损失而导致的同一采集对象的灰度分布偏移。

在基于上述步骤 1）~步骤 4）得到每个静脉图像的 CFISH 评价得分后，本章基于传统 K-means[149]改进得到对静脉样本库 CFISH 得分分布的无监督聚类模型，并基于聚类结果得到最终的质量分组。具体聚类迭代过程的每一轮的聚类准则设置：

$$C_i = \arg\min_j |s_i - \mu_j| \quad i = \{1, 2, \cdots, 500\}, j = \{1, 2\} \qquad (5\text{-}19)$$

聚类初始迭代目标中心设置为静脉样本 LE 值分布的最大值和最小值，迭代终止条件则根据两个聚类集群间的统计特性进行设置，具体统计特性包括类内均值差异和类内方差分布，聚类终止准则：

$$\begin{cases} P = \text{mean}\left(S_m^{HQ}\right) - \text{mean}\left(S_n^{LQ}\right) > \tau_p \\ Q = \max\left[std\left(S_m^{HQ}\right), std\left(S_n^{LQ}\right)\right] < \tau_q \\ m + n = 500 \end{cases} \qquad (5\text{-}20)$$

式中，两个参数 P 和 Q 分别代表静脉图像质量分组后的类内和类间分布差异特性，评价准则为 P 越大且 Q 越小则聚类结果越好，反之则越差。而在聚类终止条件参数设置上，综合考虑到聚类视觉质量分布、收敛时间以及最终识别结果差异，分别设置两个参数为 $\tau_p = 1.5$、$\tau_q = 0.5$。根据所表述准则实现的具体质量聚类过程如图 5-11 所示。

如图 5-11 所示，基于所设计 CFISH 进行静脉图像质量表征和基于改进的 K-means 实现的聚类方法可以得到有效的静脉图像分组。此外，通过对分组结果的主观视觉分析可以发现（图 5-12），本章所设计的静脉图像质量分组算法是行之有效的。

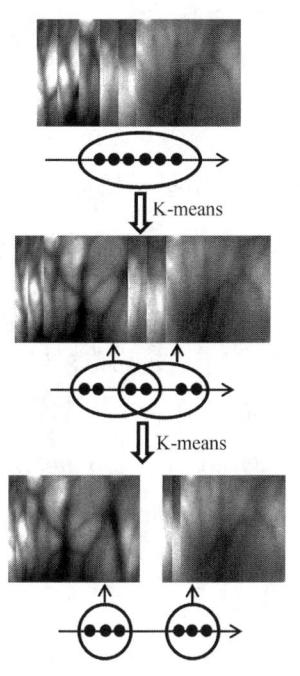

图 5-11 基于无监督 K-means 的静脉图像质量分布聚类过程

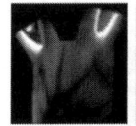

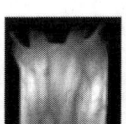

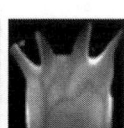

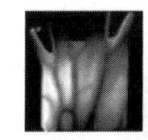

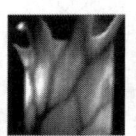

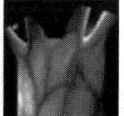

(a) 图像低质量类　　　　　　　　(b) 图像高质量类

图 5-12 与主观视觉分析一致聚类结果示意图

通过分析图 5-12 所示结果，可知本章设计方法与主观视觉分析保持一致，充分证明了该方法对静脉图像质量分组任务的准确性。

除准确性外，由于本章设计的质量依赖型静脉识别模型将静脉图像质量无监督分组作为预处理的过程，因此算法的执行时间也是必须要考虑的一部分，因此本章以达到和主观视觉分析一致的迭代条件设置为终止条件进行聚类得到的分组结果准确性、识别结果和迭代时间结果分布如表 5-4 所示。

表 5-4　静脉图像质量特定聚类模型对比结果

聚类算法	Rank-one 识别率/%	耗时性/ms	迭代次数	主观视觉分析
UK-means	99.3	36	6	A^+
K-means	91.5	620	105	A^-

分析表 5-4 的分组结果以及算法耗时，本章基于特定静脉质量分组任务设

计迭代终止条件和迭代准则实现的无监督 K-means 聚类方法无论是算法时效性（耗时和迭代次数）、迭代结果与主观视觉分析一致性关系以及基于该分组结果进行识别得到的识别率等方面均优于传统的方法，充分证明所提出质量评价准则和聚类模型对于所设计算法的有效性。此外，在实验设计环节对于 PolyU 静脉图像取得的先进识别结果也充分证明所提出的方法的知识迁移特性。

5.4.2 基于 $\text{DLBP}_{P,R}^{ri}$ 的分组静脉图像特征提取和匹配策略设计

通过使用高效率无监督静脉图像质量分组方法得到主观视觉一致静脉质量分类结果（低质量和高质量两组）后，调用所提出的高判别、高鲁棒 $\text{DLBP}_{P,R}^{ri}$ 模型进行特征提取，针对高质量静脉图像所提取特征定义为 $\text{DLBP}_{P,R}^{ri}$，而低质量静脉图像提取特征定义为 $\text{CE\_DLBP}_{P,R}^{ri}$。得到有效的特征向量后，对向量进行 L1 正则化 $\sqrt{\dfrac{F}{\|F_1\|_1}}$，进一步提高其判别性，随后将正则化后向量进行级联得到最终的静脉图像 $\text{DLBP}_{P,R}^{ri}$ 直方图特征描述子。

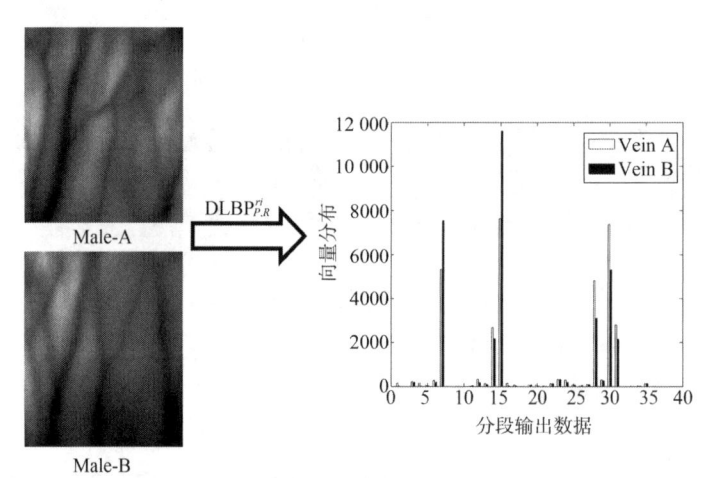

图 5-13 HQ 类静脉图像特征提取结果示意图

然而，基于对所提出 $\text{DLBP}_{P,R}^{ri}$ 模型提取特征判别性的认识，最开始对于 HQ 和 LQ 图像的局部邻域二值编码特征提取都是直接进行，而没有进行任何除质量分组外的预处理过程，具体对于 HQ 的编码结果为

$$\begin{cases} A = \{A_1, \cdots, A_i, \cdots, A_{m\times n}\} \quad i=1,2,\cdots,m\times n \\ A_i = w_i \times C_{\text{ADLBP}_{P,R}^{ri}} \end{cases} \tag{5-21}$$

式中，$m \times n$ 表示输入静脉图像尺寸；A_i 表示 $\text{DLBP}_{P,R}^{ri}$ 编码值；w_i 表示图像编码权值；$C_{\text{ADLBP}_{P,R}^{ri}}$ 表示对应像素点编码值。基于该编码规则得到 HQ 组的两幅不同输入静脉图像的特征直方图分布如图 5-13 所示，两者之间具有高度可区分性，充分证明了 $\text{DLBP}_{P,R}^{ri}$ 模型提取特征的有效性。而对于 LQ 组的两幅不同输入静脉图像进行直接特征提取得到特征直方图分布如图 5-14（a）所示，其特征直方图分布差异性极小，这对于大规模样本库来说会导致误匹配率较高从而使得识别结果较差。

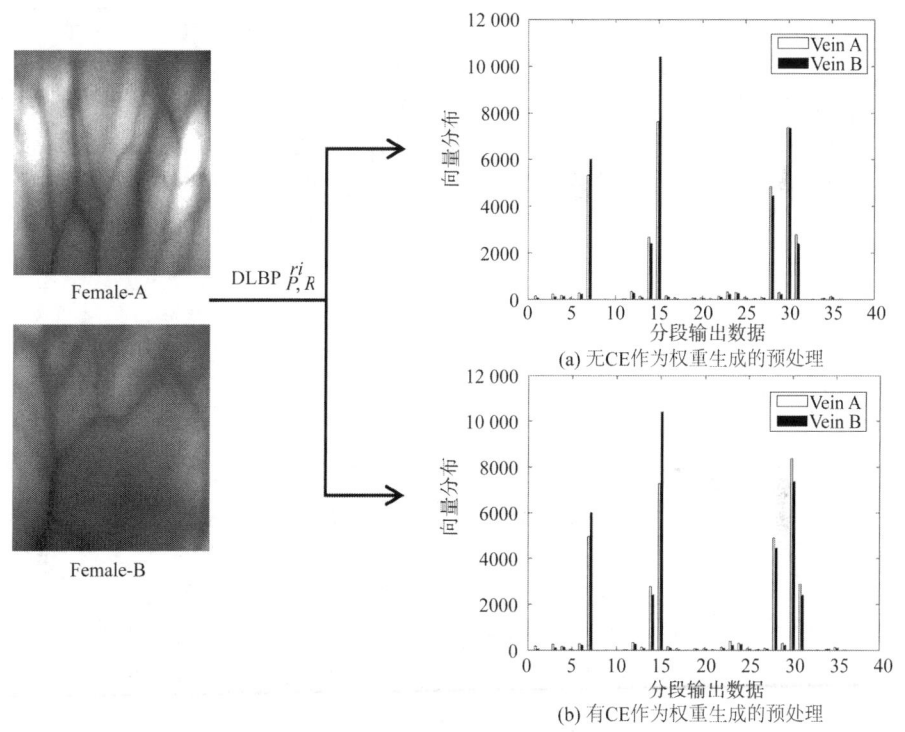

图 5-14 LQ 类静脉图像特征提取结果示意图

为充分利用所提出的 $\text{DLBP}_{P,R}^{ri}$ 模型对图像特征编码所具有的高度鲁棒和判别性的优势，本章将 $\text{DLBP}_{P,R}^{ri}$ 编码过程中的二进制编码值和对应的编码权重分别进行设计，从而有效提高该模型对 LQ 类型静脉图像的判别性。具体为对 LQ 组每个输入图像来说，选用自适应直方图均衡化（AHE）[150]对其进行对比度增强，对增强后图像进行 $\text{DLBP}_{P,R}^{ri}$ 特征提取；与此同时，对于未进行对比度增强静脉图像也进行 $\text{DLBP}_{P,R}^{ri}$ 特征提取，将两者对应像素点的来自增强后的特征表示的权值和未增强处理的特征编码组合得到最终的特征表示结果 $\text{CE\_DLBP}_{P,R}^{ri}$，具体计算结果：

$$\begin{cases} B = \{B_1, \cdots, B_i, \cdots, B_{m \times n}\} & i = 1, 2, \cdots, m \times n \\ B_i = w_{iCE} \times C_{\text{BDLBP}_{P,R}^{ri}} \end{cases} \quad (5\text{-}22)$$

式中，$m \times n$ 表示输入静脉图像尺寸；B_i 表示 $\text{CE\_DLBP}_{P,R}^{ri}$ 编码值；w_{iCE} 表示经过 AHE 处理后图像编码权值；$C_{\text{BDLBP}_{P,R}^{ri}}$ 表示对应像素点编码值。基于这一编码策略得到的 LQ 组静脉图像直方图分布结果如图 5-14（b）所示，两者直方图分布差异较图 5-14（a）明显增强，充分证明了所提出特征编码策略对于低对比度图像特征表征的有效性。

在对得到的像素点特征编码值进行 L1 归一化后，将其进行级联得到特征直方图描述子。在静脉图像匹配阶段，本章提出改进型 Chi-square 距离[138]方法来计算特征向量相似度，得到最终的匹配结果。具体相似度距离计算：

$$\aleph^2(A, B) = \sum_{i=1, j=1}^{n,n} \sum_{m=1}^{M} \frac{\left| A_m^{i,j} - B_m^{i,j} \right|}{\left(A_m^{i,j} + B_m^{i,j} \right)}, \quad (5\text{-}23)$$

5.4.3 识别实验与结果分析

为证明所提出质量特定型静脉识别模型的有效性，同时为设计实现一种高效身份认证系统，本章基于实验室所构建的小型静脉图像样本库分别进行了静脉识别和静脉认证实验。此外，为证明所提出方法对解决图像源中低质量图像较多（如掌纹图像、自然采集条件下的人脸图像、非接触采集条件下的静脉图像等）的身份认证问题的知识迁移能力，本章针对 PolyU[73,148]多光谱掌纹图像中的近红外光谱部分图像（近红外下含有掌静脉信息）进行识别实验。

为便于理解，后续实验设计和分析中涉及的主要数学表示说明如下：$\text{DLBP}_{P,R,U}^{ri}$ 表示 LBP 变体模型，其中系数 P 表示邻域像素点个数，R 表示邻域半径大小，U 表示控制是否最终表示为 Uniform 模式的开关系数。对于 HQ 组静脉图像，其特征提取结果 $\text{DLBP}_{P,R}^{ri}$ 简化表示为 DLBP，对于 LQ 组静脉图像特征提取结果简化表示为 CE_DLBP，对于全局静脉图像识别时的特征表示为 Fusion。

1. 静脉图像样本库

静脉识别课题研究当前亟待解决的问题之一是无公开高质量手背静脉图像数据库，为解决这一问题，本章首先构建一定规模高质量静脉图像库。该图像库采集对象分布相对较符合实际,分别包括存在年龄差异的儿童、年长对象、壮年对象;存在体型差异的肥胖者、瘦弱者;考虑时间变化因素的设定固定时间段间隔分时采集样本图像等因素。实际采集时光源波长设置为 850nm,同一样本采集时间间隔固定设置为 10 天,为最大化表征静脉信息将采集样本图像大小设置为 460×680,采集部位为手背静脉图像(此环节仅基于手背静脉信息进行实验,手部多源信息在第 7 章具体介绍),最终对共计 50 人采集构建规模为 500($50 \times 5 \times 2$)手部静脉图像库。

2. $DLBP_{P,R,U}^{ri}$ 参数选择实验

Ojala 等[140]为解决 LBP 特征直方图分布稀疏导致表征能力下降的问题,提出一种 Uniform 模式的 LBP 直方图概率分布变体模型,因此表述原始的 $DLBP_{P,R}^{ri}$ 为 $DLBP_{P,R,U}^{ri}$,其中 U 为 Uniform 模式的控制系数。此外,不合理的 P 和 R 参数设置会使得 $DLBP_{P,R}^{ri}$ 模型出现特征提取耗时长和特征表示过于稀疏等问题。因此,合理的参数选择对于获得鲁棒且高判别 $DLBP_{P,R}^{ri}$ 静脉特征编码和高识别率是非常关键的。本部分基于不同参数配置设计静脉识别实验,通过比较不同设置下 rank-one 识别率得到合适的参数选择结果。

具体识别实验设置为随机选择每个样本的 5 幅静脉图像作为识别实验的 Gallery 样本集,其余 5 幅则作为 Probe 样本集,最终识别结果为统计平均识别率,具体如表 5-5 所示。

表 5-5　不同 (P,R) 设置下静脉识别实验 rank-one 识别率

R \ P	4	8	12	16
1	83.88%	86.83%	87.67%	90.38%
1.5	84.65%	88.35%	89.68%	91.25%
2	98.18%	99.35%	99.61%	99.84%
2.5	98.04%	98.65%	98.93%	98.96%
3	88.42%	89.95%	92.63%	95.59%

对比表 5-5 的 rank-one 识别率分布可知,不同的 (P,R) 设置下得到的静脉识别结果差异较大,且对于不同参数的单调改变不具有一致性变化的规律,更说明了合理参数配置对最终识别结果的重要性。分析可知识别率对于 P 参数的变化规律较明显,即当 R 固定时识别率随 P 的增加而增加,说明对于相对分布较稀疏(图 5-10)的静脉图像,较大的 P 取值使得计算得到的 $DLBP_{P,R}^{ri}$ 特征直方图分布较紧密而使得不同输入图像特征分布间差异变大进而提高系统识别率。

与 P 参数变化规律不同，R 参数的变化不会使 $\text{DLBP}_{P,R}^{ri}$ 特征提取模型表现发生单调变化，而是当 R 取值超过 2 后整体识别率会递减。基于这一结论，且综合考虑到两者参数增大会大大提高特征提取耗时性，对于后续的识别实验本章设置 (P,R) 的取值为 $(8,2)$。

对于 $\text{DLBP}_{P,R,U}^{ri}$，除 (P,R) 参数设置外，还有 Uniform 模式的控制系数 U，U 的取值分别为 'uniform($U=1$)' 和 'nonuniform($U=0$)'，且不同 U 的取值会导致不同的特征提取耗时和识别结果。为观察不同 U 的取值对于识别结果的影响，本章对常见 (P,R) 取值情况下的 U 取不同值进行识别实验，具体结果如图 5-15 所示。

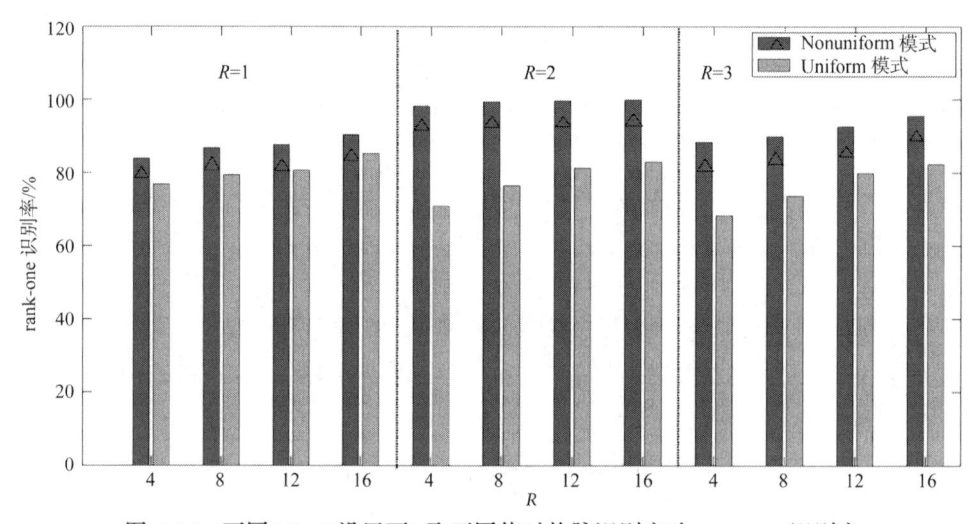

图 5-15　不同 (P,R) 设置下 U 取不同值时静脉识别实验 rank-one 识别率

观察图 5-15 所示在不同 (P,R) 参数设置下 U 取不同值导致的大小关系是一致的，即 'nonuniform($U=0$)' 均高于 'uniform($U=1$)'，一方面说明了 U 取值产生结果不具有统一规律（文献[140]理论分析表明 uniform 模式特征表征能力更强），另一方面说明稀疏的静脉信息分布需要以更多子模式组成的特征直方图模型，综合考虑特征提取耗时和最终识别结果差异，对于后续的识别实验本章设置 $U=0$。

3. Gallery 样本集大小影响分析实验

保证系统在不同 Gallery 样本集设置情况下的识别率保持在 rank-one 水平是一个稳定的生物特征识别系统必须达到的标准。为测试本章设计的 $\text{DLBP}_{P,R,U}^{ri}$ 模型对于大规模样本分布系统的鲁棒和判别性，在识别实验设计时分别将每个样本的 Gallery 样本集数量设置由 1 到 9 可变，其余图像作为 Probe set 进行识别实验，分别针对 LQ 组、HQ 组以及全局静脉图像库进行实验得到具体 rank-one 识别率随 Gallery 样本集变化的规律如图 5-16 所示。

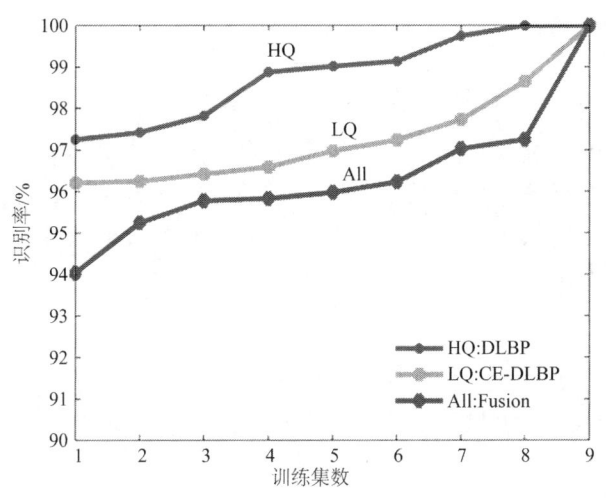

图 5-16　不同 Gallery 样本集设置下静脉识别实验 rank-one 识别率

如图 5-16 所示，最终识别率随着 Gallery 样本集大小增加呈递增趋势，证明了所提出的 $\mathrm{DLBP}_{P,R,U}^{ri}$ 特征提取模型对于大规模静脉识别系统的有效性，即当样本越多时，其特征表征判别性越强，进而使得识别效果越好。

4. 与先进静脉识别算法对比实验

为充分证明所提出的 $\mathrm{DLBP}_{P,R,U}^{ri}$ 特征提取模型和质量依赖识别策略有效性，本章选择其他已取得先进的静脉识别算法对本章所构建的样本库（因为算法作者未将算法实验样本库进行公开）进行对比实验设计。在结果对比指标选择方面，本章选择用于衡量误识率（FAR）和误拒率（FRR）之间分布关系的 ROC 曲线作为识别性能对比指标。在算法选择方面，分别考虑具有良好不变性的局部不变性特征（LIF）提取方法和 LBP 变体模型。

1）LIF 模型对比实验

作为局不变特征提取模型代表方法，SIFT[60]及其改进模型 SURF[61]、ASIFT[151]、RootSIFT[63]由于其具有对旋转、平移、尺度不确定性以及轻微光照变化等因素的高度不变特性而在各类计算机视觉任务以及静脉识别任务中取得了很好图像识别和检索结果。在这部分实验中，本章设计了静脉认证实验，且分别针对 LQ 组、HQ 组以及全局静脉图像库三种情况进行了具体的特征提取和识别实验，并通过 ROC 统计结果分布说明了本章所设计特征提取方法和识别策略较 LIF 模型的优越性。

  针对 HQ 部分样本库的静脉认证实验，通过对比不同模型取得的等误率（equal error rate, EER）结果（图 5-17）可知所提出的 DLBP 特征提取方法 EER（0.036%）远低于传统的 LIF 模型，其中传统 LIF 模型取得最好识别结果为 RootSIFT（1.932%）。此外，不同于传统的 LIF 模型在特征提取之前都需要设计合理的对比度增强算法作为必须的预处理步骤，本章在不对 HQ 部分图像进行 CE 处理的情况下选择不同 LIF 模型即取得了先进的识别结果，从另一个角度证明了本章所采集的静脉图像库中的 HQ 部分的优越性。为对静脉识别研究领域提供算法验证的模板库，本章预对采集静脉库进行扩充后，将其中的 HQ 部分发布供研究使用。

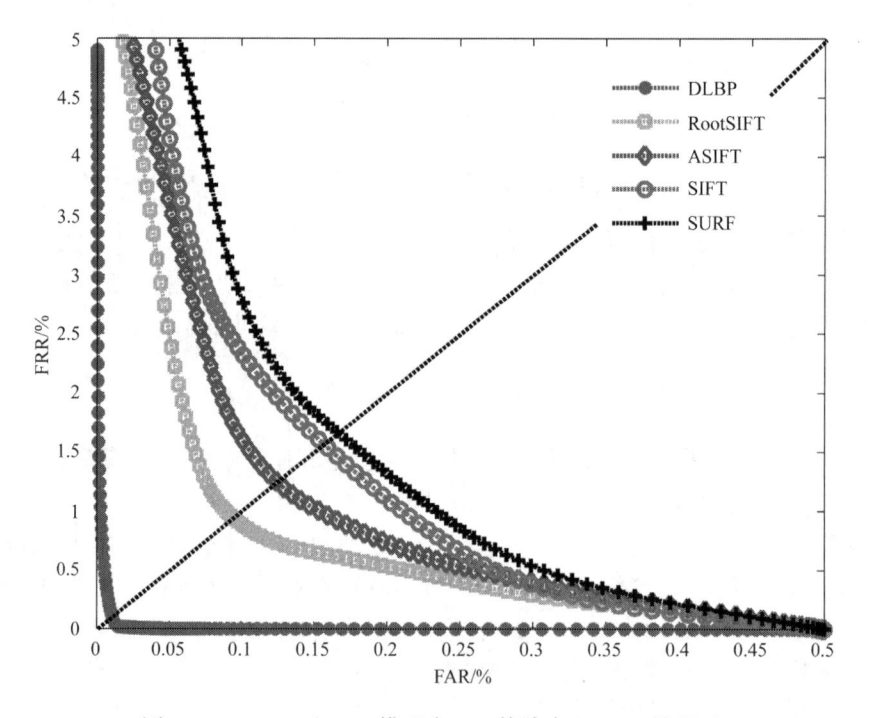

图 5-17 DLBP 和 LIF 模型在 HQ 静脉库上 EER 结果对比

  不同于 HQ 部分实验设计，对于 LQ 部分数据库本章分别讨论了其在进行 CE 和不进行 CE 作为预处理步骤情况下分别选择 DLBP 特征提取模型和 LIF 特征提取方法所得到的结果（图 5-18），及产生该结果的原因。

(a) CE 为预处理

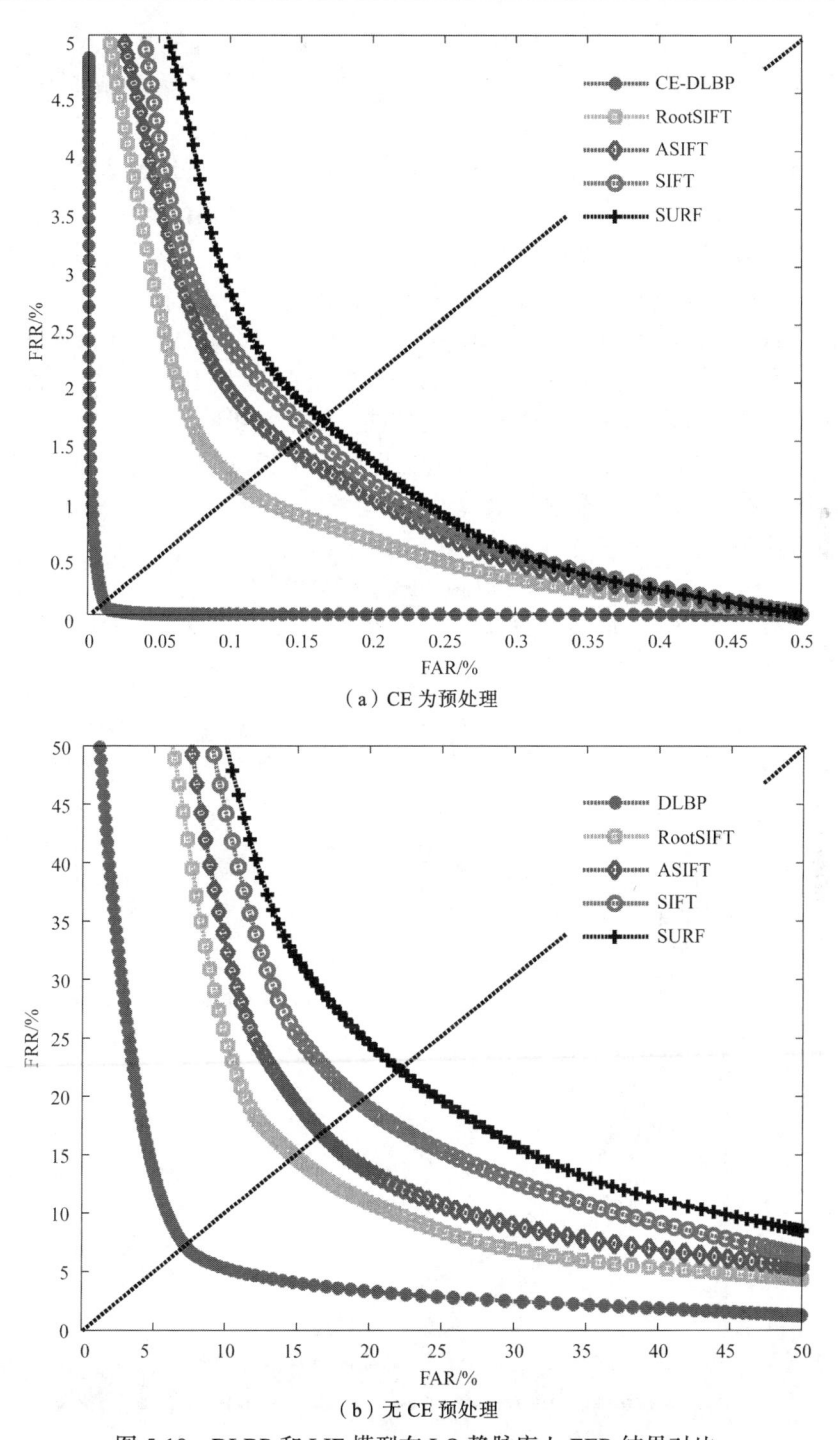

(b) 无 CE 预处理

图 5-18　DLBP 和 LIF 模型在 LQ 静脉库上 EER 结果对比

对比图 5-18 结果发现，基于 CE 作为预处理生成的编码权重和不进行 CE 处理产生的特征编码进行组合得到的 CE_DLBP 模型取得最好的识别结果（EER=0.79%），该识别结果远优于基于传统 LIF 模型得到的最好结果（EER=8.056%），一方面说明了针对 LQ 图像所提出的编码组合策略的有效性，另一方面证明 DLBP 特征提取算法得到的特征表示的判别性能。除此之外，所提出的基于 DLBP 的特征提取方法在有 CE 和无 CE 情况下的识别结果均优于传统 LIF 模型，进一步证明所提出是算法对于静脉信息的表征能力。

此外针对 LIF 模型表现，对比图 5-18(a)和图 5-18(b)中的识别结果（EER 分布），发现经过 CE 增强之后 LIF 识别性能得到一定程度的提升，然而第 4 章已证明 CE 对静脉识别系统带来的增加误匹配率的影响，因此对于基于静脉信息实现的身份认证系统来说，本章所提出的特征提取模型和特征向量生成策略是实际系统实现的最优选择，通过设计实验（表 5-6）对比特征提取耗时特性更加证明这一结论。

表 5-6　不同特征提取算法耗时对比

算法模型	CE_DLBP	DLBP	RootSIFT	ASIFT	SIFT	SURF
算法耗时/ms	76	53	93	90	86	65

除上述针对 HQ 和 LQ 两部分类型图像的识别实验之外，针对全局静脉图像（包含 HQ 和 LQ 且两部分分配比例任意）库的识别实验对比结果（图 5-19）更能客观有效的表明不同算法模型的优劣特性。

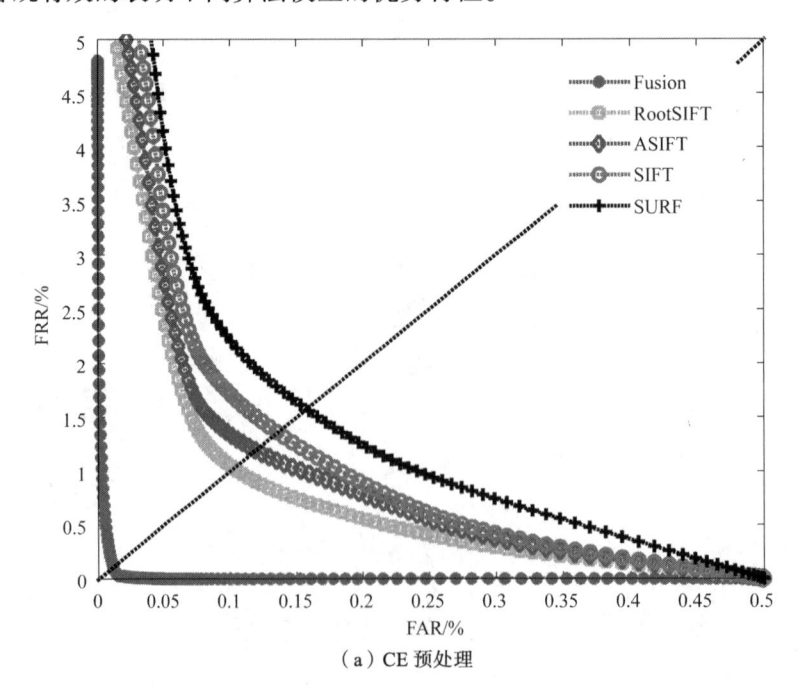

（a）CE 预处理

(b）无 CE 预处理

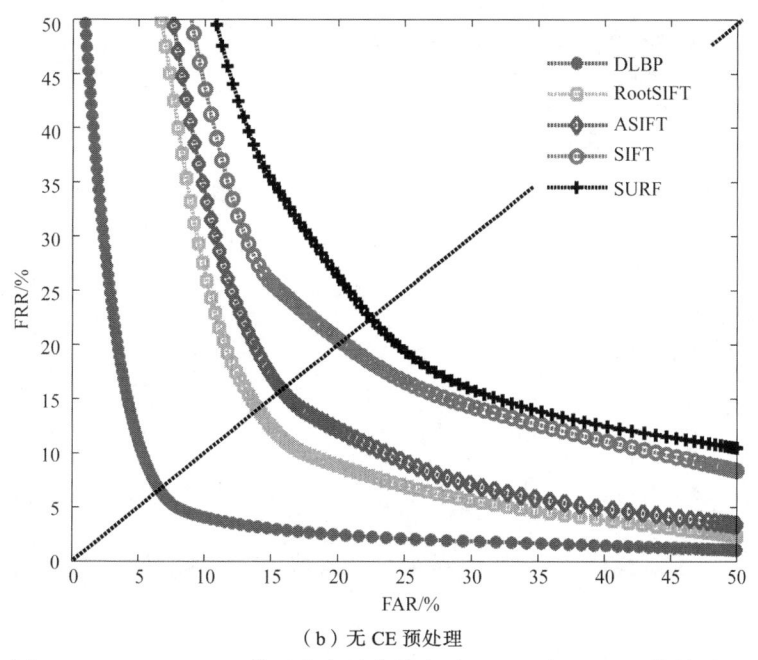

图 5-19　DLBP 和 LIF 模型在全局静脉库（LQ+HQ）上 EER 结果对比

分析发现图 5-19 结果与针对 LQ 组静脉图像识别实验结果分布大致一样，但是 Fusion 识别策略更符合实际应用要求，因为对于大型生物特征识别样本库，其必然会由于生物特征信息的潜在分布特性而存在 LQ 和 HQ 分布，如图 5-19（a）结果表明，本章所提出的特征提取和生成策略的有效性，而在后续实验环节中针对 PolyU 中近红外部分掌纹图像的实验结果证明了提出方法的知识迁移特性。

2）LBPs 模型对比实验

通过与 LIF 特征提取模型的实验对比可以说明所提出方法的鲁棒性，并在一定程度上证明所提取特征的判别性。然而，为证明所提出 DLBP 特征提取方法在阈值计算和权值生成方面较其他 LBP 模型的优越性，设计基于 LBPs 模型的静脉识别实验是必要的。这一部分对比实验使用的 LBPs 模型主要集中在已在其他类型生物特征识别实验中取得先进识别结果的算法，具体包括 LBP[56]、LDP[57]、LTP[58]、PLBP[152]、LLBP[153] 五种 LBPs 方法（具体算法原理及实现细节介绍可参阅相应参考文献）。在实验设计环节，仅仅考虑更符合实际情况的全局静脉样本图像特征提取和匹配实验，具体的实验结果（EER）如图 5-20 所示。

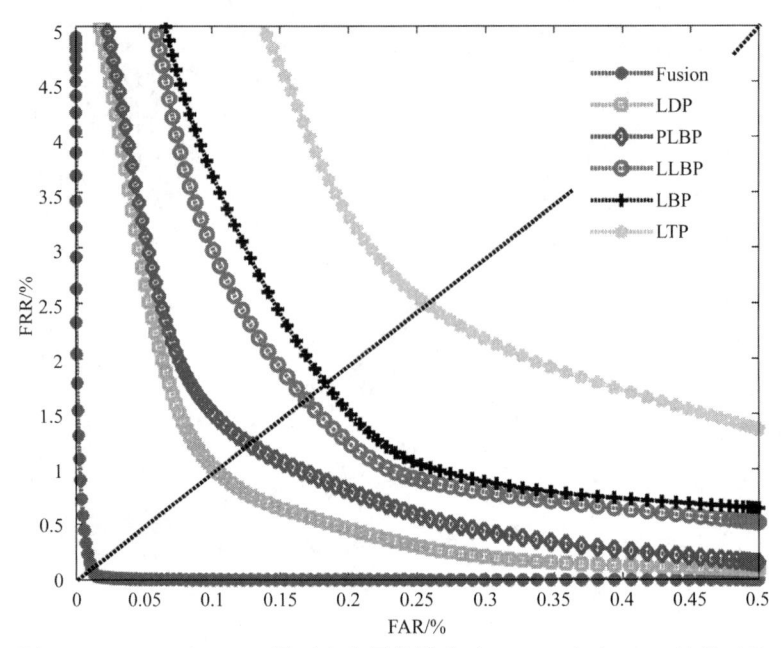

图 5-20　DLBP 和 LBPs 模型在全局静脉库（LQ+HQ）上 EER 结果对比

分析图 5-20 所示 EER 结果，其分布和图 5-19 中的全局静脉识别实验基本一致，本章所提出的方法结果（EER=0.058%）远远优于其他 LBP 改进模型（最优 EER=1.932%）。该实验结果充分证明本章所设计的基于邻域最大类间方差确定阈值和权值进而生成最终特征编码结果的模型相较其他类型 LBP 及其改进模型对稀疏静脉分布结果信息编码的有效性，以及抗干扰性能。

5. 知识迁移特性（PolyU 识别实验）

为验证所提出特征提取算法和特征编码生成策略对生物特征图像表征能力的有效性，本章选择多光谱 PolyU 掌纹图像库中的近红外部分（默认近红外成像条件下可以得到掌静脉图像）进行实验。实验模式设置为掌静脉验证实验，将每个样本随机选择 1 幅图像作为 Gallery 样本集，其他剩余的 11 幅图像作为 Probe set，依据图 5-9 进行图像特征提取和直方图生成，该方法取得结果及其他在多光谱 PolyU 近红外部分图像库中取得先进识别结果的方法的对比如表 5-7 所示。

表 5-7　在 PolyU 掌静脉图像库取得先进识别结果模型对比

方法参考	提出时间	模型介绍	识别结果(EER)
MMICP[154]	2009 年	基于多尺度匹配滤波器进行掌静脉特征提取，随后设计 ICP 算法进行匹配	0.557%

续表

方法参考	提出时间	模型介绍	识别结果(EER)
FF[73]	2010年	滤波器进行特征提取，随后在决策层进行融合策略设计实现匹配	0.012%
NH-SVM[155]	2011年	基于NMRT和Hessian矩阵分析进行特征提取，随后训练SVM进行分类识别	NMRT: 0.004% Hessian:0.43%
MG-DF[156]	2013年	组合曲率及Gabor滤波器设计合理特征提取模型，随后在决策层进行融合策略设计实现匹配	0.1023%
GPHM[157]	2014年	利用高斯随机变换提取特征，随后计算特征矩阵主方向成分作为最终特征表示，在匹配阶段计算特征直方图相似度得到最终识别结果	0.14%
本书提出的	2016年	基于所提出的DLBP模型进行特征提取，设计改进型Chi-square距离度量准则进行特征匹配得到识别结果	0.079%

对比表5-7所示结果，本章所提出方法取得识别率为0.079%，而其他方法最好结果为0.012%，结果基本一致，充分证明了本章所提出特征提取方法和策略对于生物特征识别任务的有效性。

5.5 本章小结

静脉图像由于隐藏于手部皮肤之下，在利用其潜在血液细胞光学吸收特性进行成像时会由于其周围组织的光学特性导致成像质量相对较低。为利用静脉图像特征稳定、大规模图像库下可区分（尤其是存在近亲、双胞胎等情况）特性强等优势设计鲁棒的生物特征识别系统，有效解决其对比度低的问题成为必备静脉图像预处理步骤之一。当前主流的解决方法基本集中在对比度增强方法设计上（也有少量研究通过设计图像重构策略得到高对比度结果），且基本当前所有主流的静脉识别框架都会设计特定对比度增强方法。然而，通过第4章的实验证明CE这一必备预处理过程会通过引入伪静脉信息、改变原有静脉分布、不可避免地增强噪声信息等弊端导致误匹配情况的发生，进而使得整个基于静脉信息的身份认证系统的稳定性大大降低。

为有效解决这一问题，本章从设计有效的静脉图像采集系统和质量依赖型特征提取和识别策略两个角度出发进行相关内容的理论研究和算法实现。在采集设备制作方面，如第2章所述通过引入基于质量评价得分设计光照反馈控制系统进而有效提高静脉图像成像质量。然而，对于大规模样本库由于特定类型采集对象（如瘦弱者、女性、儿童）等静脉信息相对不明显的对象，其成像质量依然无法通过硬件改进而得到提高，因此有效的特征提取和匹配算法设计对于大规模静脉识别问题是必要的。

为解决多质量样本分布识别问题，本章提出一种质量依赖型特征提取模型。基于大规模静脉样本库多质量类型图像分布特性，设计实现了一种基于静脉图像锐化程度和对比度度量准则的无参考静脉质量评价算子，通过该高效率算子得到质量评价得分后，设计改进型无监督聚类模型（根据特定静脉图像特性设计迭代终止条件）得到图像质量分类，即 HQ 和 LQ 两组。在特征提取阶段，基于 DLBP 算法设计质量特定特征提取策略。对于 HQ 图像，直接调用设计的 $\text{DLBP}_{P,R,U}^{ri}$ 算法进行邻域鲁棒二值化特征编码，并在进行 L1 归一化后级联得到最终特征分布直方图。对于 LQ 图像，为提高特征表征判别性，选择性地引入 CE 作预处理。对于二进制编码生成，直接对 LQ 图像进行 $\text{DLBP}_{P,R,U}^{ri}$ 特征提取；对于编码权值生成，则在对应邻域像素点进行 AdaptiveHE 处理后再计算对应权值，随后将对应像素点的权值和编码组合得到最终的特征分布直方图。在特征匹配阶段，设计改进型 Chi-square 距离度量准则得到最终的识别结果。

在实验设计方面，针对 $\text{DLBP}_{P,R,U}^{ri}$ 方法中参数设计识别实验得到最优参数配置为（$(P,R,U)=(8,2,0)$）。随后通过设计与 LIF 及 LBPs 模型的对比识别实验证明本章提出的特征提取和生成策略的有效性，通过设计在 PolyU 近红外图像库上的识别实验证明所设计方法的知识迁移特性。基于本章工作，未来会针对 CE 预处理对 LIF 模型带来的影响进行理论模型建立，进而设计实现有效的 Contrast-Invariant 特征提取模型。

6 相似图像知识迁移网络模型

6.1 高鲁棒迁移学习模型

基于静脉识别技术设计鲁棒身份认证系统虽具有其潜在优势,但此类系统在公司考勤、视频监控、身份鉴定等领域仍然无法得到广泛应用。不同于工业应用研究现状,在学术领域对静脉图像分割、特征提取和识别算法的研究和实现成果丰富,基本包括了基于图像分析的模式识别领域的各种算法。对于最为关键的特征识别领域,大都为 Hand-Crafted 特征提取模型,主要包括基于静脉拓扑分布特征、统计特性矩阵表征特征、基于灰度梯度分布特性的局部不变性特征以及静脉纹理编码四种框架,这四类框架也是解决其他模式识别问题最常用的模型。然而传统模式特征编码模型存在特征信息不具有语义有效性,无法有效基于特征分布进行各类模式识别(特征表征、图像分割、图像去噪、显著性检测等)问题求解。

依循"From Shallow Coding to Deep Coding"的研究思路,本章引入可以学习到鲁棒且高判别语义特征信息的深度卷积神经网络模型(DCNN)进行有效静脉识别特征编码和分类算法设计。当前基于 DCNN 模型进行生物特征识别模型研究大都集中在人脸图像任务中,而针对其他生物特征图像的分析模型基本没有,制约这一研究发展的主要原因在于其他类型生物特征图像数据库规模较小,与基于大规模样本库训练得到有效的 DCNN 模型这一特性相违背。为解决无大样本库训练深层网络模型这一问题,本章从"设计输入样本规模匹配层级网络模型"和"基于知识迁移进行有效特征提取"两个思路出发设计实现有效的深度静脉图像特征编码模型。

6.2 深度卷积神经网络模型

在过去几年,深度学习技术已被成功应用到深度学习技术(computer vision,CV)、语音识别和自然语言处理(natural language processing,NLP)等领域[158],各种神经网络模型(CNN、RBM、LSTM 等)在各类任务中较之前传统模式编码方法模型取得了实质性的进步,这些神经网络模型的主要发展过程及相互之间的结构共同性如图 6-1 所示。在 DCNN 模型发展初期,由于训练样本不足及计算能力的限制，很难训练得到一个不存在过拟合问题的大规模、高容量深度卷积神经网络模型。近几年，随着标记数据的爆炸式增长以及图形图像处理器并行计算功能的提升和完善，几种经典的 DCNN 模型已在各类计算机视觉任务中取得了先进的结果。

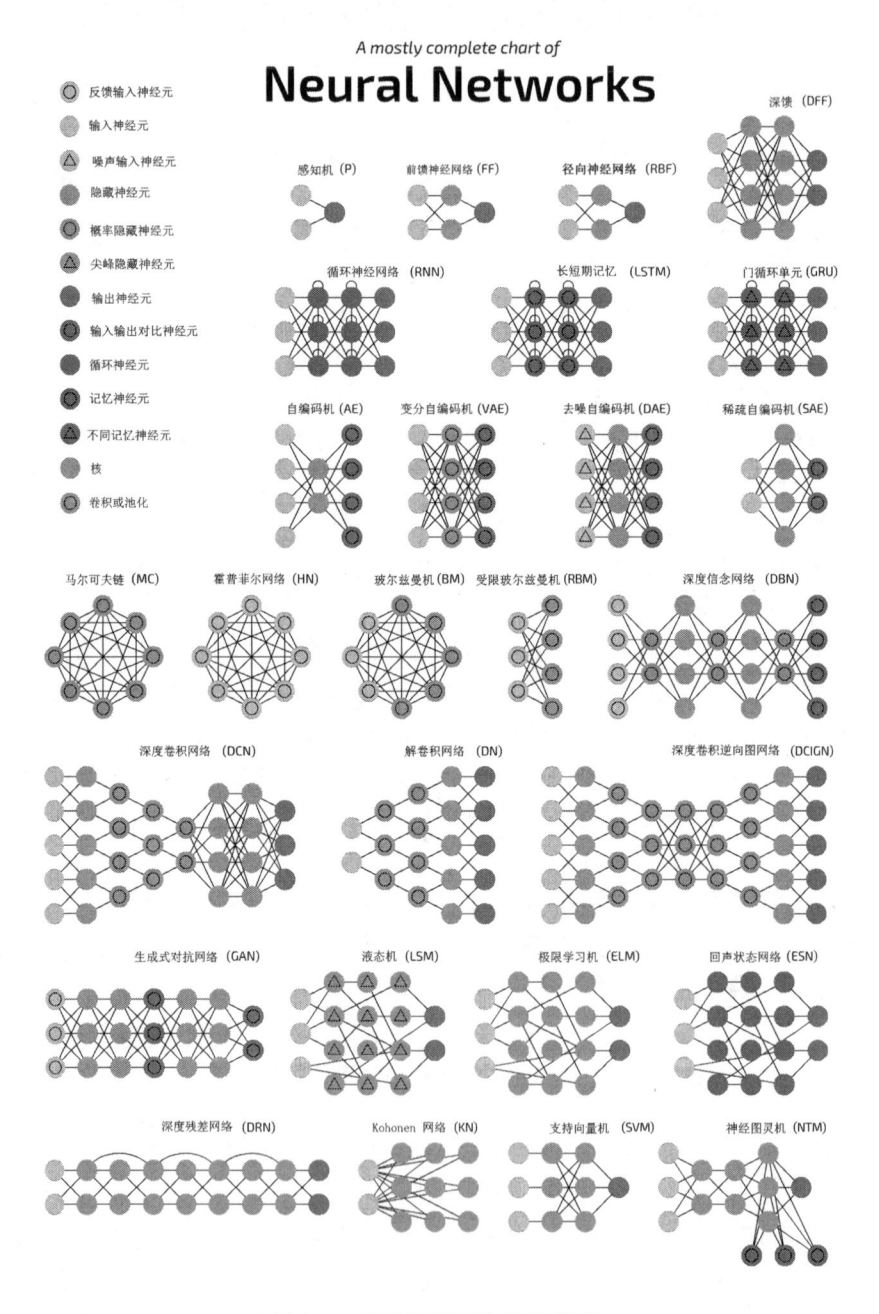

图 6-1 主流神经网络架构模型

在众多有效的深度学习模型中，针对图像信息进行特征编码和分类最有效的是卷积神经网络（convolutional nerual network）模型，原因在于当多维图像信息作为网络输入时，这些样本图像可以直接作为网络输入而无需传统图像编码模型中设计的复杂的特征提取以及数据重建的过程。CNN 是一种类似于生物神经网络结构而设计的权值共享型多层感知器模型，这种网络结构具有权值共享实现的参数维度降低、对输入图像发生的平移、倾斜、比例变换以及其他形式变化也具有不变性的优点。

6.2.1 DCNN 模型历史发展

1968 年，Hubel 和 Wiesel[159]通过对猫的视觉皮质区作用机理进行实验建模分析发现，动物视觉皮质区的细胞可以实现对感受野（receptive fileds）光学新信号的检测与传输。基于这一发现，Fukushima 在 1980 年提出了神经认知机（Neocognitron）这一卷积神经网络原始模型[160]，该模型首先将输入视觉信息分解得到不同子模式，之后对各类模式信息在通过分层递阶型连接的特征平面进行特征分析。这一层级分析过程试图将视觉系统功能进行模型化处理，进而使得神经认知机能够在物体发生不可控的微形变或位移等干扰时仍然完成准确识别任务。

Fukushima[160]在定义神经认知机时将其组成分成两个功能性单元，即实现输入信息特征模式编码的 S-元和对形变信息进行修正的 C-元。其中，S-元中有两个特征编码功能控制参数，即感受野尺寸和阈值，感受野用于确定对输入信息连接数目，而阈值则控制对不同类型特征子模式的反应程度。S-元和 C-元实现结构性信息处理机理为：每个 S-元结构中的感光区接收的 C-元阈值通过的视觉信息应该呈正态分布。如果 S-元感受到分布为边缘产生的模糊性信息较中央部分更明显，则 S-元通过接手这种非正态分布实现了系统对于形变和位移等干扰的鲁棒特性。

由神经认知机的工作机理可知，训练模式与设计的变形刺激模式对感受野区域的边缘及中心功能区的效果差异越大越好，模型改进工作可以通过提出实现非正态模糊分布方法进行。其中，最具代表性的为 Fukushima 提出的带有双层 C-元设计的改进神经认知机。此外，Fukushima 为了提高神经认知机的判别能力引入新的参数设计，该参数代表一种抑制信号，能够有效减弱或抑制神经元在学习过程中对重复激励特征的响应。也有学者尝试将进化计算模型与神经认知机进行结合，通过进化计算策略设计减弱神经元对重复输入的响应学习，使得网络神经元更多地注意不同输入特征分布来提高判别能力。

上述基于神经认知机进行改进的模型均被称作 CNN 原型，而真正有效解决视觉任务的具有多层神经网络结构的现代模型是由 Le Cun 等[161]在 1990 年为解决有效手写数字识别而提出的模型 LeNet-5 及其改进模型[162]。LeNet 的多层网络结构通过误差反向传播（backpropagation）算法[163]实现，该模型能够直接对输入图像进行训练学习得到有效的特征表示参数。与 LeNet 同期出现的 Zhang 等[164]提出一种具有 shift 不变性的手写数字图像识别网络模型（SIANN），虽然这些网络能够有效识别各类数字，然而当时由于标记训练样本以及高速并行图形计算处理器的缺乏，使得这些网络模型无法进行扩展和训练，以便解决更加复杂的视觉任务，如大规模图像和视频分类[158]。

尽管在 LeNet 之后出现越来越多的复杂且有效的卷积神经网络结构[165-169]，然而这些结构的基本组成部分基本保持不变，即包含卷积层、池化层和全连接层。如图 6-2 表示一个完整的图像分类卷积神经网络模型框架，其中不同功能层的作用及图像变换过程分析如下。

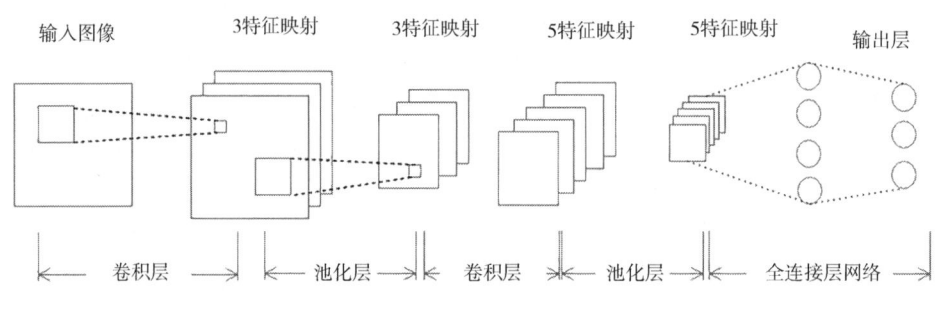

图 6-2　卷积神经网络框架

6.2.2　DCNN 模型分析

1. 卷积层

卷积层是 CNN 结构最为关键的部分，其通过层级结构学习输入图像的有效特征表示，每一个卷积层均包含若干个不同的卷积核设置，进而计算得到不同的特征图（feature map）。实际层级连接时，每一个卷积层的神经元均对前一层的邻域若干神经元进行并行计算处理得到，这一邻域单元被称作 CNN 的局部感受野。实际计算过程中，首先将输入与可学习的卷积核进行卷积，随后通过激活函数对计算结果进行逐元素计算得到最终的对应可学习卷积核的输出结果。为减小网络参数量，卷积核取值对于前一层不同像素点之间是共享的，而同一卷积层的不同特征图是通过设置不同的共享卷积核处理得到的。对于第 l 层的第 k 个卷积核对输入像素 (i,j) 的卷积特征计算方法：

$$z_{i,j,k}^l = w_k^{l\mathrm{T}} x_{i,j}^l + b_k^l \qquad (6\text{-}1)$$

式中，w_k^l 和 b_k^l 分别代表第 l 层中第 k 个卷积滤波器的可学习权重和偏置参数，$x_{i,j}^l$ 表示第 l 层坐标为 (i,j) 的待卷积输入像素点值。对于权值共享表示对于生成第 l 层 $z_{i,j,k}^l$ 的 w_k^l 是共享的，而非特定核设置的，这样可以降低网络复杂度，进而使得网络通过 BP 算法训练更容易。得到卷积计算结果后，通过设计合理的激活函数得到卷积特征图的像素值。在实际的 CNN 结构中，激活函数设置为非线性函数，这一设置可以使得网络能够学习到输入图像的非线性特征分布，通过激活函数 $f(*)$ 对卷积结果进行再处理：

$$C_{i,j,k}^l = f\left(z_{i,j,k}^l\right) \qquad (6\text{-}2)$$

目前在 CNN 中普遍使用的激活函数有两种：Sigmoid[161, 162]和 Relu[170]，不同函数具体非线性映射结果如图 6-3 所示。

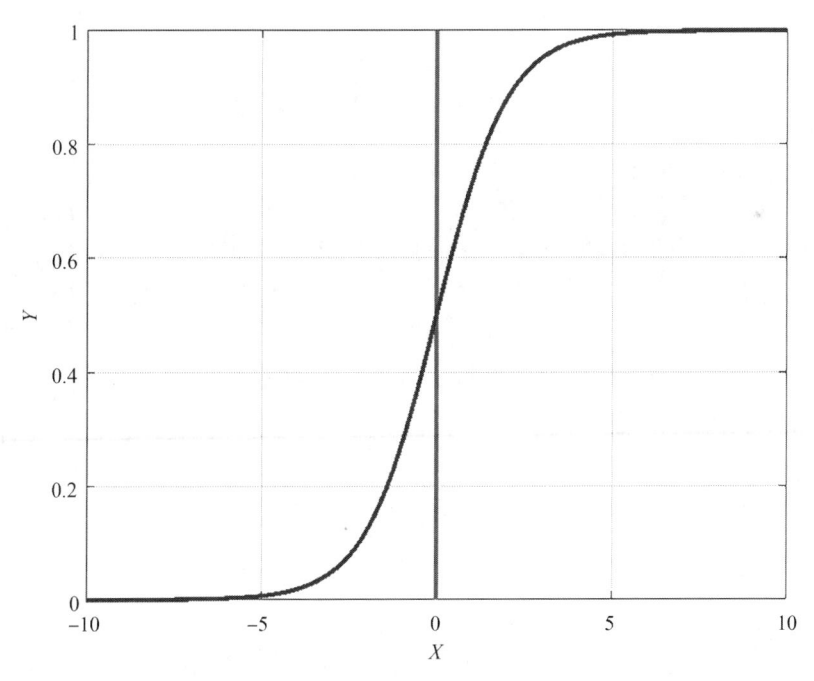

(a) Sigmoid 函数

(b) Relu 函数

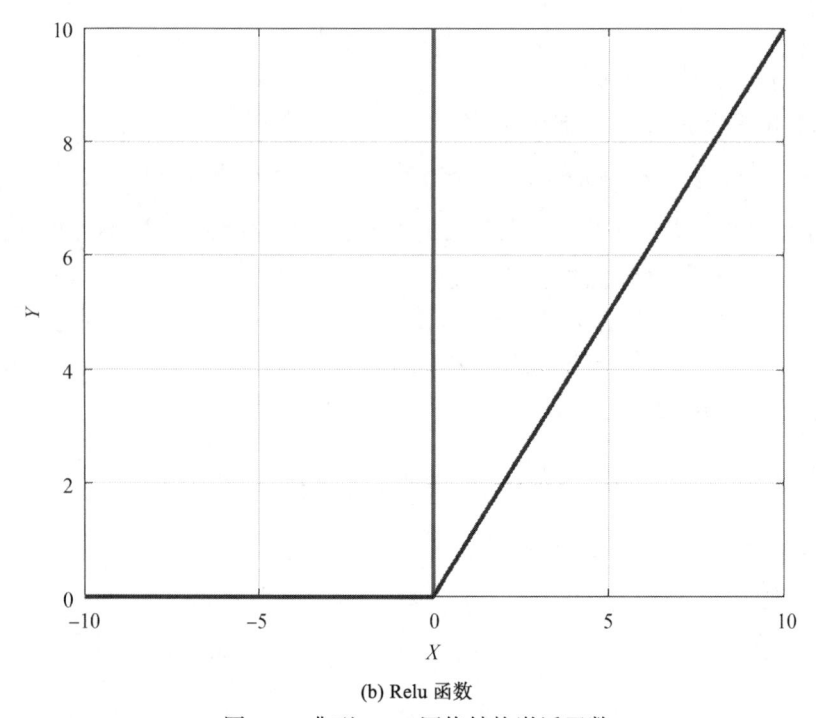

图 6-3　典型 CNN 网络结构激活函数

卷积层的参数除主要的可学习滤波权重参数和偏置外，滤波器的大小以及卷积操作步幅也是需要针对特定输入图像进行有效设计的超参数。基于不同的参数设计计算得到的不同特征图分布的具体计算过程如图 6-4 所示。

图 6-4 有效表示了基于特定卷积核和偏置参数设置，不同步幅进行卷积核激活函数进行结果求解的过程。通过比较（a）和（b）可以发现，输入图像大小、卷积步幅设置和卷积后得到的特征图大小之间有关系，通过分析可知关系如式（6-3）和式（6-4）所示：

$$W_2 = \frac{W_1 - F + 2P}{S} + 1 \quad (6\text{-}3)$$

$$H_2 = \frac{H_1 - F + 2P}{S} + 1 \quad (6\text{-}4)$$

式中，W_2 和 H_2 是卷积后特征图宽和高，W_1 和 H_1 为卷积前输入图像宽和高，F 是卷积核尺寸（一般设置为 3×3 或 5×5 大小），P 是 Zero Padding 参数（一般设置为 0），S 则表示步幅大小，不同步幅得到卷积特征图像如图 6-4 所示。

6 相似图像知识迁移网络模型 ·171·

输入图像（5×5）　　卷积核（3×3）　　卷积偏置（3×3）

$$C_{i,j,k}^l = f\left(w_k^{l\,\mathrm{T}} x_{i,j}^l + b_k^l\right)$$

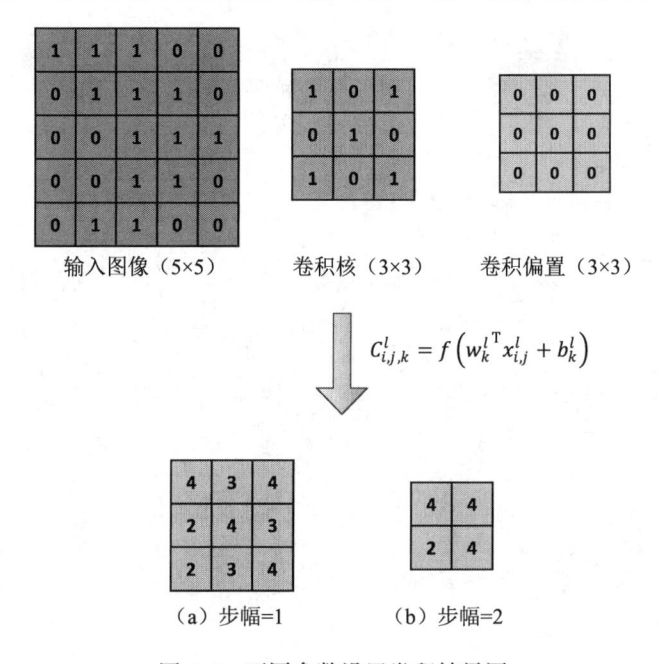

（a）步幅=1　　（b）步幅=2

图 6-4　不同参数设置卷积结果图

激活函数为 Relu

2. 池化层

池化层通过降低特征图分辨率（尺寸）一方面实现平移不变性表征参数学习，另一方面通过设计层级结构实现尺寸递减可以在全连接层得到特征列向量，进而实现端对端训练 CNN 模型。每一个特征图对应的连接池化层的具体池化过程可表示为式（6-5）：

$$P_{i,j,k}^l = \mathrm{pool}\left(a_{m,n,k}^l\right), \forall (m,n) \in \mathcal{R}_{i,j} \quad (6\text{-}5)$$

式中，$\mathcal{R}_{i,j}$ 表示像素 (i,j) 的局部邻域，对于深度为 X 的图像，因为是各层进行独立池化操作，因此池化处理后得到的图像深度仍为 X。典型的池化操作算子有均值池化[171]和邻域最大池化[165,166,172]。通过设置合理的层级结构，对输入标记图像进行学习训练可以发现（图 6-5），第一层卷积层学习到的是低质图像特征（图像边缘以及色彩信息块分布），而后面的卷积层则通过学习得到更加抽象的特征表示。通过将若干个卷积层及池化层进行组合可以得到有效的提取输入图像高质且任务特定语义信息。

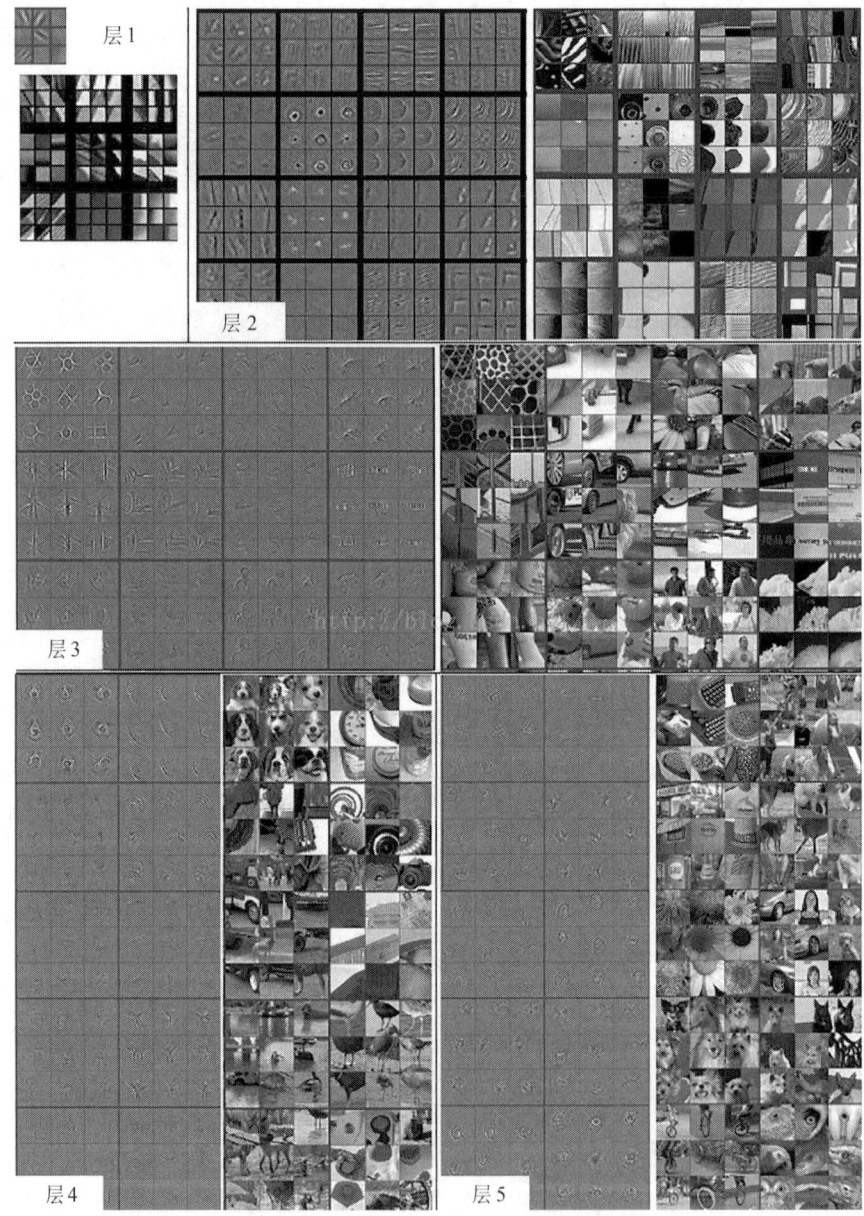

图 6-5 CNN 层级特征参数可视化结果

观察图 6-5 不同层所示的特征参数分布可知，前面层学到的滤波器参数作用和传统的 Gabor 滤波过程类似，而通过越高层滤波器参数可视化发现，其所学习信息越不具有规律性分布，而通过识别结果的变化可知其越具有特定任务语义特性。

3. 全连接层

所有卷积神经网络系统中均在经过若干个卷积和池化层的特征学习之后，设置一个或若干个全连接层，基于文献[167，168]可知该层可以抽取卷积层学到的语义信息，进而得到特定任务特征表征参数分布。全连接层（全连接卷积层）的具体操作为通过设计合理尺寸卷积核将前一层的特征图分布进行学习进而对每个输入特征图处理得到固定维度的具有语义特性的特征信息，也有网络框架[168,169]通过 1×1 的卷积核设置实现全连接层的作用，随后通过实现分类的全连接层得到最终的分类识别结果。

分类全连接层通过设计合理的损失函数实现误差计算，进而通过如表 6-1 所示的误差方向传播过程实现网络特征表征参数的求解。

表 6-1 卷积神经网络训练过程

基于梯度下降和误差反向传播进行 CNN 训练
目标函数：$\min\limits_{X\in\mathcal{R}} E(F(X),Y)$
模型输入：$(X_i)_{i=1}^{N}$
模型输出：层级网络参数（卷积层、全连接层）
1：输入预处理：$\mu=\dfrac{1}{N}\sum\limits_{i=1}^{N}X_i,\ X_i=X_i-\mu$;
2：**for** $j=1$ **to** M **do**
3：　　计算层级输出：$a_j^l = F^l(X_i)$;
4：　　**for** $j=1$ **to** N **do**
5：　　　　计算传播误差：$e_j=\dfrac{\partial E_d}{\partial F_j^l}$;
if $e_j > e_{def}$ **then**
6：　　　　计算层级梯度：$a_j^l e_j = \dfrac{\partial E_d}{\partial w_j^l}$
7：　　　　**end if**
8：　　**end for**
9：　　$F^* = \min\limits_{X\in\mathcal{R}} E$
10：**end for**
11：训练结束即可得到有效网络模型

通过将上述三个主要模块进行有效组合和特定函数选择和设计，可以得到在不同视觉任务中取得成功的 CNN 模型，例如最经典的 LeNet-5 的层级结构设计和图像变换过程如图 6-6 所示。其包含了三个卷积层（其中包括一个用于特征向量生成的全连接卷积层）、两个池化层以及两个全连接层（其中包括一个用于分类结果输出的全连接层）。而对于卷积神经网络改进则主要集中在这三

个模块的特定改进和激活函数的选择，以及对特征参数分布进行定义的正则方法和对输入图像进行处理的数据增强方法。

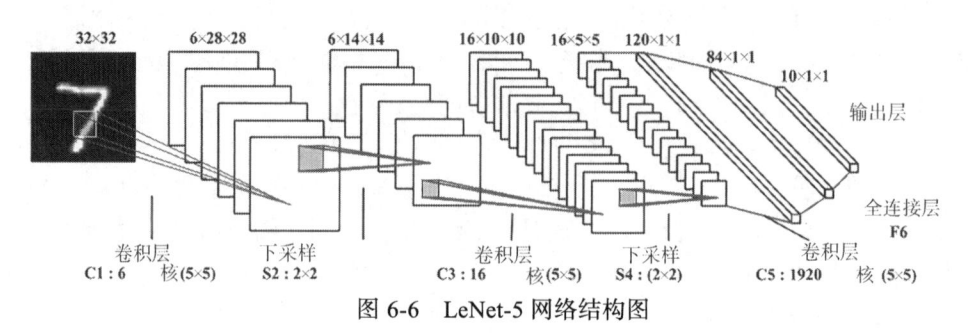

图 6-6　LeNet-5 网络结构图

基于误差方向传播及梯度下降训练得到有效的卷积神经网络模型自2006年以来得到极大的发展，其改进策略设计的核心部分集中在网络结构及训练方法的改进。其中最为关键的一个架构为 AlexNet 模型[166]，该模型网络结构和图 6-6 所示的 LeNet-5 网络结构很相似，但在网络深度上进行了改进进而提高网络的学习能力。近几年刷新 AlexNet 在 ILSVRC 数据库上成绩的网络模型众多，其中最经典且应用最为广泛的四种框架分别为 ZFNet[165]、VGGNet[167]、GoogleNet[168]以及 ResNet[169]。基于这几种框架的改进路线可以发现，当前主流的深度学习研究方向和改进策略主要为对网络深度进行扩展进而提高网络对于大规模输入数据的学习能力。例如，ResNet 的网络层级深度是 AlexNet 的 20 倍，是 VGGNet 的 8 倍。通过扩展层级结构，网络的非线性映射能力得到提升，进而得到更加有效的任务特定语义表达。此外，增加网络层级结构复杂度的弊端即增加了网络的训练难度和过拟合的可能性，进而使得该策略无法得到稳定的改进型结构设计，为了权衡结构加深的优势和问题，以数据增强、知识迁移权重初始化以及 DropOut 等为代表的改进策略在近几年得到广泛研究和应用。具体的深度卷积神经网络架构目前已有的研究重点及改进策略（tricks）等研究可参考文献[158]中的分类介绍。

6.3　基于结构自生长静脉识别模型

目前，将深度卷积神经网络模型应用于静脉识别最大的问题是无大规模标记静脉图像数据库，进而使得训练完整的 DCNN 模型会出现过拟合或者网络训练不充分导致系统识别率低，无法真正利用 DCNN 模型的潜在非线性映射学习能力。

为了构建深度学习网络结构，并基于该结构设计手背静脉同步特征学习和分类模型，结合 RBF 神经网络的优点，在已有卷积神经网络模型的基础上引入可用于逆多二次函数表示的正则化 RBF 网络进行改进，构建类似视觉感知模型的特征学习网络模型，设计实现不同于传统"手工设计特征+人为进行特征选择+分类器训练"的方法，在获取有效静脉图像基础上，采取深度特征学习网络结构设计，使有效图像区域的灰度值分布直接利用已训练完的深度特征学习网络结构得到有效判别特征表示，之后利用 RBF 作为输出层设计得到静脉识别卷积神经网络（vein recognition convolutional neural network, VCNN）模型，为静脉识别领域提供新的思路和方法。

6.3.1 静脉识别网络结构设计

卷积神经网络模型是一种具有类似人脑学习能力的语义信息表征复杂模型，是目前机器学习领域最热门的研究模型之一。其采用的层级特征分析模型无需复杂的图像预处理过程即可学到具有高级语义特征的学习模型，且该模型通过模仿人体视觉感知原理可以得到特定任务型特征表征结果[173]。但是，传统网络结构中的输出层和之前的特征学习层是全连接形式，该连接方法导致系统收敛速度和学习性能受限。RBF 网络是一种非线性函数映射能力最优的前向网络模型，为充分利用其非线性特征学习能力，本节在原始卷积神经网络结构的最后一层全连接层和输出层之间添加 RBF 网络层，并根据 RBF 网络结构增加原始降采样层神经元数量，最终得到具有更强特征学习能力和收敛能力的深度静脉识别网络模型。

本节基于 RBF 网络模型改进得到的识别网络基本结构如图 6-7 所示，该网络中的卷积滤波层由若干个有效卷积层 C 和降采样 Pooling 层 S 级联组成，其中每个 C 层和 S 层均由指定个数的二维特征平面图（feature map）构成，而每个二维特征平面图则包含多个互不连接的神经元。卷积神经网络结构中的 C 层负责特征抽取，其每个神经元的采样输入范围（前一层为之前一级的输入层或者降采样层）由前一二维特征平面图的局部感受野大小决定，用来学习该局部感受野范围内像素分布特征，这一过程设计是模仿大脑皮层的视觉局部感受野信息处理机制，每一个 S 层用作尺寸降低和特征维数约简，包含若干个映射平面。其中，每个映射平面主要用于对之前的特征抽取层像素信息进行局部平均及二次特征提取。此外，卷积神经网络中设计的同一特征提取核实现的权值共享策略可以在不降低模型特征学习能力的同时大大降低系统的计算复杂度。基于这一网络结构设计，采用二维分布静脉图像直接作为网络输入进行训练，从而可以通过层级误差反向传播得到有效参数结果，最终得到具有旋转、缩放和平移的不变性的静脉图像特征表示。

该结构最大改进在于引入具有良好非线性映射和分类特征学习能力的 RBF 网络用于改进原始网络所学特征分类性能不够的问题，基于 RBF 具有的输入输出直接非线性映射学习的能力，该模型可以以极高的精度逼近任意非线性函数模型，具体的网络结构为 3 层，其中基函数为拟多二次函数，具体形式：

$$\varphi(r) = \frac{1}{\sqrt{r^2 + \sigma^2}} \tag{6-6}$$

引入 RBF 作为全连接输出层函数设计，使得网络在通过 RBF 构建误差进行反向传播和梯度下降进行训练得到参数稀疏、对小样本训练库不产生过拟合等问题、识别率相对较高的静脉识别系统，证明 DCNN 应用于静脉识别问题的可行性。

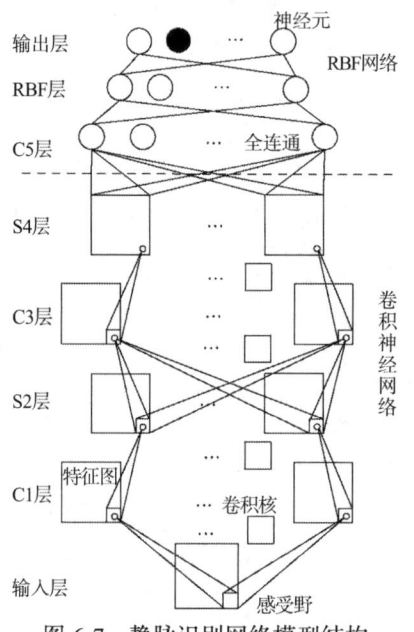

图 6-7 静脉识别网络模型结构

6.3.2 小样本网络结构自生长策略

类似于传统的生物视觉感知系统，本节所构建的静脉特征学习网络结构中的卷积网络部分可以通过层次化前向学习和反向误差传播以及局部感受野特征抽取等设计实现有效语义信息表示学习。此外，基于卷积神经网络模型具有的增加各层感知器的数量可提高其特征学习和分类能力的特点对结构进行二次改进，同时增加模型对输入图像中存在的不可控制的非稳定扰动的鲁棒性，但这些特性的实现需要大规模输入样本进行不断的迭代和误差传播，从而得到最优收敛模型。如果训练样本不足（本章所构建样本数为 500 的数据库属于样本量不足的情况），会导致网络训练不充分，学习能力下降，本节提出一种网络结构自生长的模型训练方法，从初始化的三层卷积神经网络结构开始，根据层级生长规则，自动生长到网络的识别能力和检测效率满足既定阈值为止，经典网络结构示意图如图 6-8 所示。

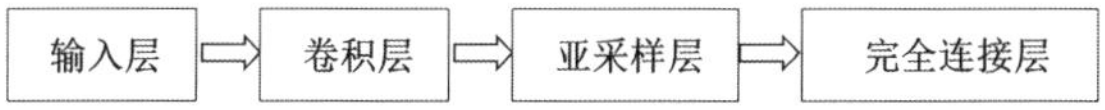

输入层 ⇒ 卷积层 ⇒ 亚采样层 ⇒ 完全连接层

图 6-8　传统卷积神经网络基本框架

为有效解决网络训练过拟合或训练不足等问题，本章所提出的网络层级结构自生长准则如下：

（1）为了保证生长过程中各层的特征图不丢失，我们对网路结构中的 C1 层、S2 层、C3 层、S4 层进行同步匹配生长，设各层的特征图数量分别为 N_{C1}，N_{S2}，N_{C3}，N_{S4}。具体生长规则为：C1 层特征图每次的生长数量为 4，S2 层的特征图的数量与 C1 层保持一致，C3 层的生成方法为 C3 层的特征图的数量为 $M_1+M_2+M_3+2$，其中 M_1 表示以 S2 层中的 $\frac{N_{S2}}{4}$ 个相邻的特征图组合作为输入的特征图的数量，而 M_2 表示的是以 S2 层中的 $\frac{N_{S2}}{4}+2$ 个相邻特征图组合作为输入的特征图的数量，M_3 则表示以 S2 层中的 $\frac{N_{S2}}{4}+2$ 个剩余的不相邻特征图组合作为输入的特征图的数量；C3 层最后一个特征征图以 S2 层的全部特征图组合作为输入。此外，S4 层的特征图数量与之前的 C3 层相同。

（2）双层阈值标准设置：在阈值标准中分别设置了训练样本过程中网络的平均误差指标和误差收敛速度两个阈值。第一层标准为平均误差，在训练初始的深度学习网络结构时，如果统计的平均误差没有达到指标，则选择继续生长网络结构，直至平均误差达到设定的阈值；之后在第二层标准中考察样本误差收敛的速度，如果收敛速度未超过设定阈值，则继续生长网络从而实现网络结构最优化设计，最终，设计生成误差收敛速度符合要求同时具有较低的平均误差的深度网络结构。

6.3.3　结构自生长网络训练方法

基于卷积网络的静脉特征学习网络结构（具体流程图如图 6-9 所示）能够通过大量学习获得各隐层输入与输出的映射关系，从而使深度学习网络能够在各层均能抽取数据特征，达到深度挖掘数据本质的能力。本书所设计的有监督训练的反向传播算法，分为 2 个主要阶段：第一阶段为前向传播阶段，静脉样本图像数据直接输入网络的第一层（输入层），经过中间设计的各隐层，逐层变换，逐层映射，直到输出层；第二阶段是向后传播阶段，用有标签的静脉原始数据，进一步对整个设计完成的多层网络模型的参数进行有监督的反向调制优化。在训练时，本书分别对卷积深度网络部分和 RBF 神经网络部分进行分时训练，卷积网络部分的学习方法如下：

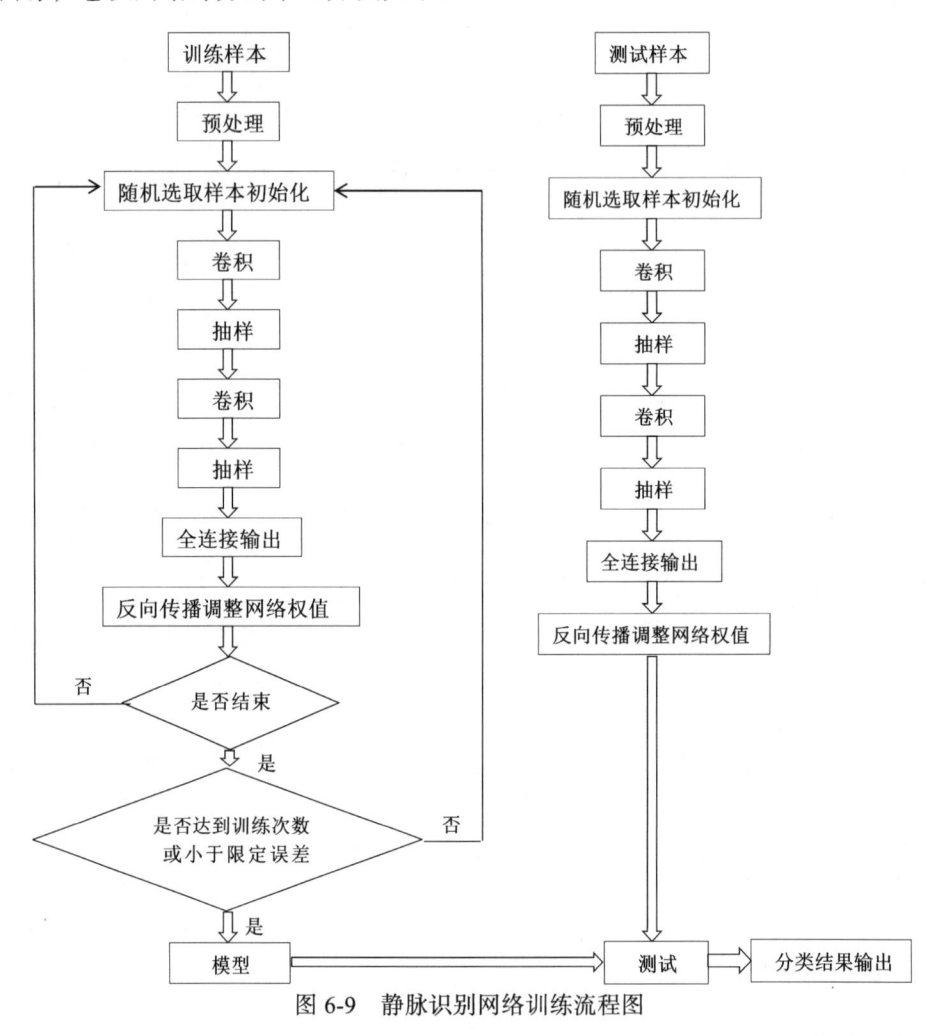

图 6-9 静脉识别网络训练流程图

1. 前向传播参数学习

每个卷积层的特征图 $M_{l,j}$ 拟采用多个不同的卷积核，卷积多个作为输入的前一层特征图 $M_{l-1,j}$ 后，之后进行组合。第 l 层卷积层的第 j 个特征图 $M_{l,j}$：

$$M_{l,j} = f\left(\sum_{i \in X_j} M_{l-1,j} \times w_{l,i,j} + b_{l,j}\right) \qquad (6-7)$$

式中，X_j 是输入的前一层特征图 $M_{l-1,j}$ 的集合；$b_{l,j}$ 表示卷积特征图 $M_{l,j}$ 的偏置；$w_{l,i,j}$ 表示卷积特征图 $M_{l,j}$ 的设定权值。

对前一层即同一级的卷积层进行子抽样，可以在较少数据量（类似降维度）的同时保留有用特征信息。降采样层的 N 个特征图（深度网络结构中的特征映射图）对应着前一层 N 个作为输入的特征图，但是相比较通过特征选择有所缩小。第 l 层降采样层的第 j 个特征图 $M_{l,j}$：

$$M_{l,j} = f\left(\beta_{l,j} f_{\text{down}}\left(M_{l,j}\right) + b_{l,j}\right) \quad (6\text{-}8)$$

式中，f_{down} 表示降采样函数，降采样过程为对输入静脉图像的 $n \times n$ 的区域中的所有像素进行求和操作，使得输出图像在 2 个维度上均缩小 n 倍。$\beta_{l,j}$ 是针对特征图 $M_{l,j}$ 的唯一乘性偏置，而 $b_{l,j}$ 则是特征图 $M_{l,j}$ 的唯一加性偏置。

2. 误差反向传播过程

在基于 BP 策略进行网络参数学习时，需要对网络权值和偏置参数通过 BP 规则进行学习和更新，由 t 次到 $t+1$ 次，实际更新时的不同神经元权值及偏置参数分配计算方法：

$$w(t+1) = w(t) + \eta \frac{\partial E}{\partial w(t)} \quad (6\text{-}9)$$

网络模型中的 S 层中参数更新方法如式（6-10）所示：

$$\beta(t+1) = \beta(t) + \eta \frac{\partial E}{\partial \beta(t)} \quad (6\text{-}10)$$

式中，η 是网络模型训练和参数学习速率；E 表示整个模型的误差计算函数，具体针对具有 N 个样本和 C 种类型参数的误差计算方法：

$$E = \frac{1}{2} \sum_{n=1}^{N} \sum_{k=1}^{C} \left(t_{n,k} - y_{n,k}\right)^2 \quad (6\text{-}11)$$

式中，$t_{n,k}$ 为第 n 个训练样本对应的标签表示 k，而 $y_{n,k}$ 则表示第 n 个训练样本对应数据集中的实际输出标记。

6.3.4 结构自生长静脉网络识别实验

本章在自行设计的 500 幅高质量静脉图像库（具体样本库构建可参阅本书

5.4.3 节介绍）进行实验，验证本书所提出的基于拟多二次函数的正则化径向基神经网络非线性映射能力所构建的深度学习网络结构的有效性。实验时，如果直接对整幅静脉图像进行特征学习和分类识别，作为输入的图像数据是巨量的，本章的深度学习网络架构会非常复杂，其训练学习难度及时间是无法估量的。因此本章首先提取原始静脉图像中的有效静脉区域，并进行尺寸归一化处理，将图像规范化为 32×32 的图像，之后进行对比度归一化处理。最终，选择 350 幅作为学习样本，其余的作为测试样本。具体的提取的有效静脉区域如图 6-10 所示。

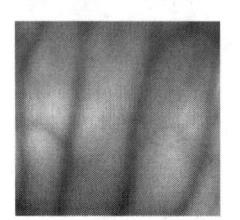

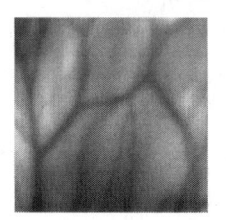

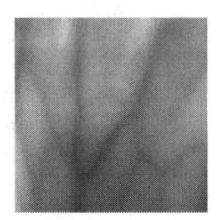

图 6-10 静脉样本 ROI 提取结果

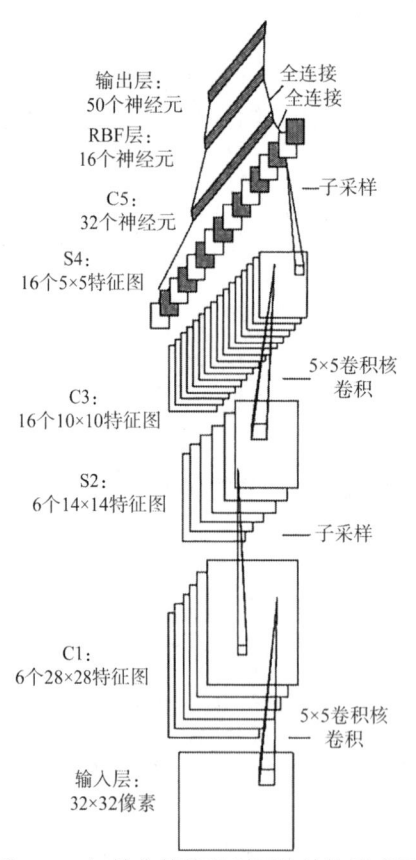

图 6-11 初始化静脉识别网络结构示意图

根据设计的卷积网络自生长方法，从初始的卷积网络开始，进行重复实验，直到自动生长得到识别能力和收敛能力都达到期望阈值的结果为止。

初始的训练卷积网络 $VCNN\times 1$ 的结构示意图如图 6-11 所示，该 VCNN 卷积神经网络的基本结构包括：1 个原始输入层，2 级降采样卷积层，1 个全连接层，1 个 RBF 层和 1 个特征输出层，一共 5 级 8 层的网络结构。各隐层的空间分辨率逐层减低，而其中的特征平面的数量则逐层递增，以能够检测出更多类型的样本特征信息，得到更精确的分类结果。

如图 6-11 所示，其中各层的分布及特点如下：

C1 层是一个由 2 个特征图构成的卷积层，是通过采用的卷积核为 5×5 对输入图像进行卷积得到的。特征图大小为 28×28，特征图中的每个神经元与输入层中 5×5 的邻域相连。其中，同一特征图中的所有神经元共享权值，每个滤波器25个连接权值参数和1个偏置参数，一共2个滤波器，C1层共计需要的训练参数为52个。

S2层是一个由2个14×14的特征图组成的降采样层。S2层特征图中的每一个神经元与C1中的对应特征图的2×2邻域相连接。S2层中每个神经元的2×2感受野实际中并不会重叠，因此，S2中每个特征图的大小是C1中特征图大小的1/4。因此，S2层所需要的训练参数共计4个。

C3层类似C1层为卷积层，通过所设计的3种不同的5×5卷积核去卷积层S2，得到3张10×10的特征图，每个特征图含有10×10个神经元分配权值。C3中的每个特征图连接到S2中的所有1个或者2个特征图，表示本层的特征图是上一层提取到的特征图的不同组合，需要训练的权重为103个。由于在C1层中不同的特征图对应不同的输入训练图像，所以能够抽取到不同的特征。此处正如人的视觉感知系统的层次结构一样，底层的结构根据不同权重组合构成上层更抽象的结构。

S4层是一个由3张5×5大小的特征图构成的降采样层。特征图中的每个单元通过网络设计与C3层中相应的特征图的2×2邻域相连接，过程类似C1与S2之间连接抽样过程。每个特征图含有1个权值系数和1个偏置，S4层可训练参数共计6个。

C5层同样是一个卷积层，根据输出层和RBF层的神经元的数量得到C5层有32个神经元，抽取前一层32个隐形特征。每个神经元与S4层的全部单元的5×5邻域通过网络结构连接。由于S4特征图的大小与卷积核的大小相同。这样得到C5特征图的大小为1×1，即每个特征图只含有1个神经元，因此S4和C5之间是全连接。最后的分类层中的RBF层由欧氏径向基函数单元组成，共计16个神经单元（根据设计的网络结构及分类任务进行设计）与C5层全连接。网络结构中最后的分类层的RBF层中单元计算输入向量和设定参数向量之间的欧氏距离。其中，采用高斯函数作为基函数，隐层第i个神经单元的输出：

$$R_i = \exp\left[-X - C_i^2/\left(2\sigma_i^2\right)\right] \quad (6\text{-}12)$$

式中，C_i为隐层第i个神经单元的高斯函数的中心点，而σ_i为隐层第i个神经单元的宽度。第j个神经元的输出：

$$y_j = \sum_{i=1}^{h} W_{ij} \exp\left(-\frac{1}{2\sigma^2} x_p - c_i^2\right); \quad j=1,2,\cdots,n \quad (6\text{-}13)$$

输出层由50个独立的神经元组成，分别对应本书数据库中的50个采集对象的手背静脉图像。用350个样本对上述初始网络CNN×1进行训练，初始权重均匀分布在[–0.05,0.05]之间随机产生。训练过程中的误分类曲线如图 6-12 所示，进行迭代 36 次时对应的是误差率最小时刻，此时的训练收敛误差率超过 16%，所以平均误差无法达到设定阈值。

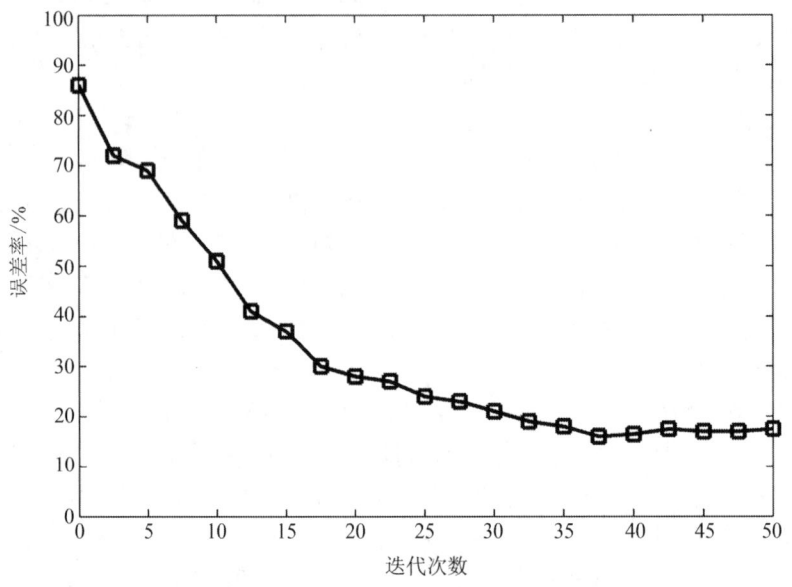

图 6-12　VCNN×1 训练过程误差分布曲线

在 VCNN×1 模型基础上，根据设定好的生长规则，对初始网络进行 $X(X\in N)$ 次生长，每次生长重新进行训练得到权值后，进行分类实验统计平均误差和误差收敛速度两个参数，最终得到的统计参数分布如表 6-2 所示。

表 6-2　结构生长过程网络参数分布

生长次数	C1/S2 层特征数	C3/S4 层特征数	平均误差率	网络是否收敛
0（VCNN×1）	2	3	>16%	否
1（VCNN×2）	4	9	>11%	否
2（VCNN×3）	6	16	<5%	是
3（VCNN×4）	8	24	<1%	不可控

通过上述参数分布可知，当网络结构自生长达到 VCNN×3 时已经得到满足要求的深度网络，当继续进行自生长训练时，发现平均误差率会越来越小，但是网络收敛已不可控，所以选择 VCNN×3 作为最优结构进行训练。该网络模型训练过程误差分布如图 6-13 所示。

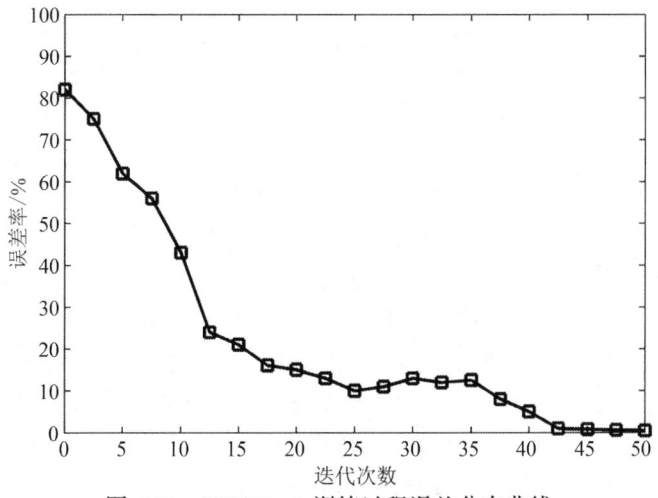

图 6-13 VCNN×3 训练过程误差分布曲线

基于该误差曲线分布可知,自生长迭代达到三次时网络模型已达到实际要求,这一迭代生长得到的 VCNN×3 网络模型如图 6-14 所示。

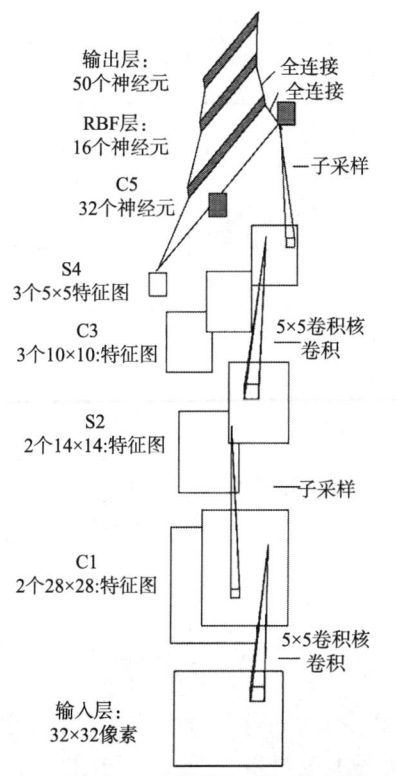

图 6-14 VCNN×3 型静脉识别网络结构示意图

如图 6-14 所示，C1 卷积层由 6 个特征图构成，每个特征图含有 28×28 个神经元，每个神经元分别与原始图像的 5×5 邻域相连。C1 层共有 6 个卷积核，每个卷积核有 25 个连接权值参数和 1 个偏置参数，一共 6 个卷积核，共计 156 个可训练参数可进行优化。

S2 降采样层有 6 个特征图，每个特征图含有 14×14 个神经元，每个单元与 C1 中相应特征图的 2×2 邻域相连接。根据图像局部相关性理论，降采样过程在缩小数据量的同时，能够保留原始输入图像的有用信息，S2 中每个特征图缩小到 C1 特征图的 1/4 大小。S2 层一共有 12 个可训练参数。

C3 卷积层通过 16 种不同的 5×5 卷积核对 S2 去卷积得到 16 个特征图，每个特征图含有 10×10 个神经元。C3 层和 S2 层之间的连接采取不全连接方式，目的是为了控制网络连接的数量，使得网络收敛过程可控，且能够抽取更多类型的特征信息，C3 层共计 1516 个可训练参数。

S4 降采样层由 16 个特征图构成，每个特征图有 5×5 个神经单元，每个单元与 C3 中相应的特征图的 2×2 邻域相连接，与 C1 和 S2 之间的连接和抽样过程原理相同，每个特征图有 1 个权值系数和 1 个偏置参数，S4 层有 32 个可训练参数。

C5 层、RBF 层以及输出层的结构和神经元数量与 CNN×1 的设置相同。

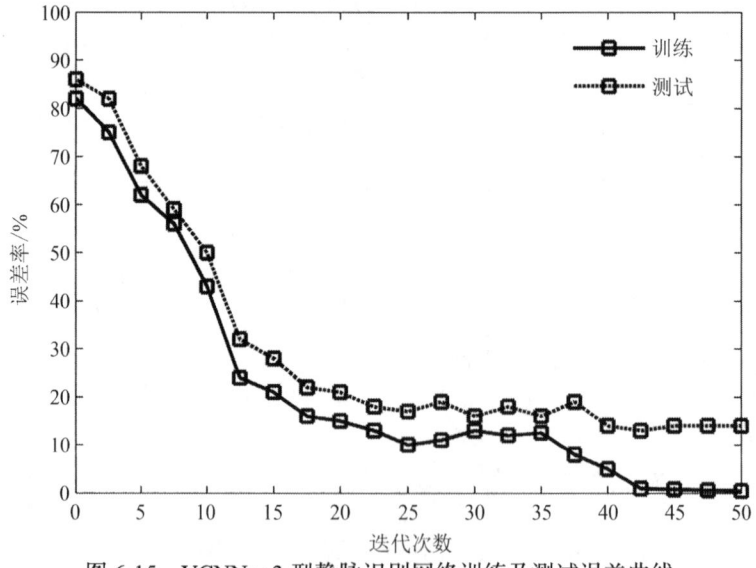

图 6-15　VCNN×3 型静脉识别网络训练及测试误差曲线

经过生长及最终参数完善，成型的 VCNN×3 深度网络在实验中的误分率曲线如图 6-15 所示。从图中可以看出，在进行到 42 次迭代后，训练的误分类率已经达到最低点 8.5%，集训训练误分率有所降低，但是测试的误分率在第 46

次迭代后有所上升，但随后会保持稳定。因此，深度网络在第 45 次迭代完成后网络训练收敛，训练的误分率为 5%，测试的误分率为 8.5%。VCNN×3 型深度网络对自行构建的静脉数据库的识别准确率分布如表 6-3 所示。

表 6-3 VCNN×3 静脉识别网络实验结果

实验数据			实验结果分布		
数据库集	样本总数	训练样本	分类正确率/%	测试样本	分类正确率/%
Lab-made	500	350	91.2	150	89.4

从上述实验结果分析可知，实验结果和理论分析基本相符，深度结构 VCNN×3 对测试数据的分类正确率符合预期，相对较低的原因是训练样本数据过少。

为更加充分体现所设计的特征学习模型对于提高静脉识别结果的有效性，本节分别选用了文献[174，175]中介绍的基于 SVM 的识别模型和文献[54]中设计实现的对特征和分类器进行多融合（multi feature & multi classifier, MFMC）的方法，采用这两种模式识别中典型有效的识别策略和模型进行静脉识别实验，具体的识别和对比实验结果如表 6-4 所示。

表 6-4 静脉识别模型对比结果

实验数据			识别率/%			
数据库	训练样本	测试样本	项目	本书方法	MFMC	LIBSVM
Lab-made (500)	350	150	训练	91.25	90.55	89.62
			测试	689.43	88.95	88.4

观察表 6-4 所示的对比实验结果分布可知，本节所设计的基于深度卷积神经网络框架的静脉识别模型无论是对测试样本还是训练样本，其识别率均高于传统的 SVM 方法和多特征多分类器融合的 MFMC 方法，而且本节设计模型通过层级特征学习和分类器的端对端训练，避免传统手工设计特征和分类器方法中存在的特征表示鲁棒性不足和分类器效果不匹配等弊端，能够得到更好的任务特定分类识别结果。此外，本节通过设计层级自生长网络结构实现的小样本规模匹配深度网络模型实现的静脉特征同步学习和分类框架，也为鲁棒静脉识别系统设计提供了新的研究思路。

6.4 基于相似图像知识迁移网络的静脉识别

如同 SIFT[176]和 HOG[177]特征刚刚被提出后便成为解决计算机视觉系统中

特征提取任务的不二选择一样，卷积神经网络虽最初是作为一种端对端的网络结构提出的，但是近年来相关研究[178-182]证明在大规模样本库训练完成的卷积神经网络模型可以通过迁移学习模型设计用作解决新任务的模型微调时的参数初始化，或者通过对全连接层特征向量提取（一般为 FC7 层）直接将其用作特征提取任务。如今，基于迁移学习理论实现的深度学习网络改进和训练策略研究越来越多，然而制约其发展的主要因素是当前大量取得成功的网络模型（如 ZFNet[165]、VGGNet[167]、GoogleNet[168]以及 ResNet[169]）大都是在 ILSVRC 大规模样本库上训练完成的，当将这些训练好的模型通过迁移学习用作解决其他图像识别任务的最关键问题在于源训练（source domain）样本和目标样本（target domain）之间差异使得直接进行特征提取或者经过简单微调进行特征编码无法得到理想的识别结果。文献[183]在通过对不同样本分布下迁移学习结果对比分析得出，基于相似图像库对预训练深度网络模型进行训练在目标样本库上的识别结果要优于直接应用预训练网络模型进行特征提取的方法。

　　上一节虽然通过设计合理且有效的结构自生长策略完成针对小规模静脉样本库的识别网络设计，且 91.25%的识别率也证明了 CNN 模型在静脉识别任务中的有效性。然而，样本库过小使得网络无法得到充分训练，进而导致识别无法达到先进识别率，使得设计合理的改进策略进而提高静脉识别 CNN 模型的有效性成为研究方向之一。基于文献[183]中得到的迁移学习特定任务结果分析，本节旨在通过设计合理的图像相似度估计准则，并基于该指数进行网络模型微调预处理步骤，随后通过对网络微调样本库的有效选择实现有效的基于相似图像知识迁移的静脉识别网络模型。

6.4.1　基于稀疏字典元素分布的图像相似度判定准则

　　为解决直接利用静脉图像数据库对已在 ILSVRC 大规模样本库上训练完成的深度卷积神经网络模型进行微调或者再训练可能出现的网络无法收敛或者过拟合的问题，本章从选择与静脉分布相似的数据库出发得到扩充版的网络微调样本库，进而使得在已训练的网络模型基础上利用扩展样本库进行再训练得到有效的静脉图像特征学习参数，实现有效的知识迁移过程，得到鲁棒且高判别性静脉特征编码结果。其中，相似图像选择作为该系统最为关键的部分，需要从设计出与深度网络参数空间分布一致样本相似度判定准则以及尽可能多的判定语义相似信息这两个角度进行分析研究，得到有效的生物特征图像相似度判定准则。

　　在基于 SIFT[176]等方法得到鲁棒的样本特征描述子之后，通过有效聚类算法将 low-level 描述子通过聚类空间分布相似性（语义相似性）可以得到对多类型输入样本进行有效表征的字典元素[184, 185]，随后基于字典元素对输入样本进行重构,将重构误差作为样本类别表征参数,即可得到基于稀疏表示的图像识别模型。受到稀疏表示中将输入图像表征为若干个训练得到的字典元素组合这一思路启发,对于具有语义相似性的图像,其针对同一字典元素的潜在元素激活空间系数分布亦相似,进而可以在字典和分类器同步学习实现分类过程中引入相似字典元素选择过程,同步学到输入样本空间相似分布量化系数(即共享元素个数),基于该系数来度量图像的语义相似度,实现特征空间分布相似图像选择任务。

假设 $X_i \in \mathbf{R}^{d \times N_i}, i=1,\cdots,C$ 表示第 i 类训练样本描述子,$D_i \in \mathbf{R}^{d \times K_i}$ 表示第 i 类训练样本对应的字典元素,其中 d 表示每个描述子的特征维数,N_i 表示第 i 类训练样本个数,K_i 则对应第 i 个字典的元素个数。当输入样本为视觉相似性样本分布时,不同样本的字典元素中必然存在共享元素表示,进而可以将 C 类样本组成的特征描述空间分为相似性元素集 $D_s \in \mathbf{R}^{d \times K_s}$ 和类别特定元素集 $D_r \in \mathbf{R}^{d \times (K_i - K_s)}$。基于行列式表示准则 $[d_1; d_2] \triangleq \begin{bmatrix} d_1 \\ d_2 \end{bmatrix}$ 和 $[d_1, d_2] \triangleq [d_1, d_2]$,可将存在特征空间相似性元素的字典表示为 $D_i = [D_s, D_r]$。对于存在类别特定及特征空间共享元素分布的字典求解问题可以定义为如式(6-14)所表示的联合优化问题[186]:

$$\min_{\{D_s, D_r, A_i\}_{i=1}^C} \sum_{i=1}^C \left[\left\| X_i - [D_s, D_r] A_i \right\|_F^2 + \lambda \sum_{j=1}^{K_i} \| a_{i,j} \|_1 \right] + \eta \psi(A_1, \cdots, A_C) \quad (6\text{-}14)$$

式中,$A_i = [a_{i1}, \cdots, a_{iM_i}] \in \mathbf{R}^{K_i \times N_i}$ 表示输入 X_i 对字典 $[D_s, D_r]$ 的稀疏系数,λ 用来联系稀疏系数的稀疏性解和最小重构误差解之间的关系,是一个标量,$\psi(A_1, \cdots, A_C)$ 则是加入的判别约束项,η 作用和 λ 类似,且取值也为标量。

1. 稀疏约束项

联合优化目标函数式(6-14)中引入的 $\psi(A_1, \cdots, A_C)$ 稀疏约束项一方面用来对共享字典元素求解,另一方面通过引入 Fisher 判别准则思想增加模型学习到表征参数的判别能力。具体设计思想如下所述。

Fisher 线性判别分析(FLDA)通过对系数空间关系的约束[31]可以使得求解空间矩阵的类内分布最小且类间方差最大,进而得到不同类别的有效表征分解系数。此处定义类内分布矩阵方差表示:

$$S_W = \sum_{j=1}^{C} \sum_{a_i \in A_j} (a_i - \mu_j)(a_i - \mu_j)^{\mathrm{T}} \quad (6\text{-}15)$$

式中，μ_j 表示矩阵 A_j 的平均向量值；T 表示矩阵转置运算。基于大样本输入得到的字典分布包括共享字典元素和类别特定字典元素的假设，对于第 j 类样本的稀疏系数矩阵 A_j 可以分解为两个组成部分 $[A_j^s, A_j^r]$，其中 A_j^s 表示共享字典元素对应的系数矩阵，而 A_j^r 表示类别特定字典元素对应的系数矩阵。针对包含两部分 $[A_j^s, A_j^r]$ 的系数矩阵，其共享字典元素分布的类间方差计算：

$$S_B = \sum_{j=1}^{C} N_i (\mu_j^s - \mu^s)(\mu_j^s - \mu^s)^{\mathrm{T}} \quad (6\text{-}16)$$

式中，μ_j^s 和 μ^s 分别表示 A_j^s 和 $A^s = [A_1^s, L, A_C^s]$ 字典元素的均值列向量。基于式（6-16）和式（6-15）可以将所添加的稀疏约束项表示：

$$\psi(A_1, \cdots, A_C) = \mathrm{tr}(S_W) - \mathrm{tr}(S_B) \quad (6\text{-}17)$$

式中，$\mathrm{tr}(\cdot)$ 表示矩阵的迹运算，将式（6-17）代入式（6-14）可以得到简化联合字典优化（joint dicitionary learning，JDL）计算模型：

$$\min_{\{D_s, D_r, A_i\}_{i=1}^{C}} \sum_{i=1}^{C} \left[\left\| X_i - [D_s, D_r][A_j^s, A_j^r] \right\|_F^2 + \lambda \sum_{j=1}^{K_i} \|A_{i1}\| \right] + \eta \left(\mathrm{tr}(S_W) - \mathrm{tr}(S_B) \right) \quad (6\text{-}18)$$

将基于稀疏表示的联合字典及稀疏系数求解表示为式（6-18）所示的联合优化问题后，其具有如下几个优势：首先，该模型的优化求解仅仅对稀疏系数进行求解使得整个问题可解性更强；该模型通过对稀疏系数空间约束可以使得特征与分类器联合表征得到更加有效的分类模型。此外，所提出的稀疏约束项对字典空间分布可微，使得所定义的 JDL 问题可以通过分别对混合字典和对应系数的求解迭代优化实现。

2. 联合字典优化策略

字典求解可以通过对式（6-18）进行迭代优化得到，具体优化步骤为首先固定字典对稀疏系数进行求解，随后固定解得的稀疏系数对字典进行迭代优化。

当固定字典 $D_i \in \mathbf{R}^{d \times K_i}$ 后，式（6-18）可以定义成稀疏编码问题，在 JDL 问题求解中通过类别迭代进行稀疏系数求解而非基于逐个样本进行求解。例如，固定系数 A_j 而对 $A_i (i \neq j)$ 进行求解可通过将式（6-18）改为如式（6-19）的目标函数：

$$F(A_i) = \|X_i - [D_s, D_r][A_i]\|_F^2 + \lambda A_{i1} + \eta \psi(A_i) \tag{6-19}$$

式中，$\psi(A_i)$ 表示所设计的稀疏约束项，具体计算方法如式（6-20）所示。

$$\psi(A_i) = \|A_i - M_i\|_F^2 - \sum_{j=1}^{C} \|M_j^s - M_{(j)}^s\|_F^2 \tag{6-20}$$

式中，$M_i \in R^{N_i \times K_i}$ 表示由 N_i 个均值向量 μ_i 组成的向量，$M_j^s \in \mathbf{R}^{N_j \times K_s}$ 和 $M_{(j)}^s \in \mathbf{R}^{N_j \times K_s}$ 则分别将 N_j 个 μ_j^s 和 μ^s 组合得到。分析式（6-19）可以发现除 L_1 正则项外其他因式项对其输入均可微，因此可以通过经典迭代收缩模型 TwIST[187]来求解。

假设式（6-18）所有系数均固定，首先利用 TwIST 逐类别迭代求解类别特定字典元素集 $D_r \in \mathbf{R}^{d \times (K_i - K_s)}$，随后用同样方法求解 $D_s \in \mathbf{R}^{d \times K_s}$。具体求解模型为当 A_i 和 D_s 固定时，对 D_r 的迭代求解过程可以定义为式（6-21）的优化问题：

$$\min_{D_i} \|X_i - D_s A_s - D_r A_r\|_F^2 \quad \text{s.t.} \, d_{r2}^2 \leqslant 1, \forall r = 1, \cdots, A_i \tag{6-21}$$

当通过式（6-21）解得类别特定字典元素值后，可以利用同样的求解方式对 D_s 基于式（6-22）的优化进行求解：

$$\min_{D_s} \|X_s - D_s A_i^s\|_F^2 \quad \text{s.t.} \, d_{i2}^2 \leqslant 1, \forall i = 1, \cdots, A_0 \tag{6-22}$$

式中，$A_i^s \stackrel{\Delta}{\Rightarrow} [A_1^s, L, A_N^s]$，$X_s \stackrel{\Delta}{\Rightarrow} [S_1 - A_1^s D_1^s; \cdots; X_s - A_N^s D_N^s]$。

式（6-21）和式（6-22）均为最小二乘优化问题，可以通过求其对应的拉格朗日对数[188]来实现最优解的计算，整个 JDL 算法的具体计算过程如表 6-5 所示。

表 6-5 联合稀疏字典优化求解

联合字典优化求解（TwIST）
输入：训练样本 $\{X_i\}_{i=1}^{C}$，字典元素 $A_i, i=1,\cdots,C$，稀疏约束项系数 λ，以及相似判定阈值 τ
1：**Repeat** 基于输入训练样本分布，对 $D_i \in \mathbf{R}^{d \times K_i}$ 和 A_i 进行初始化；
2：　对每一个输入样本类别，通过求解 $\min\limits_{A_i} \|X_i - D_i A_i\|_F^2 + \lambda \|A_i\|_{l_1}$ 迭代求解 A_i；
3：　固定 A_i，基于拉格朗日对数实现 $\min\limits_{A_i} \|X_i - D_i A_i\|_F^2$ 迭代来求解 D_i；
4：重复上述迭代过程，直至收敛或达到最大迭代次数；
5：从求解得到的 $\{D_i\}_{i=1}^{C}$ 中选择元素向量内积大于设定阈值的部分进行组合得到初始 D_s 分布；
6：**Repeat** JDL 方法（式（6-21）和式（6-22））计算 D_s 和 D_r；
7：　对每一个输入样本类别，基于 TwIST 迭代求解方式优化式（6-19）解 A_i；
8：　固定 A_i，基于拉格朗日对数规则迭代来求解方式优化式（6-21）解 D_r；
9：　固定 A_i，基于拉格朗日对数规则迭代来求解方式优化式（6-22）解 D_s；
10：重复上述迭代过程，直至收敛或达到最大迭代次数。
输出：选择求解得到的 D_s 及其在解得字典集比例作为相似度判定准则

3. 基于稀疏字典分布的相似图像选择

通过引入相似稀疏字典元素求解模型得到定量图像相似度判定准则后，本章主要针对先进深度神经网络模型（如 ZFNet[165]、VGGNet[167]、GoogleNet[168]以及 ResNet[169]）进行迁移学习策略设计，因此在进行网络微调时数据库选择为ILSVRC 图像库[167]，成功应用 DCNN 模型进行特征提取和识别的人脸图像库（VGG face[189]和 LFW[190]）和静脉图像存在直觉相似性的生物特征图像库（PolyU[191]）以及实验室自行构建的小型静脉图像数据库。

基于 SIFT[176]特征在物体识别时的有效性，在原始特征生成阶段选择 SIFT生成并基于 L2 正则化处理的 $n \times 128$ 维向量作为稀疏字典集训练样本，且经过 PCA 降维处理后针对任意训练样本图像保证其原始字典元素集大小一致。在根据式（6-19）所示优化模型进行含有相似字典元素的模型求解时，将预置参数设置为"$\lambda = 0.2$"和"$\tau = 0.9$"。

相似性判定实验设置模式分别包括：静脉与"指纹""掌纹""ILSVRC"，不同人脸库以及人脸与"ILSVRC"图像库等六种模式。其中，在度量静脉图像与其他图像相似度之前，首先通过第 5 章所述的 CFISH 质量评价准则选择属于HQ 组别的静脉图像、指纹和掌纹图像进行实验，而人脸图像以及 ILSVRC 图像库则无需进行这一预处理。具体实验步骤为针对静脉图像与其他图像相似度判定，首先对参考样本库根据本书所设计准则判定其分布相似度，选择得到相似度近乎为 0 的图像进行组合作为参考样本库。随后，将质量分组后的静脉图像每类选择一个样本进行实验，最终平均求得的共享字典元素数量作为相似度判定量化值。对于人脸图像，与参考样本库设计方式一致，具体相似度判定实验结果如表 6-6 所示。

表 6-6 相似度判定实验结果

相似度判定实验模式	Shared-atoms 数量	相似比
Palmprint+Vein	125	48%
Fingerpritn+Vein	132	**56%**
Palmprint+ ILSVRC	32	7%
Vein+ ILSVRC	16	**4%**
VGG face+ LFW	168	38%
VGG face+ ILSVRC	39	12%

通过表 6-6 结果分析可知，PolyU 掌纹图像与静脉图像相似度分布极高。基于文献[183]结论，可以选择该参考样本库对知识迁移模型进行微调，从而有效解决训练样本库不足导致网络不收敛或训练不充分而导致的识别结果较差的问题。如何基于相似性准则选择的参考样本库进行合理的知识迁移模型的设计成为本节要解决的第二个问题。

6.4.2 "粗到细"网络微调策略设计

不同于传统的迁移学习模型中直接将已在 ILSVRC 等大规模样本库上训练完成的深度卷积神经网络模型中的第一个全连接层（FC7 层）实现特征提取，之后训练相应分类器实现识别。为解决模型源训练样本库和特征提取目标样本库潜在的分布差异过大而导致无法直接提取有效特征的问题，另一种更加有效的迁移学习策略为通过网络微调而实现稳定的知识迁移策略，本节选择这一方法进行静脉识别模型的设计。在源模型选择上，本书基于人脸图像和静脉图像相似性选择 VGG face[189]进行微调，并且改进原始的端对端设计策略，通过将最后输出层设计一种简单的线性分类器使得微调得到特定任务型表征参数，之后选择微调后的网络的第一个全连接层作为特征提取方法进行有效的特征编码。在分类器训练阶段，选择更加稳定且鲁棒的改进型 SVM 分类器[192]完成非端对端的静脉识别任务，具体设计模型如图 6-16 所示。

如图 6-16 所示，所设计的知识迁移网络模型不是直接从 VGG face 模型进行微调实现的，而是通过设计中间过渡模型逐步实现知识的稳定且有效的迁移。基于文献[183]结论指导所设计的过渡模型和迁移策略为"人脸（VGG face 到 PolyU-NIR face,共享人脸属性）—近红外成像(PolyU-NIR face 到 Lab-made-NIR vein, 共享近红外属性)"，这一设置可以有效利用邻域模型之间的相似属性从而使得模型微调前的特征表征参数空间存在交叉性，从而一方面使得网络微调时的收敛速度加快，另一方面则有效避免由于微调样本库较源训练库较小而引起过拟合问题。

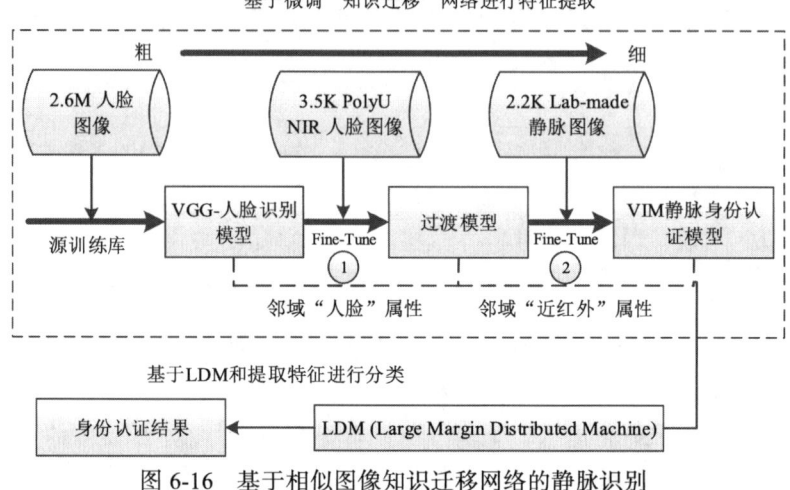

基于微调"知识迁移"网络进行特征提取

```
       粗 ─────────────────────────────────► 细
  ┌─────────────────────────────────────────────────┐
  │  2.6M人脸      3.5K PolyU        2.2K Lab-made   │
  │   图像        NIR人脸图像         静脉图像        │
  │     │             │                  │           │
  │     ▼             ▼                  ▼           │
  │  VGG-人脸识别   过渡模型         VIM静脉身份认   │
  │    模型    Fine-Tune        Fine-Tune  证模型    │
  │源训练库      ①                  ②                │
  │         邻域"人脸"属性   邻域"近红外"属性        │
  └─────────────────────────────────────────────────┘
                    基于LDM和提取特征进行分类
      身份认证结果 ◄──── LDM (Large Margin Distributed Machine)
```

图 6-16 基于相似图像知识迁移网络的静脉识别

具体的"粗到细"网络微调过程为：选择在 2.6M 人脸图像库上训练完成的 VGG face 深度卷积网络结构作为初始模型，选用和该模型训练样本库共享人脸属性的 PolyU 近红外人脸图像库对模型进行训练得到知识迁移网络的过渡面部识别模型（face recognition model，FRM），这一训练过程中的源图像和目标图像之间存在的人脸特征表征参数的相似性分布使得网络微调时收敛速度更快，进而能够满足微调策略在有效模型参数初始化基础上可以提升训练速度的优势。随后，选择在已收敛的 FRM 模型基础上，选用和该模型微调样本库共享近红外成像属性的实验室制作静脉图像库对模型进行再训练得到静脉识别模型（vein identification model，VIM）。

本节通过后续识别实验的设计证明所提出的基于相似图像进行稳定知识迁移的微调策略是有效的，且识别结果和训练收敛情况远比随机初始化模型参数再进行训练好很多。因为在迁移学习模型指导下设计的"粗到细"网络微调策略能够有效利用邻域模型源训练样本库之间的潜在相似属性进而使得初始误差相对较小，进而使得网络收敛情况得到大幅改善。此外，通过增加相似图像进行过渡模型训练有效弥补了原始静脉图像不足导致的网络训练不充分和模型不收敛的缺点。

6.4.3 基于线性分类指导的任务特定知识迁移网络训练

虽然所设计的知识迁移网络模型通过引入中间模型来实现网络特征参数的

充分学习,但中间模型训练样本总数小于源模型 VGG 的训练样本仍然有可能会导致所学特征参数对分类任务的绝对有效性。为在保证知识稳定迁移的同时提高模型对于特定任务的有效性,在对用于知识迁移的网络进行微调的过程中,对网络的端对端模型中的分类函数进行改进进而得到特定分类任务特征表征参数。如图 6-16 所示,其中 VGG、FRM 和 VIM 模型中的归一化指数函数分类层均被一个简单的线性回归分类器[193]代替,通过分类器的误差计算反向传播和正向的随机梯度下降得到最优的模型参数和最小的分类误差结果,具体模型的训练时的数学变换过程分析如下:

假设一个深度卷积神经网络模型 DCNN 有 $K+1$ 层,其中第 k 层设有 d_k 个单元($k \in [1, K]$),则基于输入 x 第 k 层的输出定义如式(6-23)所示:

$$f^{(k)}(x) = H^{(k)} = \aleph\left(W^{(k)} H^{(k-1)} + b^{(k)}\right) \quad (6\text{-}23)$$

式中,$W^{(k)} \in \mathbf{R}^{d_k \times d_k}$,$b^{(k)} \in \mathbf{R}^{d_k}$ 分别代表当前层的卷积权重和偏置参数,$H^{(k)}$ 表示第 k 个隐层的特征表征结果,$\aleph$ 表示层间连接时的数据传输运算准则。基于如式(6-23)所示的层间运算组合得到的网络模型所学到的非线性变换函数可以表示:

$$f^{(k)} : \left[\mathbf{R}^{d_1}, \ \mathbf{R}^{d_k}\right] \quad (6\text{-}24)$$

网络模型的主要参数表示为 $\left\{W^{(i)}\right\}_{i=1}^{K}$,$\left\{b^{(i)}\right\}_{i=1}^{K}$。

基于线性回归分类替换原有归一化指数函数分类层得到新的网络模型分类误差函数定义:

$$\text{训练目标}: \min_{C} \sum_{i=1}^{N} J\left(y_i, f^{(K)}(x_i), C\right) \quad (6\text{-}25)$$

式中,$J\left(y_i, f^{(K)}(x_i), C\right)$ 表示对于给定输入训练样本 (x_i, y_i),通过模型计算得到的分类误差结果。为充分利用所选择的相似生物特征图像的标签信息得到类别特定型特征表征参数,线性回归分类器用作分类误差函数定义(此处并未选择 SVM、AdaBoost 等复杂分类器,因为通过实验分析证明这些复杂分类器只会增加网络训练困难,而不会带来网络模型有效性提升),该模型可以在保证学到 task-specific 特征表征参数的同时保证整个模型的效率。基于这一线性回归模型,定义的分类误差表示如式(6-26):

$$L\left(W^{(k)}, b^{(k)}, C\right) = \frac{1}{2} \left\| Y - Cf^{(K)}(X) \right\|_F^2 \qquad (6\text{-}26)$$

式中，$\|\cdot\|_F^2$ 表示矩阵的 Frobenius 范数。

对于经过 Logistic Regression 改进的网络模型的训练过程是通过调用随机子梯度下降策略对目标函数（6-26）进行优化求解，具体针对 $W^{(k)}$、$b^{(k)}$、C 三个模型参数的子梯度的计算方法如下：

首先定义用于特定梯度计算的中间变量如式（6-27）所示：

$$D^k = \left(W^{(k+1)} D^{(k+1)}\right) \odot \aleph'\left(W^{(k)} H^{(k-1)} + b^{(k)}\right) \qquad (6\text{-}27)$$

基于（6-27）所定义的中间变量，得到的对于三个模型参数的梯度计算和模型求解方法如下所示：

$$\frac{\partial L}{\partial W^{(k)}} = D^k \times f^{(k-1)}(x) \qquad (6\text{-}28)$$

$$\frac{\partial L}{\partial b^{(k)}} = D^k \qquad (6\text{-}29)$$

$$\frac{\partial L}{\partial C} = Y - C \times \aleph\left(W^{(k)} H^{(k-1)} + b^{(k)}\right) \qquad (6\text{-}30)$$

当基于给定输入和模型定义后解得上述梯度后，利用 L-BFGS[194]算法将梯度解代入式（6-26）进行无约束模型求解得到特征表征参数。在基于线性回归分类模型得到有效的 task-specific 特征表征参数后，本节通过实验证明（具体结果参看 6.4.5 节）利用该模型的全连接层进行特征提取后，训练简单的线性 SVM 分类器进行静脉分类远比直接利用带有线性分类器的知识迁移模型进行端对端识别分类结果要好。因此，后续的实验设计引入了泛化性能更好、对输入样本空间分类更加鲁棒的改进型 SVM 分类器（LDM），并且得到了远比 SVM 分类器更好的识别结果，一方面证明了所提出的知识迁移模型提取特征的鲁棒性和判别性，另一方面证明所引入的 LDM 分类器的有效性。

6.4.4 改进边界分布 SVM

在通过"粗到细"的知识迁移策略指导下完成网络模型的稳定知识迁移和特定任务型特征表征参数的求解后，利用训练好的静脉识别模型的第一层全连接层进行有效特征提取。在分类器训练环节，引入 LDM 模型[192]替代传统的 SVM 分类器进而使得经过交叉验证得到的最优分类平面的泛化性能，即保证分类器对于测试样本和新的输入样本的判别性和鲁棒性。LDM 模型较 SVM 分类器的不同之处在于其在所有可能分类器解集中计算最优分类平面时将解集的均值和方差特性作为最优分类求解模型的惩罚项得到泛化性能更佳的分类平面求解模型。

传统的针对数据可分（Hard-margin）和不可分（Soft-margin）情况定义的 SVM 分类器模型在最优分类平面计算过程中并没有考虑所有可能分类平面（尤其是对于 Hard-margin 这种可以完全分类的情况）解集的统计分布特性，进而使得通过交叉验证策略训练得到的特定任务的分类模型的泛化性能及鲁棒性相对较差。传统 SVM 分类器的目标函数定义：

$$\min_{\omega,\xi} \frac{1}{2} w^T w + C \sum_{i=1}^{m} \xi_i \qquad (6\text{-}31)$$

$$\text{s.t.} y_i w^T \varnothing(x_i) \geq 1 - \xi_i, \xi_i \geq 0, i = 1, \cdots, m$$

式中，$C=0$ 表示 Hard-margin 类型分类器，其他则代表 Soft-margin 分类器。$\xi = [\xi_1, \cdots, \xi_m]^T$ 则代表分类器模型对于输入样本的分类误差。显然根据泛函分析理论可知，对于特定类型输入样本，参数 C 是可解的，因此可将式（6-31）所示的优化问题简化重新定义：

$$\min_{w} \gamma_0 - \overline{C} \sum_{i=1}^{m} \xi_i \qquad (6\text{-}32)$$

$$\text{s.t.} \gamma_i \geq \gamma_0 - \xi_i, \xi_i \geq 0, i = 1, \cdots, m$$

分析如式（6-31）和式（6-32）所定义的传统 SVM 分类器模型可知，其在根据输入样本进行最优分类平面求解时仅仅考虑当前及其之前的样本分布而非基于整个样本的统计分布特性进行求解，这样会导致当输入全新的分类器训练过程未见过的样本时，其分类成功率无法预知，进而导致这种基于样本点分布而训练得到的传统 SVM 分类器的泛化性能较差。

为了设计得到不仅能够找到针对当前训练样本进行有效分类的最优分类平面解，同时保证所设计的分类器对于新的输入样本具有鲁棒的分类能力，一种将针对训练样本得到的所有可能分类平面解集的一阶统计特性（解集均值）和二阶统计特性（解集方差）作为惩罚项加入如式（6-32）所定义的最优分类平面求解模型的大边界分布分类器（LDM）在文献[192]中被提出，并在各种类型样本分布集中取得了鲁棒的分类结果。LDM 中所定义的分类平面解集函数、均值和方差计算方法：

$$\text{Margin: } \gamma_i = y_i w^{\text{T}} w^{\text{T}} \varnothing(x_i), \forall i = 1, \cdots, m \tag{6-33}$$

$$\text{Mean: } \bar{\gamma} = \frac{1}{m} \sum_{i=1}^{m} y_i w^{\text{T}} \varnothing(x_i) = \frac{1}{m} (Xy)^{\text{T}} w \tag{6-34}$$

$$\begin{aligned}\text{Variance: } \hat{\gamma} &= \frac{1}{m^2} \sum_{i=1}^{m} \sum_{j=1}^{m} \left[y_i w^{\text{T}} w^{\text{T}} \varnothing(x_i) - y_i w^{\text{T}} w^{\text{T}} \varnothing(x_j) \right]^2 \\ &= \frac{2}{m^2} \left(m w^{\text{T}} X X^{\text{T}} w - w^{\text{T}} X y y^{\text{T}} X^{\text{T}} w \right) \end{aligned} \tag{6-35}$$

式中，$X = [\varnothing(x_1), \cdots, \varnothing(x_i)]$，$y = (y_1, \cdots, y_m)^{\text{T}}$。$y$ 被定义为一个 $m \times m$ 大小的对角矩阵，$y_1, \cdots, y_m$ 为对角矩阵元素。

LDM 模型求解准则为在优化求解得到最大类间分布分类平面的同时，最大化分类平面解集均值且最小化分类平面解集方差。类似式（6-31），LDM 的模型求解过程定义：

$$\min_{w, \xi} \frac{1}{2} w^{\text{T}} w - \alpha_1 \bar{\gamma} + \alpha_2 \hat{\gamma} + C \sum_{i=1}^{m} \xi_i \tag{6-36}$$

$$\text{s.t. } y_i w^{\text{T}} \varnothing(x_i) \geq 1 - \xi_i, \xi_i \geq 0, i = 1, \cdots, m$$

通过双坐标下降法可以对式（6-36）进行优化进而得到具有样本泛化性能及最优边界分布的分类器模型解，具体的模型求解过程及模型证明细节可参阅文献[192]。

6.4.5 识别实验与结果分析

为比较所提出的基于知识迁移网络的静脉识别模型较传统的直接将深度卷积神经网络模型的全连接层用作特征提取方法的有效性，本节基于实验室所构建的小型静脉图像库设计了多种对比实验。此外，为证明所提出的"粗到细"知识迁移网络训练策略和 LDM 分类器的泛化性能，本节选择 PolyU[191]的近红外掌纹库进行识别实验设计。

1. 知识迁移样本库选择及网络模型超参数设置

由于静脉识别研究中无公开高质量手背静脉图像数据库，静脉识别模型所选用的图像库为实验室构建的一定规模高质量静脉图像库，针对共计 50 人构建规模为 500（$50 \times 5 \times 2$）手部静脉图像库，采集样本图像大小设置为 460×680，在将其输入 FRM 进行微调得到 VIM 模型之前，选择文献[195]所设计的 ROI 提取方法得到尺寸为 224×224 的有效静脉样本图像。过渡模型训练采用的样本库为 PolyU NIR face[196]图像，该样本库针对 335 个样本在近红外条件下采集得到共计 3500 幅人脸图像。在基于该样本库进行 FRM 模型微调之前，选择文献[197]所提出的联合人脸检测和定位方法用作预处理得到尺寸为 224×224 的人脸图像。

预训练的 VGG 模型选择为 Caffe 库[198]的，训练完成的知识迁移网络的第一个全连接层（FC7 层）用作鲁棒特征提取。网络微调时的模型训练参数设置为：momentum（0.9），weight decay（0.0005），梯度下降迭代求解次数为 30 000。在学习率设置方面，对于 FRM 微调过程设置为 0.01，对于 VIM 训练设置为 0.001，并且在迭代过程中的学习率基于 gamma 为 0.1 的多项式准则进行递减，训练的 batch size 设置为 120，分类器 LDM 的训练参数和文献[192]保持完全一致。

2. 分类器比较分析实验

由于本节的剩余实验中的 LDM 的参数设置全部保持一致，因此首先对 LDM 的参数设置对于识别结果的影响进行讨论分析，进而得到对于基于知识迁移的静脉识别实验的最优参数设置。假设在进行 LDM 训练之前，知识迁移网络已训练完成，进而保证基于 VIM 模型的 FC7 层提取得到最优特征表征结果。对于分类器训练样本分配，随机选择样本的 1/2 作为训练集，而其余部分作为测试集。

第一个实验讨论不同的参数设置对于分类结果的影响，首先将 LDM 的参数 η_t 和 t_0 设置为文献[192]中得到的最优值，阈值 T 设置为 5，而其他三个参数 α_1、α_2 和 C 则通过 5-fold 交叉验证得到，基于大量的对比实验表明对于静脉分类识别实验，其最优参数设置和文献[192]所设计的最优参数分布完全一致，而在给定范围文献[192]内的不同 α_1、α_2 和 C 值对于分类结果几乎没有影响。因此，除参数 η_t 和 t_0 设置与文献[192]一致外，将 α_1，α_2 分别设置为 $\alpha_1=2^{-4}, \alpha_2=2^{-5}$，而 C 在 RBF Kernel 时取值为 $C=100$，在线性 Kernel 时取值为 $C=10$。

而在分类器结果对比实验中，除 LDM（参数设置如上讨论）之外，其他三种对比分类器选择为生物特征识别模型中常用的分类模型，即 SVM[199]、LDA[200]和 D-LDA[201]。其中，D-LDA 分类器是通过对 LDA 模型加入最大分类间隔惩罚项得到的，且其分类有效性在文献[201]中经过试验得到证明。具体分类实验设置训练样本和测试样本比例随机，且分类结果为 100 次分类实验平均值，分类效果评价准则为正确分类比（CCA），具体针对所选分类器的对比结果如表 6-7 所示。

表 6-7　静脉识别对比结果分布

模型来源	文献[192]	文献[192]	文献[199]	文献[201]	文献[200]
分类器	LDM(RBF)	LDM(Linear)	SVM	D-LDA	LDA
CCA	99.2%	98.9%	96.3%	96.1%	92.2%

观察表 6-7 所示分类准确率，所选择的分类器均得到了很高的识别率，充分证明了所提出的基于知识迁移网络模型进行静脉特征提取的有效性。而对比不同的分类器的识别结果，LDM 的两种模式都要高于其他三种分类器，证明了所选择的 LDM 模型的有效性，而且采用非线性特征映射的 LDM（RBF）识别效果略好于线性模型。基于这一结论，在剩余的参数分析和模型对比识别实验设计中，均选择 LDM（RBF）且其参数设置保持不变。此外，基于文献[192]结论，LDM 分类准确率随着训练样本的增加而呈现一定程度的上升趋势，也为该模型应用于实际身份认证系统（实际身份认证系统的样本量要远大于实验设置）可行性提供了保证。

3. 线性分类器指导网络训练策略有效性分析实验

端对端型 DCNN 模型通过引入归一化指数函数进行同步特征学习和分类器训练可以保证模型应用于实际图像识别任务的有效性，而文献[202]也证明针对特定图像分类任务引入有效分类器模型构建损失函数对模型进行训练可以提高模型的表征和分类能力。本节所设计的基于知识迁移的网络微调模型潜在特点为一方面能够充分利用已在大规模样本库上训练完成的模型的学习能力和有效参数初始化效果；另一方面能够针对和源训练样本库分布不一致而导致模型对于目标样本表达能力弱的问题进行改进，并且保证迁移学习过程的效率，因此本节对引入的线性回归模型的有效性通过实验设计进行分析，具体结果如表 6-8 所示。

表 6-8　不同训练策略识别结果对比

因素分析	Task-driven 训练策略	
	Y	N
识别结果	99.2%	96.3%
收敛迭代次数 (30 000)	12 500	29 000

分析表 6-8 所示结果可知，本书所设计的基于线性回归模型对模型训练策略进行改进在提高识别结果的同时，大大缩减了模型微调过程的训练迭代时间，满足迁移学习对模型效率和有效性的要求。

4. 不同 Fine-Tuning 策略结果分析实验

传统的迁移学习适用于当目标样本库和模型源训练库的分布差异较小时，或者为源训练样本库一部分时的特征提取和识别任务，而当两者分布差异较大时会导致模型在基于新的样本库进行微调时出现模型无法收敛而导致表征能力较差的结果。为证明本章所提出的基于相似图像知识迁移模型网络对于克服两者分布差异较大影响导致的问题的有效性，针对静脉识别任务设置不同的 Fine-Tune 策略对在 ILSVRC 数据库取得成功的模型进行微调，不同微调策略产生的具体模型为直接利用静脉图像库在 VGG[189]或 AlexNet[167]模型上进行微调得到 VIM 模型，另一种为分别利用 VGG face 图像和 PolyU NIR face 图像库对源模型进行微调得到过渡模型，进而在过渡模型基础上进行训练得到 VIM 模型，这样产生五种不同的静脉识别 VIM 模型，具体不同模型应用于静脉识别任务得到的识别结果如图 6-17 所示。

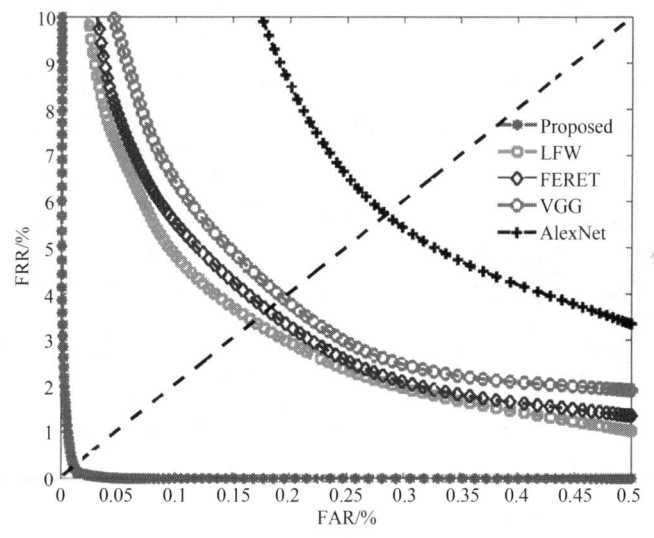

图 6-17　不同网络微调策略识别结果对比

VGG 和 AlexNet 表示两种直接微调模型，而 LFW 和 FERET 表示"粗到精"微调模型

如图 6-17 所示五种 VIM 模型，其中 VGG 和 AlexNet 分别代表直接在源模型上进行微调得到的 VIM 网络，LFW 和 FERET 则表示经过随机选择的非相似图像库进行过渡模型训练，之后再对过渡模型进行微调得到的 VIM 网络。分析识别结果可知，识别结果最差的为 AlexNet 直接微调得到模型，其等误率 EER 为 5.607%，这一结果和下一节讨论的手工设计特征模型（图 6-18）识别率相近，充分证明了深度卷积神经网络模型特征学习能力。另一方面，通过对比五种不

同微调得到的 VIM 静脉识别模型的识别结果可知，所提出的基于相似图像进行过渡网络模型微调，之后再进行特定任务的识别模型训练可以保证知识迁移的稳定性和有效性，从而有效弥补由于源训练样本图像和目标样本图像分布差异过大而导致的无法充分利用深度卷积神经网络模型特征以及其表示能力较传统手工设计特征提取模型强的优势。

此外，该模型虽然经过 PolyU NIR face 图像库进行过渡模型训练取得相对理想的识别结果，但是通过更加广泛的相似数据库收集从而训练更多的过渡模型对于识别结果的影响及训练过程的变化是本课题后续需要解决的问题之一。

5. 与先进静脉识别算法对比实验

为充分证明所提出的基于知识迁移网络模型进行特征提取和改进型 SVM 模型对于静脉识别任务的有效性，本书选择其他已取得先进的静脉识别算法对本书所构建的样本库（因为算法作者未将算法实验样本库进行公开）进行对比实验设计。在结果对比指标选择方面，本书选择用于衡量误识率（FAR）和误拒率（FRR）之间分布关系的 ROC 曲线作为识别性能对比指标。

在算法选择方面，选择已在静脉识别任务中被广泛应用且取得先进识别率的两种模型，分别为具有良好不变性的局部不变性特征（local invariant feature, LIF）提取方法和 LBP 变体模型，对比结果分布如图 6-18 所示。

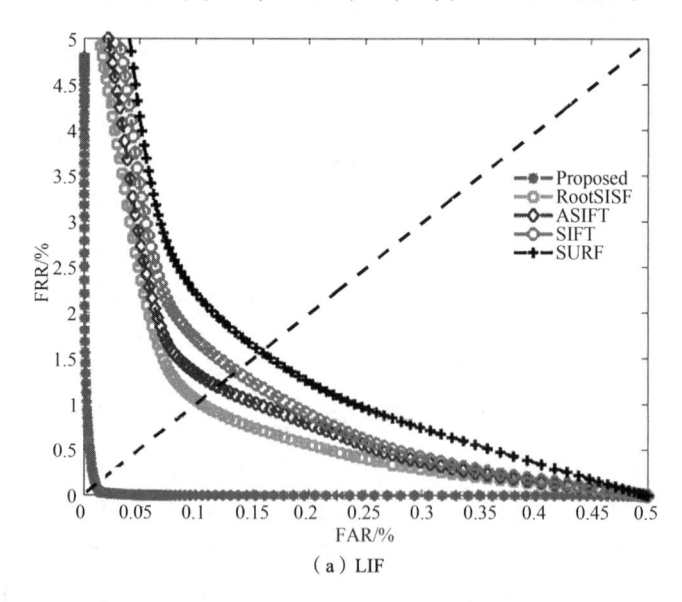

（a）LIF

(b) LBPs

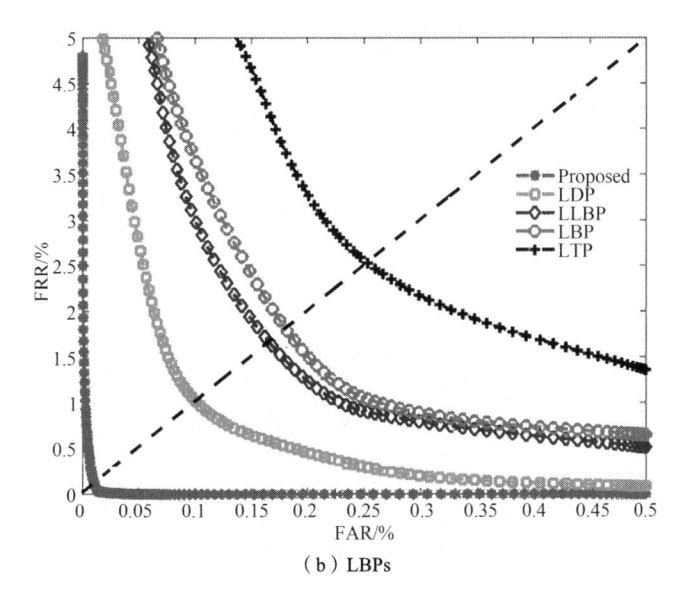

图 6-18　不同网络微调策略识别结果对比

对比三类模型的识别结果可知，本章所提出的基于相似图像知识迁移网络作为特征提取模型和 LDM 作为分类器实现的静脉识别模型取得远比其他两种手工设计特征模型好的识别结果，具体 EER 值分布为：本书所提出的模型 EER 为 0.058%，而 LIF 和 LBPs 分别为 1.152%和 1.932%，充分证明了所提出模型对于解决静脉识别任务的有效性，也能说明所提出的基于知识迁移的网络训练策略对于解决目标样本和源训练样本分布差异较大这一问题的有效性。

此外，虽然较其他两类经典的手工设计特征提取模型取得更加有效的识别结果，但如何设计方法对该模型的有效性进行分析，同时观察该模型所学特征和传统手工设计特征的差异是这一研究领域亟待解决的问题之一，也是本课题未来发展方向之一。

6. 系统泛化特性分析（PolyU 识别实验）

为验证所提出基于相似图像知识迁移网络模型进行特征提取和基于 LDM 进行分类器设计方法的有效性和泛化特性，本书选择多光谱 PolyU 掌纹图像库中的近红外部分（默认近红外成像条件下可以得到掌静脉图像）进行实验。其中，网络微调和 LDM 分类器训练时的模型参数设置和上述几个实验完全一致，实验模式设置为掌静脉信息验证实验，将每个样本随机选择 1 幅图像作为 Gallery 样本集，其他剩余的 11 幅图像作为 Probe 样本集，随后根据图 6-16 所示模型进行训练，具体实验结果以及其他典型的掌纹识别模型的结果对比如表 6-9 所示。

表 6-9　在 PolyU 掌静脉图像库取得先进识别结果模型对比

方法参考	提出时间	模型介绍	识别结果(EER)
MF-ICP[147]	2009 年	基于多尺度匹配滤波器进行掌静脉特征提取，随后设计 ICP 算法进行匹配	0.557%
FF[203]	2010 年	滤波器进行特征提取，随后在决策层进行融合策略设计实现匹配	0.012%
NH-SVM[187]	2011 年	基于 NMRT 和 Hessian 矩阵分析进行特征提取，随后训练 SVM 进行分类识别	NMRT: 0.004% Hessian:0.43%
MGDF[188]	2013 年	组合曲率及 Gabor 滤波器设计合理特征提取模型，随后在决策层进行融合策略设计实现匹配	0.1023%
GPMH[189]	2014 年	利用高斯随机变换提取特征，随后计算特征矩阵主方向成分作为最终特征表示，在匹配阶段计算特征直方图相似度得到最终识别结果	0.14%
Proposed method	2016 年	基于所提出的 DLBP 模型进行特征提取，设计改进型 Chi-square 距离度量准则进行特征匹配得到识别结果	0.058%

对比表 6-9 所示结果，本书所提出方法取得识别率为 0.058%，而其他方法最好结果为 0.012%，结果基本一致，充分证明了本书所提出的基于相似图像知识迁移网络模型进行特征提取和基于 LDM 进行分类器设计方法的有效性和泛化特性。

6.5　本章小结

自 Le Cun 在 1990 年提出 LeNet 应用于手写数字识别任务取得极高识别率，并在邮件数字和字母识别中取得广泛应用之后，卷积神经网络的实际应用效果得到验证。然而之后由于标记样本和计算能力不足而导致其进一步的研究工作停滞，直到 2006 年 AlexNet 提出的 8 层网络模型在 ILSVRC 取得极高的识别率之后，深度卷积神经网络各种变体结构被提出（如 ZFNet、VGGNet、GoogleNet 以及 ResNet 等），并不断刷新视觉识别任务识别率。深度卷积神经网络之所以在视觉信息识别任务中取得成功，主要是由于其潜在的深层结构可以逐层学到"由浅及深"的特征表示，而后面的若干个卷积层及全连接层可以学到任务特定的语义信息，且其特征学习过程可以使得针对不同的输入数据学到样本特定的语义特征表示。

深度卷积网络模型（DCNN）虽然在各类计算机视觉任务中取得极高的识别率，然而其需要大规模训练样本作为输入才可以学到有效的特征表示使得该模型无法有效应用于各类视觉任务（因为对于其他类型视觉识别任务想要得到大量的标记数据对网络进行充分训练不太可行）。为解决无大样本库训练深层网络模型这一问题，本章从"设计输入样本规模匹配层级网络模型"和"基于知识迁移进行有效特征提取"两个思路出发设计实现有效的深度静脉图像特征编码模型。

在小规模静脉图像识别卷积神经网络模型设计阶段，为解决训练样本数量不足而导致的复杂卷积神经网络训练不充分，从而导致分类识别能力下降问题。本章提出一种网络层的自生长的方法，从初始的简单网络结构开始，根据生长规则，自动生长到识别能力和检测效率达到预期设定阈值停止，从而得到输入样本规模匹配层级网络模型，通过得到的实验结果证明所提出方法在静脉识别及其他类型小样本识别方面的有效性。

近几年，迁移学习理论的出现使得利用深度卷积神经网络模型对小规模样本进行语义特征提取成为可能。典型的迁移学习模型分为两种：第一种为直接将已训练完成的 DCNN 模型的第一个全连接层作为特征提取器得到有效的语义特征表示；第二种则以已训练完成的 DCNN 模型为基础，固定该模型的前面几层的网络参数，使用目标样本对模型的后几层进行微调训练。然而，对于源训练样本和目标样本之间存在较大分布差异情况，迁移学习策略有效性受到限制，本章所设计的静脉识别任务即为这种情况，静脉图像由于其特殊性与传统图像存在极大差异，因此直接利用已在 ILSVRC 图像库训练完成的网络模型进行特征提取和分类无法得到较手工设计特征方法更加有效的识别结果。

为有效利用 DCNN 模型的学习判别性语义特征的能力，本章提出一种"粗到细"迁移学习策略，即选择与静脉图像和源模型训练样本均存在一定相似性的图像对网络进行微调得到过渡模型，之后基于该过渡模型训练得到静脉图像特征提取模型。实际模型构建时，基于所提出的"粗到细"迁移学习策略，选择 VGG face 模型作为源模型，之后选择 PolyU NIR face 数据库对模型进行微调（该数据库和源数据库共享"人脸"属性）得到过渡模型，随后选择 Lab-made NIR 静脉图像（该数据库和 PolyU NIR face 数据库共享"近红外"属性）对过渡模型进行微调得到有效静脉特征提取模型。除提出的基于相似图像知识迁移网络训练策略之外，在模型训练过程中，提出利用线性回归分类器替代原始的归一化指数分类函数构建损失函数，这一改进可以一方面加快网络收敛速度，另一方面使得特征学习过程得到任务特定型语义特征分布。得到模型后，未直接基于该模型进行端对端静脉识别，而是将微调得到的 VIM 模型的全连接层作为特征提取方法，选用改进 LDM 作为分类器进行训练得到识别率更高的静脉识别框架。通过设计模型参数选择实验、相似图像知识迁移策略对比实验、与传统手工设计特征模型对比实验及在 PolyU 掌纹库上的识别实验四种对比实验，其识别结果和成因分析充分说明了所提出的模型训练和改进策略的有效性和任务迁移特性。此外，本章所设计的模型对于其他视觉模式识别与分析任务也具有借鉴意义。

虽然本章所提出的基于相似图像知识迁移网络作为特征提取模型和 LDM 作为分类器实现的静脉识别模型取得了极高的识别率，证明了深度卷积神经网络框架潜在优势以及所提出的迁移学习策略对于静脉识别任务的有效性，但是通过所设计图像相似度判定准则选择更多图像库，进而训练更多的过渡模型对于最终识别结果的影响需要进一步设计实验进行分析，并且如何设计方法对该模型的有效性进行分析，同时观察该模型所学特征和传统手工设计特征的差异是这一研究领域亟待解决的问题之一。

7 多源多模态手部生物特征信息挖掘

7.1 双模态识别网络

手部静脉识别由于与指纹识别、虹膜识别、手势识别和人脸识别等方式相比，具有潜在的特征稳定丰富、活体检测、类间差异大等优势正逐步成为最主流的身份认证方式之一。除此之外，非接触图像采集和有效特征编码方式设计使得以手掌静脉[5, 64, 204]、手背静脉[205-207]、手指静脉[208]、手腕静脉[209]、前臂静脉[210]和巩膜静脉[211, 212]为主要认证信息的识别模型被应用于不同的身份认证场景。针对以人脸[213]、虹膜[214]、掌纹[215]以及动态脉搏波信号[216]设计实现的身份认证模型相关研究中，已有一种为提高单模态信息识别准确率而设计的辅助先验识别信息——软生物识别技术[217]，且这一融合多模态信息实现的识别模型的有效性已得到大量实验结果验证[218-220]。除用于提高现有识别模型身份认证准确率之外，以性别、年龄、身高、心理感受以及其他相关属性为主的软生物识别特性由于其在社交、安防、消费娱乐以及刑侦军事等方面的潜在应用而得到广泛深入的研究。在所有有效的软生物识别特征中，性别判定由于其实现简单及应用普遍性而得到广泛的研究。基于现有人脸、虹膜等进行性别判定存在的缺陷，以及静脉信息较其他类型生物特征信息在身份认证方面的优越性，本章首次尝试并设计实现基于静脉信息的性别判定模型，并得到了较好的识别结果。此外，本章分别以性别信息作为先验知识和网络再训练目标，得到更加鲁棒的双模态识别模型。

首先，本章提出基于滤波器特征学习和性别依赖特征分布建模的二分类模型，该分类模型中用于原始特征提取的滤波器分别采用了 LM、S 和 MR8，在提取特征进行无监督 K-means 聚类得到字典表示后，针对训练图像进行 Texton 分布空间性别信息表示建模，之后基于训练字典对测试图像进行同样表示，通过计算两种直方图表示之间的最近邻距离得到分类结果，通过对比分类标签和原始图像标签之间的一致性分布得到识别率相对较高的基于静脉信息的性别判定模型，同时证明将静脉信息用作性别判定任务的可行性。之后，为了进一步证明静脉信息中潜在性别判定空间存在，提出基于稀疏滤波的无监督特征学习模型，通过得到先进的分类结果进一步证明了所提出假设的可行性。

在第 5 章中提出的质量依赖静脉图像特征编码与分类模型中，经过所设计的图像质量评价模型分类后的结果图像与原始性别标签具有高度一致性，因此本章提出利用无监督性别判定模型代替原始的质量评价模型得到可基于静脉信息进行身份和性别同步判定的模型。为充分利用第 6 章所设计相似图像知识迁移网络在静脉特征表示学习任务中的有效性，对原始模型修改输出层和损失函数进行性别二分类，得到一种可同步实现静脉识别和性别判定的"粗到细"静脉信息挖掘模型，该模型在两个任务中均得到了较好的识别结果，一方面证明了所提出模型的有效性，另一方面证明了静脉信息潜在特征空间中可待挖掘模式信息的多样性。

为利用静脉信息较其他生物特征信息潜在的可用于身份认证的优势和深度卷积神经网络在特征表示中的优势，第 6 章分别从结构自生长和相似图像知识迁移策略指引网络微调两个方面得到有效的识别模型。然而，所提出的模型受到 DCNN 结构中潜在的特征学习全连接层的连接机制限制而无法对所构建的手部多源生物特征信息进行同步处理和身份认证任务实现。为充分利用多模态生物特征识别模型较传统的基于静脉信息的识别模型鲁棒性更好，更能满足实际应用需求的特性，本章基于 Fisher 特征编码准则设计可微编码层替代原始特征学习全连接层，得到可接受不同尺寸手部生物特征图像同步输入进行端对端联合训练和识别的深度生物特征编码网络模型。

7.2 静脉图像潜在性别判定信息挖掘

观察本书所构建的手背静脉图像数据库中以性别为标签分组图像之间的差异（图 4-1）可知，男性手背静脉图像较女性存在对比度高、静脉纹路较粗、静脉整体拓扑分布较稀疏等特性，而女性静脉图像则相对模糊、纹路分散。因此，从静脉灰度图像视觉分布对比特性可认为基于静脉图像信息进行性别判定的假设是可行的。

为了通过实验证明这一假设有效性，本节首先对传统的用于静脉识别中特征提取任务的几种典型算法进行实验，具体方法按照第 1 章所分析四种典型的静脉特征表示模型（全局拓扑结构编码（GTA）、全局统计特性编码（GQA）、局部几何分布特性编码（LGA）和局部灰度不变特征编码（LIF）四种）进行设计，具体对应的特征提取模型有平均曲率[221]、(2D)2PCA[222]、LBP[56]和 SIFT[60]，在得到有效特征表示后，训练一个线性二分类 SVM 得到的具体分类结果如表7-1 所示。

表 7-1　基于四种典型静脉识别特征编码的性别判定结果

模型分组	GTA	GQA	LGA	LIF
特征提取方法	平均曲率	（2D）2PCA	LBP	SIFT
分类结果/%	32.5	57.3	25.7	19.2

观察表 7-1 所示性别判定结果，与对应特征在静脉识别任务中取得的高识别率和低 EER 结果不同，四种典型特征用于性别判定结果极差，这一结论与视觉分析性别判定可行结论不一致。其原因可能在于所得到特征分布空间，性别分类对应类内分布差异相对较大而类间分布差异较小而导致结果准确性较低。为进一步设计出性别分类特定特征表示模型，本节分别从可提取不同类型特征的滤波器组和无监督特征学习模型两种思路出发设计实现了可得到高识别率的基于静脉信息的性别判定模型。

7.2.1　基于生物特征信息的性别判定模型相关研究

现有已取得先进识别率的性别判定模型主要针对人脸图像[199, 223]、指纹图像[224, 225]、步态信息[226]、手形信息[227]、脚部形状信息[228]以及身体形态分析[229]等信息进行设计。上述几种模态信息中，基于人脸信息进行性别判定是目前最为有效的模型之一，因为人脸图像一方面可以提供用于性别判定的有效特征表示；另一方面人脸图像采集容易，且目前已有大量人脸图像数据库可供实际研究使用。然而，人脸图像采集过程中存在任意姿态分布、光照和分辨率不一致等非限制因素，从而使得实际的性别判定模型结果不可靠。对于其他类型性别判定模型[224-229]，样本多样性分布较差使得设计的性别判定模型不具有普适性。为弥补上述模型的缺陷，文献[223-224]中提出利用具有严格光照和传感成像设备限制的指纹成像系统采集样本图像，并得到鲁棒识别结果。除此之外，另外一个针对上述类型图像信息进行性别判定模型设计的方法存在源图像容易被复制或破坏而导致识别系统稳定性大大降低的问题。为克服上述问题，本章基于静脉图像具有血管信息存在皮肤表层下面而无法被破坏和复制，血管拓扑结构分布稳定，不受外界环境及机体特性影响等优势设计实现第一个利用静脉信息进行性别判定的模型，且通过设计的两种类型特征编码方法得到满足实际应用需求的识别结果。

本章在实际设计有效静脉信息性别判定模式编码方法之前，基于传统静脉识别模型中特征编码方法进行实验得到结果（表 7-1）可知，直接对静脉识别特征编码方法进行改进得到适用于性别模式编码方法的思路可行性有待验证。为了更有效提出可用于静脉信息性别模式编码和分类的方法，本章基于"Knowledge-Borrow"原则对性别判定模型研究最广泛的人脸图像性别模式方法进行了深入分析,旨在从其思路变换中设计实现可用于静脉信息中性别模式有效编码的方法。分析得到的具体的对人脸信息中性别模式挖掘的方法可分为如下四种:

Geometric-Based 模型:此类模型在经过精确人脸检测和定位提取后,对包含鼻子、嘴巴和眼睛在内的基准点进行计算,之后对不同类型人脸图像基准点距离进行计算得到识别结果。文献[230]在提取人脸基准点特征后,18 个点对点特征用于训练以多项式为基函数的分类器得到极高的识别率。为提高文献[230]中设计系统的识别率,文献[231]设计有效特征提取方法得到 40 个特征点对,之后计算特征点对之间的归一化距离,并将该距离作为分类器训练输入得到有效的识别结果。此类模型[230, 231]的缺点在于系统的识别率对准确人脸检测和裁剪结果具有高度依赖性,而准确人脸检测极容易受到图像采集时光照情况、采集角度以及其他外界变化因素影响而使得特征点检测结果不可靠。

灰度分布子空间模型:图像灰度值及邻域灰度分布关系是图像分析任务中极为有效的特征,文献[199,222]直接将进行灰度和尺寸归一化后的人脸图像以性别为标签信息采用 SVM[199]或 AdaBoost[223]进行分类训练和识别,得到相对较高的识别率。基于特定像素空间分布变换可以得到任务特定像素分布表示的特点,特征空间矩阵变换方法,如 PCA[232]、2DPCA[233, 234]、ICA[234]和 CCA[200]等方法,可以通过将原始输入图像灰度矩阵分布映射至特定子空间,对该子空间分布进行模式编码和分类可以得到线性可分性别判定识别结果。为进一步提高子空间模式编码有效性,文献[201]设计遗传算法去除子空间中任务非相关特征表示,进而得到更加准确的识别结果。

局部灰度纹理特征编码模型:不同于将静脉识别特征编码方法用于静脉性别模式挖掘得到较差识别结果现象,人脸识别中的相关邻域特征编码方法经过一定正则化改进处理后用于性别模式编码得到较高的识别率。文献[235]利用 LBP 模型提取多角度人脸图像特征表示,之后利用该特证训练多项式 SVM 分类器得到较好的性别判定结果。为进一步提高 LBP 模型在人脸图像性别模式编码任务中的有效性,文献[236]引入对灰度强度及形状信息进行描述的特征与 LBP 融合,文献[237]引入局部对比度特性与 LBP 融合,均得到更好的识别结果。为克服 LBP 及子空间分析模型容易受图像采集中不可控因素对识别结果的影响,文献[238]引入对光照、旋转、仿射变换具有良好不变特性的 SIFT 特征描述子模型进行有效特征提取,之后基于该特证训练一个马尔可夫分类模型得到较好的人脸性别判定结果。Gabor 滤波器类似人脑对图像进行分解分析原理可以通过与图像进行卷积得到不同类型图像特征分布,该方法自提出已在图像识别、检索等任务中取得较其他类型特征提取模型更有效的识别结果。基于这一特性,文献[239]对灰度分布空间变换具有良好响应的 Gabor 滤波和 SIFT 进行融合得到兼具鲁棒特性和高判别特性的特征表示结果，并将所提取特征用于 AdaBoost 分类器训练得到极高的识别率。虽然上述三类模型在对人脸信息中的性别模式进行编码和分类任务中取得了较高的识别率，但这些手工设计特征模型具有特定模式编码和使得所训练分类器具有样本和任务特定的特点，进而使得模型鲁棒性和普适性受到限制。

深度卷积神经网络模型：近几年随着 GPU 计算能力的极速增加和大规模手工标注图像数据库的发布，深度卷积神经网络模型（DCNN）已在各类计算机视觉任务中取得了极大的成功，其中比较典型的模型主要包括 AlexNet[240]、VGG-Net[241]、GoogleNet[242]和 ResNet[243]等在大规模图像识别 ImageNet 数据库上取得先进识别结果的不同结构 DCNN 模型。对于人脸识别任务来说，VGG face[189]模型是在人脸识别任务中取得最好成绩的经典模型之一。基于该模型原有结构，文献[244]提出一种针对非限制环境下人脸图像进行性别判定的模型，并取得了较好的识别结果。为提高 VGG face 模型在其他人脸数据库上的识别性能，文献[245]基于简约 CNN 结构进行模型组合，并将组合模型在 LFW[190]人脸数据集上进行训练得到有效的跨数据库识别模型。然而，受限于如 ImageNet 一样的大规模标记人脸样本集的缺乏，几种典型的深度网络结构[240-243]在实际人脸信息挖掘模型训练时无法得到充分训练，进而限制其特征表征学习能力。为充分利用深度网络模型实现人脸的 Soft Biomertic 方面的信息充分挖掘，文献[246]基于已有网络结构中卷积层和 Pooling 层设计原理构建一种用于人脸性别信息判定，该网络结构相对较简单，且其通过一定规模的人脸数据集 Adience[247]进行训练得到如深度网络结构在 ImageNet 数据集上类似的表现。尽管 Adience 数据集相对较小，其相较静脉识别问题仍然是一个无法构建的规模，因此将现有网络模型直接应用于静脉图像信息挖掘任务也会存在网络结构无法收敛、识别性能较差等问题。为有效克服这一问题，进而充分利用 DCNN 模型设计实现静脉多属性信息挖掘，本章基于现有迁移学习模型[248]策略设计实现一种"粗到细"知识迁移模型，并得到先进的识别结果。

7.2.2 基于滤波器模型的静脉性别信息表征

基于 Gabor 滤波器[239]在静脉特征提取中得到的高判别性特征表示结果，本节拟采用具有更加丰富滤波核函数分布的滤波器模型进行静脉特征表征和身份属性识别模型建立。首先，为克服非接触静脉图像采集时存在的旋转、尺度等不可控变化对模型性能影响，本节利用 Schmid[249]提出的具有良好旋转不变性的 13-Filter 模型进行有效特征提取，之后训练多个线性 SVM 分类器得到最终识别结果。经过参数的调整和分类器的多重训练，得到最好的系统 EER 结果为 65.3%，证明 Schmid 系列滤波器模型无法得到有效的静脉特征表示。在分析特征分布和分类模型相关参数过程中，本节以性别属性作为分类匹配目标计算得到的滤波特征直方图分布间的 χ^2 距离，具体得到的性别类内及类间距离分布如图 7-1 所示。

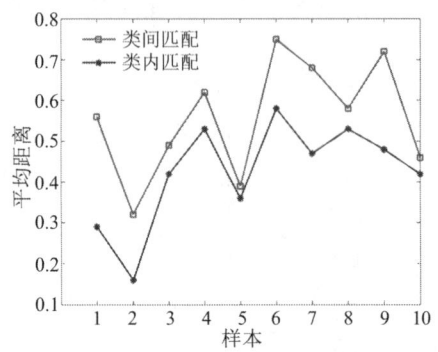

图 7-1 基于性别属性信息的类内及类间特征距离分布结果

观察图 7-1 所示的性别属性类内及类间匹配结果分布，对随机选择的 20 个类内和类间匹配分布表明，即使在两种距离分布差异最小（样本 5）时，类间 Schmid 特征距离仍大于类内距离，证明设计合理的特征表示模型，并以性别属性作为分类目标可以得到有效的基于静脉信息的性别判定模型。

Schmid 滤波器组类似于 Gabor 滤波器，然而其通过添加余弦项（式(7-1)）可以使得提取特征具有良好的旋转不变性。

$$F(r,\sigma,\tau) = F_0(\sigma,\tau) + \cos\left(\frac{\pi\tau r}{\sigma}\right)e^{-\frac{r^2}{2\sigma^2}} \tag{7-1}$$

式中，$F_0(\sigma,\tau)$ 表示图像频域直流成分提取项，具体的滤波器组中对应的不同尺度和方差取值 (σ,τ) 可取 $(2,1)$，$(4,1)$，$(4,2)$，$(6,1)$，$(6,2)$，$(6,3)$，$(8,1)$，$(8,2)$，$(8,3)$，$(10,1)$，$(10,2)$，$(10,3)$，$(10,4)$ 等几种不同参数值，对应的具有良好旋转不变性的滤波核可视化结果如图 7-2 所示。

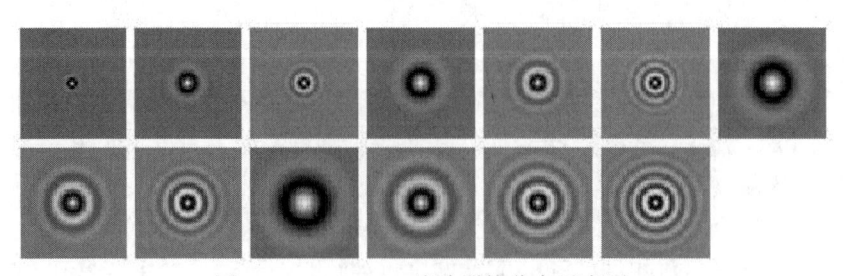

图 7-2 Schmid-13 滤波器核分布示意图

观察图 7-2 所示的滤波器核特征示意图，此类 S 滤波器随时能够提取得到具有良好旋转不变特性的不同尺度分布特征，但对于存在明显拓扑结构和边缘条形结构分布的静脉图像来说，此类滤波器无法得到最有效的特征表示结果。为了能够得到兼具旋转不变特性和静脉拓扑结构良好表征特性的特征提取模型，本节采用 MR8 滤波器模型进行特征提取。MR8 模型是在考虑特征旋转不变特性和特征空间分布维度条件下从 Root Filter Set（RFS）模型中选择得到的最优表示，具体的滤波器类型主要是以 $\sigma=10$ 计算得到的高斯和 LoG 滤波器，以及三个尺度空间 (σ,τ) 取 $(1,3)$，$(2,6)$，$(4,12)$ 时对应的边缘滤波器和柱状滤波器。具体的结果包含 38 种滤波核，对应分布如图 7-3 所示。

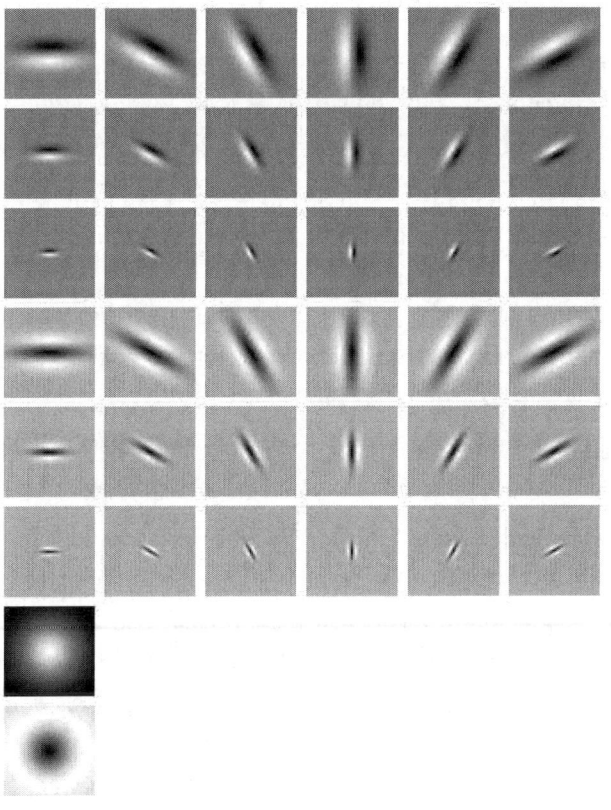

图 7-3　RFS 滤波器组分布

MR8 对应前六种中最大响应部分和最后两个各向同性滤波器

其中，为使得提取的 MR8 滤波器组具有良好的旋转不变性，在核函数选择过程中只从 RFS 模型中选择分布在任意方向的各向异性滤波器组中的最大响应滤波结果，从而使得得到的有效滤波器组由原来的 38（3 个尺度下的 6 个方向，两组反向滤波器以及两组各向同性滤波器）降维至 8（3 个尺度下对应 6 个方向中最大响应滤波器和两个各向同性滤波器），从而使得在特征提取时选用的MR8模型虽然得到38个响应结果，但只取响应最大的8个，实现特征表示维度约简效果。

选用MR8滤波器组用于静脉信息表征具有两个方面优势：首先，MR8滤波器组可以有效克服传统的具有选择不变性滤波器对于具有明显方向分布的静脉图像块的相应不足进而对具有各项异性纹理表征能力较差的问题。MR8滤波器组中同时包含不同方向分布的各向同性和异性分布滤波器，因此其可以针对静脉图像得到良好的特征表示结果。此外，由于MR8滤波器组在选择不同方向最大响应时同时记录了最大响应角度信息，使得所提取特征分布对于具有相似纹理分布的图像（静脉图像具有极相似纹理和拓扑分布）可以提取有效的高判别特征表示结果。

其次，MR8滤波器组对RFS中所有响应的选择可以在保证特征表征能力前提下对特征分布进行维数约简，进而降低特征提取模型复杂度。这一选择过程一方面使得后续的基于K-Means聚类生成纹理元过程更高效，另一方面可以提高同类型分布静脉拓扑结构对聚类纹理元的对应结果更加准确。

基于具有良好响应和旋转不变特性的MR8滤波器构建的静脉图像性别属性信息表征和分类模型如图7-4所示，该模型包括特征提取和分类两个主要过程。在特征学习阶段，训练样本图像首先与RFS滤波器组进行滤波，之后基于MR8准则选择对应的最优响应特征分布，随后引入无监督K-Means聚类模型对同一类型所有训练样本图像提取最优响应特征组合进行聚类处理（聚类目标中心数由具体实验样本分布确定，本节针对自行构建样本库，将聚类中心数确定为10），之后对所有类型训练样本得到的聚类结果进行级联得到纹理元库，基于纹理元库对所有的输入训练样本图像进行纹理元分布直方图建模即可得到有效的静脉图像MR8特征表征结果。对于测试图像，基于训练得到纹理元库对其进行同样过程的建模，得到有效的测试样本表征分布。在静脉图像性别属性分类阶段，选用简单有效的最近邻分类器计算不同样本建模得到的纹理元分布直方图间距离，并根据该距离分布得到最终的性别判定结果。具体的静脉性别信息表征和分类系统流程如图7-4所示。

为了通过实验对比说明所提出模型的有效性，本节在通过滤波器组进行特征提取时除使用MR8滤波器外，还设计了LM[250]和S[249]两个滤波器组。MR8滤波器组中心变换核函数为高斯及拉普拉斯-高斯两种，滤波器核函数大小为10×10。具体实验时选用共100幅（50:50）在年龄和手部形态方面分布具有多样性的手背静脉图像作为训练样本,通过MR8滤波器和输入图像进行卷积得到低维有效特征表示后，对所有响应结果进行级联操作得到所有训练图像的多尺度滤波响应，之后选用无监督K-means聚类方法对其进行聚类得到具有代表性的 32 个纹理元作为字典元素。得到有效的字典元素表示结果后,通过纹理元分布直方图对不同的输入样本进行特定表示模型建立。

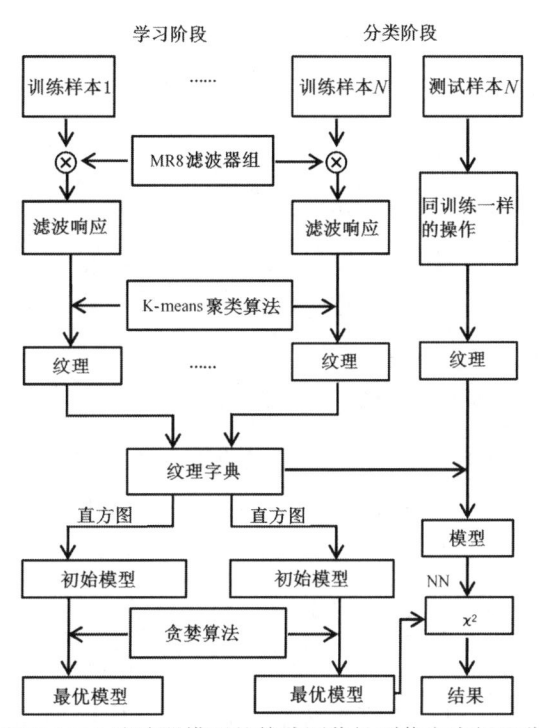

图 7-4 基于 MR8 滤波器模型的静脉图像性别信息表征和分类模型

原始的基于 MR8 滤波器对应纹理元学习和建模的过程[251]在训练过程中的对每个输入训练样本进行基于所学习的纹理元字典的建模,进而使得最终的训练样本库中的模型数量等同于训练样本数量,大大降低模型的效率。为了在保证模型有效性的同时降低模型的复杂度,本节基于贪婪算法[251]进行建模选择和最优表征模型的建立。具体过程为:设置合理的识别率限定阈值,之后每一轮去除一个训练样本对应模型,基于生成降维模型进行识别实验,如果其识别率在设定的可接受阈值范围内,则表示对应去除模型对系统识别率来说无意义,可在去除该模型提高模型效率的同时保证模型的准确率,之后重复上述实验过程,直至遍历所有训练样本对应模型。本节基于这一思路进行模型选择实验,最终确定的有效模型维度为 15(由原始的 50 变为 15,在保证模型有效性的同时大大提高系统分类效率)。

基于图 7-4 所示的纹理元字典生成,模型建立和识别结构对自行构建的手背静脉图像样本库进行实验,最优识别率为对应的类别对应模型数为 42 时进行性别分类得到的识别率 98.8%。具体模型选择过程中分类实验准确性和耗时性结果分布如图 7-5 所示。

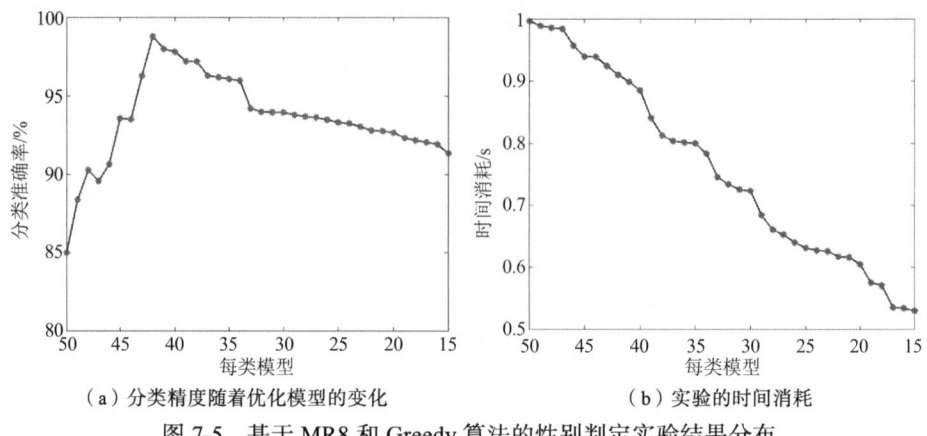

(a) 分类精度随着优化模型的变化

(b) 实验的时间消耗

图 7-5 基于 MR8 和 Greedy 算法的性别判定实验结果分布

分析图 7-5 所示的性别判定实验结果分布可知,在图 7-5(a)所示的分类准确性随训练样本模型数量对应关系分布结果中,经过本节所提出的 Greedy 算法进行特征选择之后得到的模型的识别结果大大改进,即使对于模型数为 15 时对应的最低识别率(91.35%)也远高于原始的模型数为 50 时对应的识别率(85%)。此外,对于模型数较大时(50~43)对应的识别结果反而较差,分析其原因在于与输入样本量级相当的模型数导致系统在实验时发生过拟合现象。对于经过 Greedy 算法进行模型选择之后得到的实验结果并没有按照预想的思路进行下降,其原因在于经过贪婪算法选择之后得到的模型可以充分考虑到性别差异样本对应的类内及类间差异,从而保证识别结果的准确性。另一方面,如图 7-5(b)所示的经过 Greedy 算法进行特征选择之后可以在保证系统性别判定准确率同时大大降低识别实验耗时。

除设计上述基本的模型生产及分类实验之外,本节还选用其他两种典型的滤波器组模型(LM 和 S 滤波器)进行实验,同时对所对应生成模型分别使用 Greedy 算法进行表征模型选择,其具体对比实验结果分布如表 7-2 所示。

表 7-2 基于不同滤波器模型的性别判定结果

滤波器组	Greedy 算法选择前	Greedy 算法选择后
S	77.39%	86.0534%
LM	73.28%	85.2230%
MR8	85.00%	93.6081%

对比表 7-2 所示的不同滤波器模型进行性别判定实验结果分布可知,本节选用的 MR8 滤波器模型对于以性别为判定属性的手背静脉图像分析任务(85%)

远优于其他两种方法（S：77.39%和LM：73.28%），充分证明所提出方法对静脉图像性别属性表征的有效性。除此之外，经过本节所提出的Greedy算法进行处理后三种模型的识别率较之前均发生大幅度变化，证明该方法对于有效特征选择任务的有效性，同时也说明所提取的滤波器组合中特征分布冗余特性对于实验结果的负面影响，为采用该模型解决其他视觉任务提供改进策略参考。

7.2.3　基于无监督特征学习模型（USFL）的静脉性别信息表征

经过上一节设计的MR8滤波器模型对静脉图像的性别属性信息进行特征编码和分类虽然取得了相对较好的识别结果（93.6%），但其存在两个关键的问题：其一为这一识别率已证明静脉信息的性别判定空间存在的结论，但93.6%识别率对于模式识别问题求解仍然需要进行大量的改进方法设计来提高最终识别率；除此之外，通过添加Greedy算法进行模型选择之后得到的分类结果的增加证明了所设计方法对于静脉性别属性的编码存在冗余以及表征能力不足的问题，因此本节针对这两个问题从无监督特征学习的角度进行了探索和分类结果的进一步改进。

文献[252-253]通过设计无监督特征学习模型解决图像特征表示和识别问题，并通过和传统手工设计特征（如SIFT、LBP等）在同样识别问题中得到结果对比发现，基于特定模型进行无监督特征学习得到的表征结果表现远远优于具有良好纹理描述和旋转不变特性的手工设计特征，充分说明了无监督特征学习模型对于解决视觉模式分类问题的有效性。基于这一结论，本节尝试提出一种简单有效的无监督稀疏特征学习（unsupervised sparse feature learning，USFL）模型进行手背静脉特定性别属性空间表征学习，该方法在特征学习过程中仅需要对最终学习特征的维度进行设置，因此相较经典的受限玻尔兹曼机（RBM）模型[254]、去噪自编码器（DAE）模型[255]以及稀疏编码（SC）模型[256]等方法具有在保证模型有效性同时实现简单的优势。

无监督稀疏特征学习（USFL）模型通过对输入样本灰度矩阵分布的稀疏性和线性可分性进行优化而设计的（图7-6），该方法的核心思想不是对输入灰度矩阵进行维度约简和特征选择，而是对设定的目标函数进行优化进而使得计算得到的特征矩阵具有样本稀疏、灰度值分布稀疏以及高度分散等特性。除此之外，所设计模型优势在于其用于解决一个全新的模式分类问题（基于静脉信息进行性别判定是一个全新的问题），因此其具有的超参数仅仅只有一个的特性使得其更适合探索性实验问题求解。

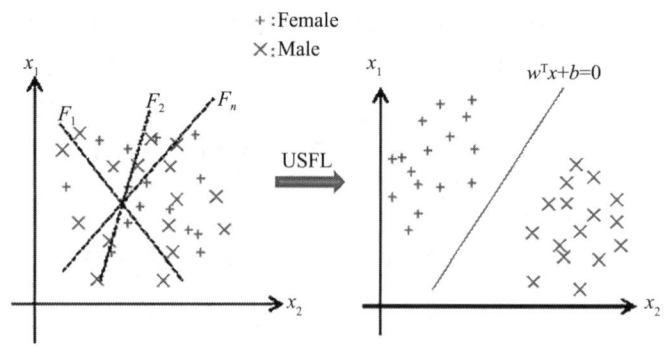

图 7-6　USFL 对灰度矩阵分布作用效果示意图

基于 USFL 方法进行性别判定任务求解主要步骤为利用 USFL 模型提取有效性别判定空间特征表示以及基于该特征进行分类器训练和分类实验。其中，设计的 USFL 方法是一个具有两层的非线性映射学习网络，该网络通过层级贪婪优化策略设计进行变换参数求解。针对输入训练样本，对于每一层参数的求解具体包括输入灰度矩阵的 L2 正则化，基于 L1 惩罚项的目标函数构建，最终通过 L-BFGS 模型对构建目标函数进行优化直至模型收敛得到网络第一层的模型参数。随后，采用同样的训练策略对模型的第二层进行优化求解，最终得到具有双层网络结构的 USFL 模型参数。具体的 USFL 模型的构建及求解过程如表 7-3 所示。

表 7-3　USFL 模型构建及求解算法流程

无监督稀疏特征学习
1. 输入：N 幅手背静脉样本图像
2. 预处理：基于 "bsxfun(@minus, data, mean(data))" 进行数据归一化
3. 原始特征矩阵生成：
$f_j^i \sqrt{\delta + (w_j^T X^i)^2}$　其中，X^i 表示输入灰度矩阵，f_j^i 用于 USFL 网络输入
4. 基于 layer-wised 训练策略的 USFL 模型求解：
4.1 第一层模型训练
输入：原始输入特征矩阵
L2 正则化：首先对输入矩阵行分布进行正则化 $f_j = f_j / f_{j2}$
随后对输入矩阵列分布进行正则化 $f^i = f^i / f^i_2$
基于 L1 惩罚项的目标函数构建：
$\text{minimize} \sum_{i=1}^{N} f^i_1 = \sum_{i=1}^{N} \frac{f^i}{f^i_{2\,1}}$
目标函数优化策略：
L-BFGS package for objective 最小化
直至模型收敛
4.2 第二层模型训练
输入：第一层网络结构优化求解后的输出
训练：与 4.1 训练求解过程一致
输出：稀疏特征矩阵

如表 7-3 所示的 USFL 模型最关键的步骤在于基于 L2 正则化和 L1 惩罚项构建目标函数的过程，这一变换使得输出特征矩阵具有多重稀疏特性的变化过程，如图 7-7 所示。

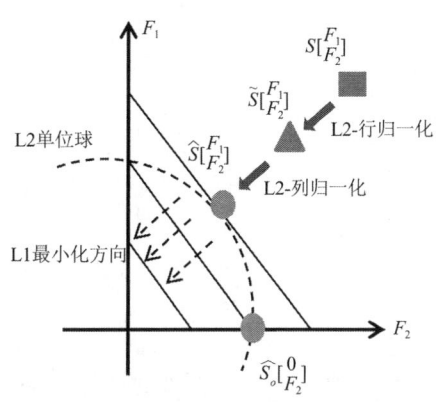

图 7-7　基于 L2 正则化和 L1 惩罚项构建目标函数优化对应特征矩阵分布示意图

基于表 7-3 所示的 USFL 算法模型构建和求解流程及图 7-7 所示 USFL 求解过程对应特征矩阵分布变换可知，算法模型的第一步对应的 L_2 正则化处理使得原始输入灰度矩阵分布由 $S\begin{bmatrix}F_1\\F_2\end{bmatrix}$ 变换至 $\tilde{S}\begin{bmatrix}F_1\\F_2\end{bmatrix}$，随后 $\hat{S}\begin{bmatrix}F_1\\F_2\end{bmatrix}$ 矩阵分布可以映射至 L2 正则化矩阵单位分布，具体变换结果如图 7-7 所示。随后，对该正则化矩阵基于 L1 惩罚项的设计实现特征矩阵的稀疏化表示。基于图 7-7 所示的 L1 正则化处理和 L2 正则化处理得到的结果空间分布关系，可以定义相应的矩阵变换目标函数，并通过对目标函数的优化处理得到最终的特征矩阵，即由 $\hat{S}_o\begin{bmatrix}0\\F_2\end{bmatrix}$ 变换至 $\hat{S}\begin{bmatrix}F_1\\F_2\end{bmatrix}$。得到的结果矩阵中，存在相对较多的值为 0 的项，保证变换结果矩阵的稀疏性。除此之外，经过 USFL 对输入矩阵进行求解得到的特征矩阵也满足高度分散性和全局稀疏分布特性。

为验证所提出模型的有效性，本节选择和上节一致的手背静脉图像数据库进行性别判定实验，在进行特征提取之前，首先采用第 3 章所设计的 ROI 提取方法对输入图像进行有效区域提取和尺寸及灰度归一化，得到 100×100 的手背静脉图像，之后将得到的 $100\times10\,000$ 的灰度矩阵作为双层 USFL 模型输入进行训练得到稀疏且分布于静脉信息性别判定空间的特征表示，将其输入线性 SVM 进行分类即可得到最终的性别判定结果。对于模型参数设置，本节设计的性别特征表示学习和分类模型中仅需对输入矩阵生成函数中的 ϵ 和最终学习得到的特征维数进行设置，经过大量的实验尝试，得到最终的 ϵ 参数设置为 10^{-8}，

对应的矩阵变换函数变为 $f_j^i = \sqrt{\delta + \left(w_j^T X^i\right)^2} \approx \left|w_j^T X^i\right|$。对于最终学习特征维数设置，本节考虑到特征学习耗时性、收敛控制等因素将其设置为 500，基于这两个参数设置得到的具体分类结果如图 7-8 所示。

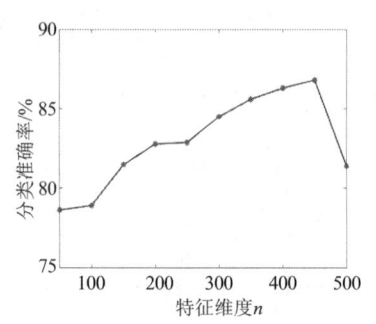

图 7-8　分类准确率与学习特征维度之间关系分布

经过 USFL 模型进行无监督特征学习得到如图 7-8 所示的具体学习特征维度和分类准确率之间关系分布可知，最高识别率为特征维度 $n=450$ 时取得的 86.8%识别结果，对应的最小识别率为 $n=50$ 时得到的 78.6%识别结果。这一识别结果证明所提出的 USFL 特征学习模型可以相对有效地找到静脉图像性别空间特征分布特性，而识别率相对特征维数之间存在的非单调变化关系表示当特征维度较大时，为保证分布稀疏性可能会引入非相关特征表示，进而降低识别准确性。作为静脉图像简单的性别特性分析模型，模型效率是必须考虑的因素之一，因此本节针对不同维度特征分布对应的模型求解耗时特性进行分析，得到的统计分布结果如图 7-9 所示。

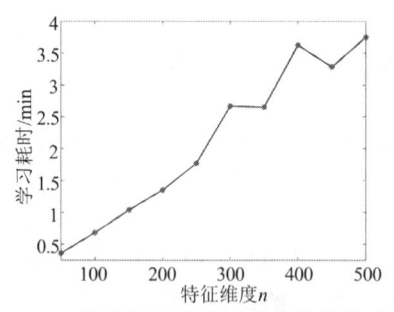

图 7-9　USFL 模型特征学习耗时与结果维度之间关系

观察如图 7-9 所示的特征学习模型，尽管所提出的 USFL 模型在识别时取得了相对有效的结果，但其高耗时性使得模型仍需进一步改进。其中，即使在系统学习特征维数为 50 时，模型收敛时耗时为 0.716min（42.96s），这对于简单的性别判定任务来说耗时过长，如何通过对 USFL 模型输入进行有效特征选择和稀疏性预处理进而提高模型收敛速度是本课题今后需要进一步研究的问题之一。此外，所设计的无监督特征学习模型 USFL 也可用于其他类型图像分类任务。

7.3 静脉图像多模态信息挖掘

通过 7.2 节设计实现的基于 MR8 滤波器和 USFL 两类模型的静脉图像性别空间分布编码及分类结果证明，所提出的对静脉图像信息的性别属性进行挖掘和编码分类思路是可行的，且所取得的 93.6%的识别率结果也表明合理的特征提取和分类模型的选择能够得到先进的分类识别结果。

综合比较第 3~6 章设计实现的静脉识别模型以及本章设计实现的静脉性别判定模型，其都遵循"有效特征提取和分类器设计"原则设计实现对应的有效模式分类模型，并均取得了相对满意的识别结果。此外，本节提出的 MR8 滤波器和 USFL 模型分别对应前几章用于静脉识别的手工设计特征和基于深度卷积神经网络进行特征学习两个思路。因此，基于两个问题之间的相通性，只要设计合理的特征提取和分类方法，即可将基于静脉信息的身份认证和性别判定两个问题进行融合得到统一的静脉模式信息挖掘模型，且其中用于两个模式分类问题的特征提取和分类器方法可以统一设计或分别设计，基于这一思路本节对第 5 章（质量依赖静脉特征编码模型）和第 6 章（相似图像知识迁移特征学习和编码模型）两个静脉识别模型进行改进得到有效的静脉模式信息同步挖掘模型，并取得了较好的识别结果。

7.3.1 性别依赖多模态静脉图像编信息码模型

在基于上一节提出的无监督特征学习模型进行静脉图像性别判定空间属性学习和表征后，本书对样本空间分布特性进行可视化发现其与经过第 5 章所设计的质量评价模型分组后的聚类结果分布具有高度一致性（图 7-10）。

观察如图 7-10 所示的对静脉图像以不同目的（质量评价和性别判定）分组得到的结果聚类分布可知，本章提出的 USFL 得到的性别判定结果与第 5 章提出的基于 CFISH 模型进行质量分组的结果具有高度一致性，证明静脉图像的质量差异形成原因之一在于不同性别采集对象的生理差异。除此之外，考虑到不同性别静脉图像质量分布存在的如下规律：在不考虑光源结构及波长组合等情况下，几乎所有女性样本图像对比度普遍较低，而大量男性样本图像对比度普遍较高。此时，如果不结合实际情况而对所有样本在特征提取之前都进行对比度增强这一预处理过程，则会导致高对比度样本原始有效信息分布发生

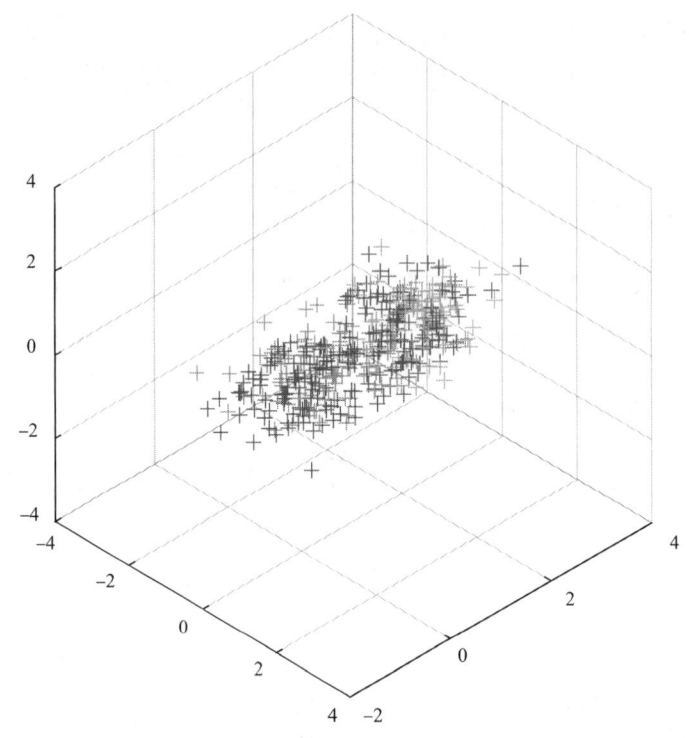

图 7-10 USFL 与 CFISH 模型分组聚类结果分布

偏移甚至由于对噪声或者背景的不适当增强而引入伪静脉信息，而对于低对比度样本的增强则会引入误匹配这一身份认证系统无法接受的弊端。基于本书构建样本库的统计规律，本节在第 5 章提出的质量依赖特征编码模型基础上进行改进，提出一种基于性别差异设计特定特征提取方法的思路。该模型主要包括基于 USFL 模型的性别判定部分和基于 DLBP 的特定性别静脉图像特征编码模型。

所提出的多模态信息编码模型如图 7-11 所示，性别判定过程通过无监督特征学习模型（USFL）实现静脉图像性别空间信息挖掘和分组，模型基于 L2 正则和 L1 惩罚构建目标函数，并通过 L-BFGS 优化求解目标函数得到最终的有效性别判定信息编码，之后基于对比实验得到的最优分类器进行分类得到性别判定结果。在得到有效的静脉图像性别分组结果后，基于 $DLBP_{P,R}^{ri}$ 模型设计性别特定特征提取策略。对于高质量男性静脉图像，则直接进行特征提取。而对于低质量女性静脉图像，则引入对比度增强过程，对进行 CE 处理的静脉图像计算当前邻域编码权值，不进行 CE 处理的静脉图像计算当前邻域 $DLBP_{P,R}^{ri}$ 编码值，之后将来自不同图像源的编码权值和编码值组合得到当前邻域特征编码值，最终得到女性静脉图像特征分布直方图。在特征分布直方图匹配阶段，实现一种改进型 Chi-square 距离[206]方法来计算特征向量相似度，得到最终的匹配结果。

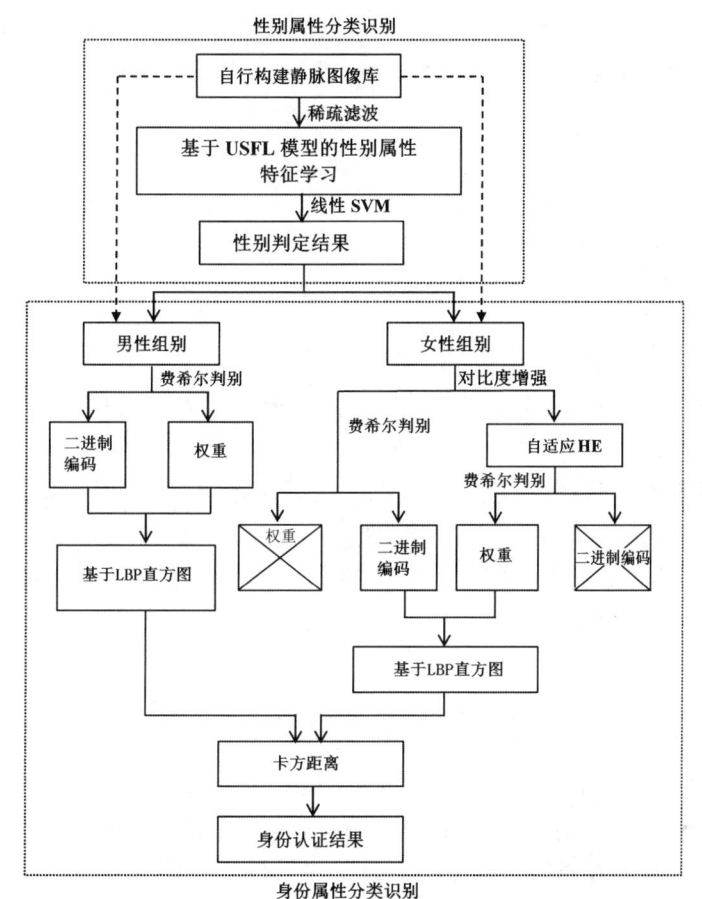

图 7-11 性别依赖多模态静脉图像信息编码模型

为证明所提出基于性别先验的静脉识别模型的有效性，同时为设计实现一种高效静脉信息挖掘系统，本节基于实验室所构建的小型静脉图像样本库分别进行了静脉性别判定和静脉认证实验。为便于理解，后续实验设计和分析中涉及的主要数学表示说明如下：$DLBP_{P,R,U}^{ri}$ 表示 LBP 变体模型，其中系数 P 表示邻域像素点个数，R 表示邻域半径大小，U 表示控制是否最终表示为 Uniform Pattern 的开关系数。对于高质量男性静脉图像，其特征提取结果 $DLBP_{P,R}^{ri}$ 简化表示为 DLBP，对于低质量女性静脉图像特征提取结果简化表示为 CE_DLBP，对于全局静脉图像识别时的特征表示为 Fusion。

1. 静脉图像样本库

静脉识别课题研究当前亟待解决的问题之一是无公开高质量手背静脉图像数据库，为解决这一问题，本书首先构建一定规模高质量静脉图像库。该图像库采集对象分布相对较符合实际，分别包括存在年龄差异的儿童、年长对象、壮年对象；存在体型差异的肥胖者、瘦弱者；考虑时间变化因素的设定固定时间段间隔分时采集样本图像等因素。实际采集时光源波长设置为 850nm，同一样本采集时间间隔固定设置为 10 天，为最大化表征静脉信息，将采集样本图像大小设置为 460×680，采集部位为手背静脉图像（此环节仅基于手背静脉信息进行实验，手部多源信息在第 7 章具体介绍），最终对共计 50 人采集构建规模为 500（50×5×2）手部静脉图像库。

2. 性别判定模型分类器选择实验

分析上一节图 7-8 所示的基于 USFL 模型得到的性别判定最好结果为 86.8%，相较提出的 MR8 滤波器得到的 93.6%识别率结果无法证明特征学习模型较传统手工设计特征的优势，造成这一现象的根本原因在于虽然经过 USFL 模型学习得到的特征具有线性可分特性，但简单的线性 SVM 分类器无法充分挖掘得到特征空间之间的属性分布关系，进而无法得到满意的分类结果。为找到最适合所学习的性别属性特征的分类器设计，本节分别采用 Linear SVM[203]、LDA[257]和 D-LDA[258]三种常见性别分类模型中的分类器设计方法进行对比实验设计。其中，D-LDA 分类器是通过最大化 LDA 分类结果最大类间边界改进得到的，其实验效果已在基于人脸和指纹的多模态性别判定模型中得到有效验证[258]。具体分类实验样本库分组设置为：Positive 训练样本数由 2 到 50 递增变化，而 Negative 训练样本、Positive 和 Negative 测试样本均固定为 50，每一个分类实验结果均通过重复 100 次的实验设计得到，实验结果衡量指标设置为 100 次实验得到的平均正确分类率（correct classification accuracy，CCA），具体结果如图 7-12 所示。

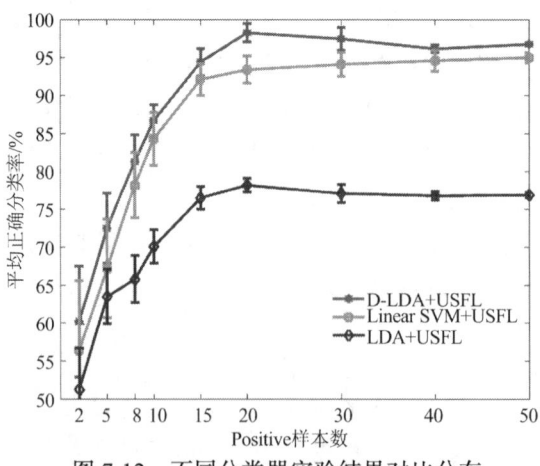

图 7-12 不同分类器实验结果对比分布

对如图 7-12 所示的不同分类器方法对 USFL 模型所学特征表示的分类正确率分布结果分析可知，三种分类器的分类准确率对于不同 Positive 训练样本数量的变化规律保持一致，且均在样本数为 20 时达到最优分类结果。除此之外，设计的 D-LDA 分类器和线性 SVM 分类器均能达到较好的分类结果，证明这两种分类模型均可以找到 USFL 特征空间的最优类间差异分布，而 LDA 由于其对 USFL 所学特征类间分布的模糊建模而无法得到满意的识别结果。

3. 与先进静脉识别算法对比实验

为充分证明所提出的 $DLBP_{P,R,U}^{ri}$ 特征提取模型和基于性别先验设计的识别策略有效性，本节选择其他已取得先进的静脉识别算法对本书所构建的样本库（因为算法作者未将算法实验样本库进行公开）进行对比实验设计。在结果对比衡量指标选择方面，本书选择用于衡量误识率（FAR）和误拒率（FRR）之间分布关系的 ROC 曲线作为识别性能对比指标。在算法选择方面，分别考虑具有良好不变性的局部不变性特征（LIF）提取方法和 LBP 变体模型。

1）LIF 模型对比实验

作为局部不变特征提取模型代表方法，SIFT 及其改进模型 SURF、ASIFT、RootSIFT 由于其具有对旋转、平移、尺度不确定性以及轻微光照变化等因素的高度不变特性，在各类计算机视觉任务以及静脉识别任务中取得了很好的图像识别和检索结果。在这部分实验中，本书设计了静脉认证实验，且分别针对 LQ 组、HQ 组以及整体静脉图像库三种情况进行了具体的特征提取和识别实验，并通过 ROC 统计结果分布说明了本书所设计特征提取方法和识别策略较 LIF 模型的优越性。

针对对比度高的男性部分样本库的静脉认证实验，通过对比不同模型取得的等误率（equal error rate, EER）结果（图 7-13）可知，所提出的 DLBP 特征提取方法 EER（0.036%）远低于传统的 LIF 模型，其中传统 LIF 模型取得最好识别结果为 RootSIFT（1.932%）。此外，不同于传统的 LIF 模型在特征提取之前都需要设计合理的对比度增强算法作为必须的预处理步骤，本书在不对男性部分样本图像进行 CE 处理的情况下选择不同 LIF 模型即取得了先进的识别结果，从另一个角度证明了本书所采集的静脉图像库中的男性样本部分图像的优越性。为对静脉识别研究领域提供算法验证的模板库，本节预对采集静脉库进行扩充后，将其中的男性样本部分图像发布供研究使用。

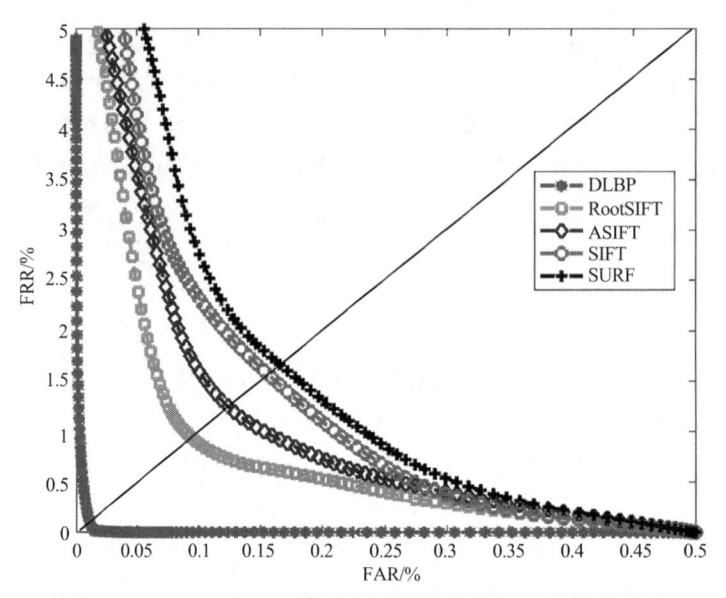

图 7-13　DLBP 和 LIF 模型在男性静脉库上 EER 结果对比

不同于对比度较高的男性样本部分实验设计，对于对比度较低的女性部分样本库本节对比分析了该样本库在进行 CE 预处理步骤情况下（此处实验是基于第 5 章的结论而设计实现的）分别选择 DLBP 特征提取模型和 LIF 特征提取方法所得到的结果（图 7-14），并通过对实验结果分布进行深入分析得出产生该结果的原因。

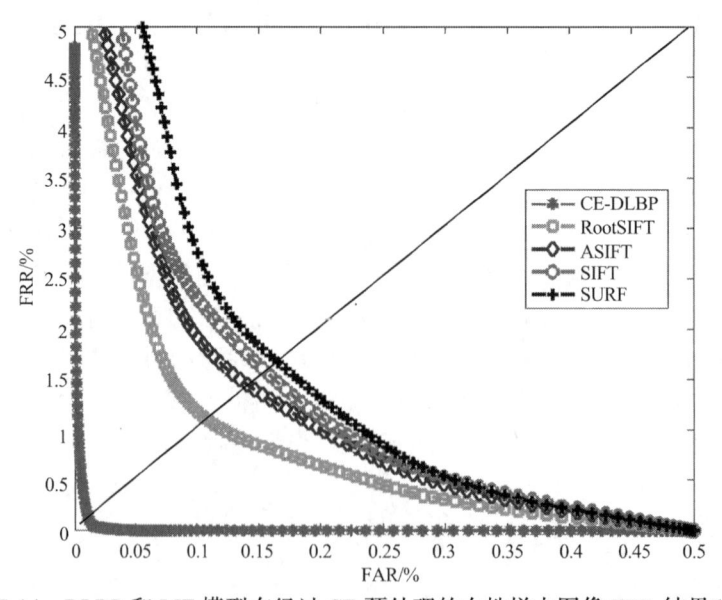

图 7-14　DLBP 和 LIF 模型在经过 CE 预处理的女性样本图像 EER 结果对比

对比图 7-14 结果发现，基于 CE 作为预处理生成的编码权重和不进行 CE 处理产生的特征编码进行组合得到的 CE_DLBP 模型取得最好的识别结果（EER=0.79%），该识别结果远优于基于传统 LIF 模型得到的最好结果（EER=8.056%），一方面说明了针对女性静脉图像所提出的编码组合策略的有效性，另一方面证明 DLBP 特征提取算法得到的特征表示的判别性能。

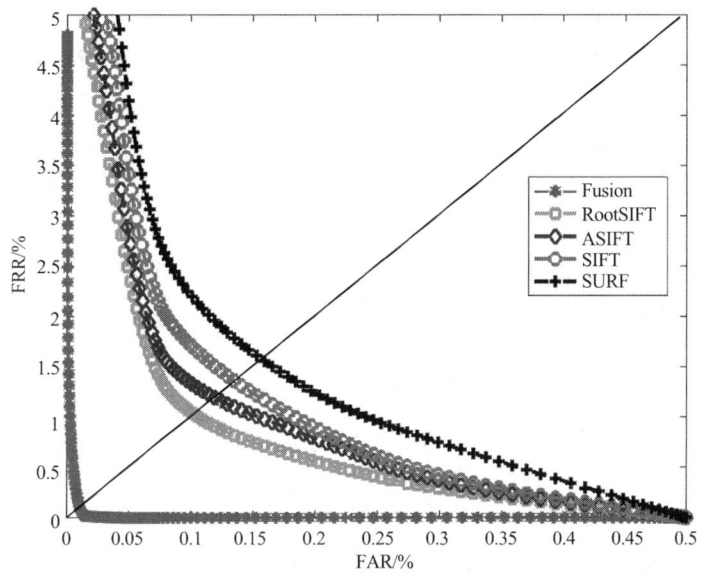

图 7-15　全局静脉样本图像 EER 结果对比

除如图 7-13 和图 7-14 针对男性和女性两部分类型图像的识别实验之外，针对全局静脉图像（包含男性和女性且两部分分配比例任意）库的识别实验对比结果（图 7-15）更能客观有效地表明不同算法模型的优劣特性。

分析发现图 7-15 结果与针对女性组静脉图像识别实验结果（图 7-14）分布大致一样，但是 Fusion 识别策略更符合实际应用要求，因为对于大型生物特征识别样本库，其必然会由于生物特征信息的潜在分布特性而存在男性和女性分布，如图 7-15 结果表明本书所提出的特征提取和生成策略的有效性。

2）LBPs 模型对比实验

通过与 LIF 特征提取模型的实验对比可以说明所提出方法的鲁棒性，并在一定程度上证明所提取特征的判别性。然而，为证明所提出 DLBP 特征提取方法在阈值计算和权值生成方面较其他 LBP 模型的优越性，设计基于 LBPs 模型的静脉识别实验是必要的。这一部分对比实验使用的 LBPs 模型主要集中在已在其他类型生物特征识别实验中取得先进识别结果的算法，具体包括 LBP、LDP、LTP、PLBP、LLBP 五种 LBPs 方法（具体算法原理及实现细节介绍可参阅第 5 章所列出的相应参考文献）。在实验设计环节，仅仅考虑更符合实际情况的全局静脉样本图像特征提取和匹配实验，具体的实验结果（EER）如图 7-16 所示。

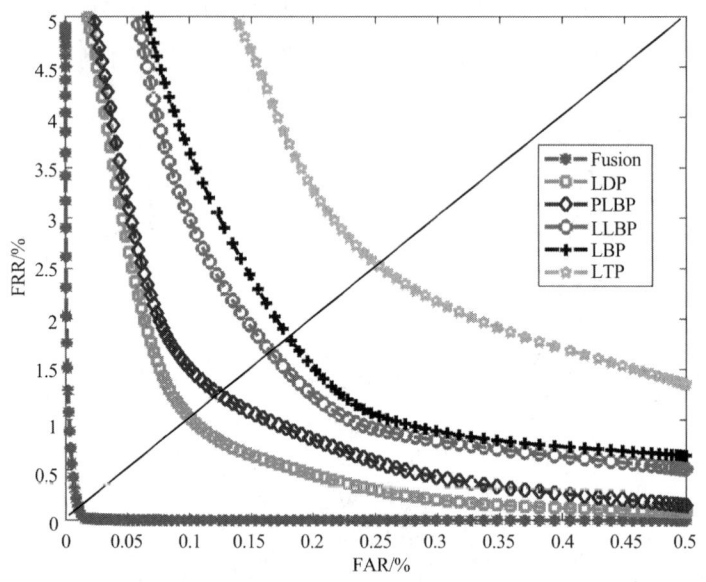

图 7-16　DLBP 和 LBPs 模型在全局静脉库（男性+女性）上 EER 结果对比

分析图 7-16 所示 EER 结果，其分布和图 7-15 中的全局静脉识别实验基本一致，本书所提出的方法结果（EER=0.058%）远远优于其他 LBP 改进模型（最优 EER=1.932%）。该实验结果充分证明本书所设计的基于邻域最大类间方差确定阈值和权值进而生成最终特征编码结果的模型相较其他类型 LBP 及其改进模型对稀疏静脉分布结果信息编码的有效性，以及抗干扰性能。

7.3.2　基于相似图像知识迁移的静脉图像多模态信息挖掘

虽然本书在解决基于静脉信息的身份认证问题时相继提出了改进模板匹配，拓扑结构融合特征，LIF 模型以及 DLBP 模型，并均通过静脉识别和认证实验设计证明了所提出方法对于静脉信息特征编码的有效性，同时通过对 PolyU 近红外掌静脉识别实验设计证明了所提出方法的知识迁移特性。然而近年来随着 GPU 计算能力和大规模标记数据库的爆炸式增长，深度卷积神经网络模型已在各类计算机视觉任务中取得近乎于人类甚至超越任务的识别结果，充分证明了 DCNN 结构的特征学习能力。为充分利用 DCNN 结构的特征学习能力，设计实现更加鲁棒有效的静脉特征编码和识别模型，本书第 6 章提出一种基于相似图像的知识迁移网络模型，该模型（图 6-16）通过利用相似图像的内在知识过渡有效解决传统 DCNN 模型应用于静脉识别问题存在的样本不足导致的网络无法收敛和源训练库和目标样本库差异较大导致模型效果较差的问题。为充分利用相同样本不同属性空间之间存在的参数描述空间共享特性，本节基于文献[259]提出的迁移学习策略拟针对图 6-16 的网络模型进行改进，得到可对静脉图像的潜在身份认证属性和性别判定属性的同步学习模型。

在原始的基于知识迁移的静脉识别网络模型中，对经过"粗到细"策略微调得到的网络模型中的 FC7 层的 4096 维特征向量直接对大边界改进 SVM 分类器（LDM）通过 Grid-Search 的方式进行训练，最终得到极高的识别率结果。依照这一策略，本节首先尝试对原始的 VIM 模型的输出层直接修改为二分类问题进行微调，之后选用 LDM 进行分类，得到的结果远远不及上一节两种方法实现的性别判定结果，无法体现深度卷积神经网络模型的优越性。为对该结果进行改进，本书在查阅大量的性别判定模型之后发现由 FC7 层直接输出的高维特征分布中含有大量的冗余信息，进而降低系统的识别率[258]，且文献[258]中分析得到在依据特定任务进行特征编码时，如果能够设计有效的变换将特征向量之间的潜在联系进行建模进而实现冗余信息去除，可以大大提高特征向量的表征能力。基于这一结论，本节首先提出一种监督词袋模型对得到的高维特征向量进行二次编码，具体方法介绍如下所述。

假设 $\{(x_1,y_1),\cdots,(x_n,y_n)\}$ 表示 n 个训练样本分布，其对应的归一化向量计算方法可表示为 $\boldsymbol{n}=(s_1y_1,\cdots,s_ny_n)\hat{\alpha}$，$\boldsymbol{n}$ 的物理含义为不同类型样本（男性和女性静脉图像）之间的分类超平面，该超平面计算公式中的支持向量 s_i 和乘积项 $\hat{\alpha}$ 可以通过如式（7-2）所示的最小化目标函数得到：

$$L = \sum_{i=1}^{n}\alpha_i - \frac{1}{2}\sum_{i=1}^{n}\sum_{j=1}^{n}\alpha_i\alpha_j y_i y_j s_i^{\mathrm{T}} x_j \quad \text{s.t.} \ 0.2 \leqslant \alpha_i \leqslant \gamma, \sum_{i=1}^{n}\alpha_i y_i = 0 \quad (7\text{-}2)$$

式中，α_i 对应非零乘积项 $\hat{\alpha}$。式（7-2）可以看作一个有约束项的二次规划求解问题，因此其中各个参数均可通过拉格朗日法进行求解。求解得到的分类超平面 $\boldsymbol{n}$ 中的每一个对应元素表示其对应的 m 维特征向量 $x=\{x_1^m,\cdots,x_n^m\}$ 的重要性，取值越大代表该特征向量对于最终的性别分类意义越大，本节在实际实验时考虑到最终识别性能和系统耗时性，将 m 值大小设置为 512。

实际多模态信息挖掘模型设计时，在源模型选择上，本节基于人脸图像和静脉图像相似性选择 VGG face 进行微调，并且改进原始的端对端设计策略，通过将最后输出层设计一种简单的线性分类器使得微调得到特定任务型表征参数，之后选择微调后的网络的第一个全连接层作为特征提取方法进行有效的特征编码。在分类器训练阶段,选择更加稳定且鲁棒的改进型 SVM 分类器[234]完成非端对端的静脉识别任务,具体设计模型如图 7-17 所示。

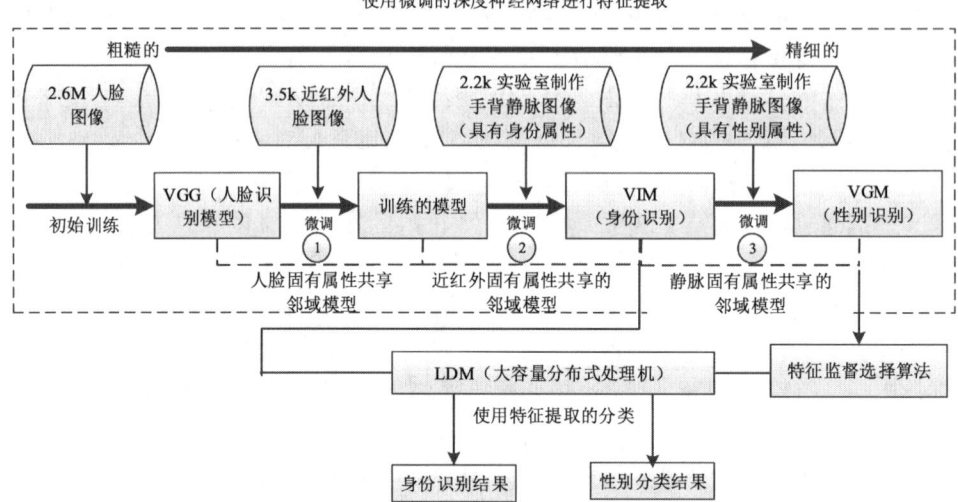

图 7-17 基于相似图像知识迁移网络的静脉多模态信息挖掘模型

如图 7-17 所示,所设计的知识迁移网络模型不是直接从 VGG face 模型进行微调实现的,而是通过设计中间过渡模型逐步实现知识的稳定且有效的迁移。基于第 6 章结论指导所设计的过渡模型和迁移策略为"人脸(VGG face 到 PolyU-NIR face,共享人脸属性)—近红外成像(PolyU-NIRface 到 Lab-made-NIR vein, 共享近红外属性)—静脉图像(Lab-made-NIR vein 到 Lab-made-NIR vein, 共享静脉图像信息)",这一设置在进行静脉身份认证任务时可以有效利用邻域模型之间的相似属性从而使得模型微调前的特征表征参数空间存在交叉性,从而一方面使得网络微调时的收敛速度加快,另一方面则有效避免由于微调样本库较源训练库较小而引起过拟合问题;在进行基于静脉信息的性别判定任务时可以充分利用已有网络对静脉属性空间的表征能力获得更快的模型训练收敛速度,并且在原有多属性空间(身份)中挖掘有效的子属性空间(性别)。

具体的"粗到细"网络微调过程为选择在 2.6M 人脸图像库上训练完成的 VGG face 深度卷积网络结构作为初始模型,选用和该模型训练样本库共享人脸属性的 PolyU 近红外人脸图像库对模型进行训练,得到知识迁移网络的过渡 FRM(face recognition model)模型,这一训练过程中的源图像和目标图像之间存在的人脸特征表征参数的相似性分布使得网络微调时收敛速度更快,进而能够满足微调策略在有效模型参数初始化基础上可以提升训练速度的优势。随后,选择在已收敛的 FRM 模型基础上,选用和该模型微调样本库共享近红外成像属性的 Lab-made 静脉图像库对模型进行再训练得到 VIM（vein identification model）模型。最后，基于训练得到的 VIM 模型对网络输出层和损失函数进行改进，得到用于性别属性挖掘的 VGM（vein gender model）模型，最终基于特定知识迁移特性得到多模态静脉信息挖掘模型。

为比较所提出的基于知识迁移网络的静脉识别模型较传统的直接将深度卷积神经网络模型的全连接层用作特征提取方法的有效性，本节基于实验室所构建的小型静脉图像库设计了多种对比实验。

1. 知识迁移样本库选择及网络模型超参数设置

由于静脉识别研究中无公开高质量手背静脉图像数据库，静脉识别模型所选用的图像库为实验室构建的一定规模高质量静脉图像库，针对共计50人构建规模为 500（50×5×2）手部静脉图像库，采集样本图像大小设置为 460×680，在将其输入 FRM 进行微调得到 VIM 模型之前，选择第 6 章提到的 ROI 提取方法得到尺寸为 224×224 的有效静脉样本图像。过渡模型训练采用的样本库为 PolyU NIR face 图像，该样本库针对 335 个样本在近红外条件下采集得到共计 3500 幅人脸图像。在基于该样本库进行 FRM 模型微调之前，选择第 6 章提到的联合人脸检测和定位方法用作人脸图像预处理得到尺寸为 224×224 的有效区域提取结果。

预训练的 VGG 模型选择为 Caffe 库中训练完成的知识迁移网络的第一个全连接层（FC7 层）用作鲁棒特征提取。网络微调时的模型训练参数设置 momentum 设置为 0.9，weight decay 设置为 0.0005，梯度下降迭代求解次数为 30000。在学习率设置方面，对于 FRM 微调过程设置为 0.01，对于 VIM 和 VGM 的训练设置为 0.001，并且在迭代过程中的学习率基于 gamma 为 0.1 的多项式准则进行递减，训练的 batch size 设置为 120，分类器 LDM 的训练参数和第 6 章分类实验设置保持完全一致。

2. 分类器比较分析实验

由于本节的剩余实验中的 LDM 的参数设置全部保持一致，因此首先对于 LDM 的参数设置对于识别结果的影响进行讨论分析，进而得到对于基于知识迁移的静脉识别实验的最优参数设置。假设在进行 LDM 训练之前，知识迁移网络已训练完成，进而保证基于 VIM 模型的 FC7 层提取得到最优特征表征结果。对于分类器训练样本分配，随机选择样本的 1/2 作为训练集而其余部分作为测试集。

第一个实验讨论不同的参数设置对于分类结果的影响，首先将 LDM 的参数 η_t 和 t_0 设置为文献[235]中得到的最优值，阈值 T 设置为 5，而其他三个参数

α_1，α_2 和 C 则通过 5-fold 交叉验证得到，基于大量的对比实验表明对于静脉分类识别实验，其最优参数设置与文献[235]所设计的最优参数分布完全一致，而在给定范围[235]内的不同 α_1，α_2 和 C 值对于分类结果几乎没有影响。因此，除参数 η_t 和 t_0 设置与文献[235]一致外，将 α_1，α_2 分别设置为 $\alpha_1 = 2^{-4}, \alpha_2 = 2^{-5}$，而 C 在 RBF Kernel 时取值为 $C=100$，在线性 Kernel 时取值为 $C=10$。

而在分类器结果对比实验中，除 LDM（参数设置如上讨论）之外，其他三种对比分类器选择为生物特征识别模型中常用的分类模型，即 SVM[240]、LDA[241]和 D-LDA[242]。其中，D-LDA 分类器是通过对 LDA 模型加入最大分类间隔惩罚项得到的，且其分类有效性在文献[242]中经过试验得到证明。具体分类实验设置训练样本和测试样本比例随机，且分类结果为 100 次分类实验平均值，分类效果评价准则为正确分类比（CCA），具体针对所选分类器的对比结果如表 7-4 所示。

表 7-4 性别属性分类实验分类器对比结果

模型来源	文献[260]	文献[260]	文献[203]	文献[258]	文献[257]
分类器	LDM(RBF)	LDM(Linear)	SVM	D-LDA	LDA
CCA	91.6%	90.3%	88.7%	89.2%	86.5%

观察表 7-4 所示的不同分类器得到的分类准确率结果，其基本与第 6 章中表 6-7 所示分类准确率结果保持一致：所选择的分类器均得到了很高的识别率，充分证明了所提出的基于知识迁移网络模型进行静脉特征提取的有效性。而对比不同的分类器的识别结果，LDM 的两种模式都要高于其他三种分类器，证明了所选择的 LDM 模型的有效性，而且采用非线性特征映射的 LDM（RBF）识别效果略好于线性模型。基于这一结论，在剩余的参数分析和模型对比识别实验设计中，均选择 LDM（RBF）且其参数设置保持不变。此外，基于文献[260]结论，LDM 分类准确率随着训练样本的增加而呈现一定程度的上升趋势，也为该模型应用于实际静脉图像多模态信息挖掘系统（实际身份认证和性别判定系统的样本量要远大于实验设置）可行性提供了保证。

3. 线性分类器指导网络训练策略有效性分析实验

端对端型 DCNN 模型通过引入归一化指数函数进行同步特征学习和分类器训练可以保证模型应用于实际图像识别任务的有效性，而文献[202]也证明针对特定图像分类任务引入有效分类器模型构建损失函数对模型进行训练可以提高模型的表征和分类能力。本节所设计的基于知识迁移的网络微调模型潜在特点为一方面能够充分利用已在大规模样本库上训练完成的模型的学习能力和有效参数初始化效果，另一方面能够针对和源训练样本库分布不一致而导致模型对于目标样本表达能力弱的问题进行改进，并且保证迁移学习过程的效率，因此本节对引入的线性回归模型的有效性通过不同模式性别判定实验设计进行分析，具体结果如表 7-5 所示。

表 7-5 不同训练策略识别结果对比

因素分析	Task-driven 训练策略	
	Y	N
识别结果	91.6%	89.2%
收敛迭代次数 (30 000)	9600	28 600

分析表 7-5 所示结果可知，其基本和第 6 章中表 6-8 所示结果在不同训练模式下的分布保持一致，证明所设计的基于线性回归模型对模型训练策略进行改进在提高识别结果的同时，大大缩减了模型微调过程的训练迭代时间，满足迁移学习对模型效率和有效性的要求。

4. 不同 Fine-Tuning 策略结果分析实验

传统的迁移学习适用于当目标样本库和模型源训练库的分布差异较小时，或者为源训练样本库一部分时的特征提取和识别任务，而当两者分布差异较大时会导致模型在基于新的样本库进行微调时出现模型无法收敛而导致表征能力较差的结果。为证明本节所提出的基于相似图像知识迁移模型网络对于克服两者分布差异较大影响导致的问题的有效性，针对静脉性别判定任务设置不同的 Fine-Tune 策略对在 ILSVRC 数据库取得成功的模型进行微调，不同微调策略产生的具体模型为直接利用静脉图像库在 VGG 或 AlexNet 模型上进行微调得到 VGM 模型，另一种为分别利用 VGG face 图像和 PolyU NIR face 图像库对源模型进行微调得到过渡模型，进而在过渡模型基础上进行训练得到 VGM 模型，这样产生类似于第 6 章 VIM 模型的五种不同的 VGM 模型，具体不同模型应用于静脉性别判定任务得到的分类结果如表 7-6 所示。

表 7-6 不同网络微调策略分类结果对比

微调策略	AlexNet	VGG	无 VIM	本书所提出的
准确性	16.38%	29.56%	59.41%	91.60%

如表 7-6 所分析的五种 VGM 模型（设置模式类似于第 6 章实验），其中 VGG 和 AlexNet 分别代表直接在源模型上进行微调得到的 VGM 网络，LFW 和 FERET 则表示经过随机选择的非相似图像库进行过渡模型训练，之后再对过渡

模型进行微调得到的 VGM 网络。分析识别结果可知，识别结果最差的为 AlexNet 直接微调得到模型，其正确分类率 CCA 为 16.38%。另一方面，通过对比五种不同微调得到的 VGM 静脉性别判定模型的分类结果可知，所提出的基于相似图像进行过渡网络模型微调，之后再进行特定任务的识别模型训练可以保证知识迁移的稳定性和有效性，从而有效弥补由于源训练样本图像和目标样本图像分布差异过大而导致的无法充分利用深度卷积神经网络模型特征表示能力较传统手工设计特征提取模型强的优势。

此外，该模型虽然经过 PolyU NIR face 图像库进行过渡模型训练取得相对理想的识别结果，但是通过更加广泛的相似数据库收集从而训练更多的过渡模型对于识别结果的影响及训练过程的变化是本课题后续需要解决的问题之一。

5. 现有性别判定模型有效性对比实验

设计基于静脉图像信息的性别判定模型作为一个全新的模式识别问题，最为有效的解决方案为利用现有解决类似问题的模型对所提出全新问题进行实验验证，验证已有模型的有效性，具体的对比实验结果分布如表 7-7 所示。

表 7-7 不同性别判定方法对于静脉图像信息挖掘分类结果对比

方法出处	模型方法	特征提取及分类方法	识别结果 CCA/%
文献[261]	BIF 模型用作特征提取，不同子空间建模方法用于特征选择，线性 SVM 用于分类器设计	BIF+PCA	81.5±1.5
		BIF+OLPP	78.2±3.2
		BIF+LSDA	79.6±2.6
		BIF+MFA	75.1±2.1
文献[258]	SBOW 用于特征提取，改进 LDA 用作分类器训练	BOW+D-LDA	86.5±2.3
文献[262]	PCA 用于特征子空间描述和降维处理，改进 SVM 用作分类器设计	PCA+Optimized SVM	76.4±5.6
文献[257]	ICA 用于特征子空间描述和降维处理；LDA 用作分类器设计	ICA+LDA	83.5±3.8
文献[221]		Mean curvature+SVM	32.5±4.2
文献[222]	典型手工设计图像模式编码特征用于特征提取，SVM 用作分类器设计	(2D)2PCA+SVM	42.3±1.8
文献[56]		LBP+SVM	25.7±6.7
文献[60]		SIFT+SVM	19.2±9.3
滤波器	基于 MR8 滤波器的纹理元生成及字典学习，之后基于特定字典进行训练和测试样本建模，线性 SVM 用于分类器训练	MR8 滤波器+SVM	91.1±2.5
USFL	基于无监督稀疏滤波模型进行特征学习，不同类型分类器设计改进效果	USFL+D-LDA	97.2±2.1
		USFL+SVM	86.8±3.4
		USFL+LDA	78.6±2.9
DCNN	基于相似图像知识迁移网络用于特征学习和编码，LDM 用作分类器设计	Fine-tuned DNN+LDM	91.6±1.2

如表 7-7 所示，虽然几种用于人脸或指纹等信息编码的性别判定模型在原有图像库上取得了极高的识别率，但将其用于本章提出的静脉图像性别属性空间编码和分类任务时取得识别率极低，其中结果最好的模型"ICA+LDA"对应的识别率为 83.5%，远远无法达到实际模式分类要求。基于偶然发现的静脉图像性别属性类内分布距离远小于类间分布距离这一实验现象，本节尝试从静脉拓扑模式编码、无监督静脉图像灰度矩阵空间分布特征学习和相似图像知识迁移特征编码网络改进三个方面进行设计，提出相对有效的性别判定模型，其相应的识别结果中最好的为"USFL+D-LDA"模型，识别率为 97.2%，最差的为"USFL+LDA"，识别率为 78.6%，这一实验结果分布充分证明了所提出的基于静脉信息进行性别判定这一模式分类问题的可行性，也为性别判断和静脉信息挖掘这一模式识别课题提供新的研究思路和方向。

7.4 手部多源生物特征信息深度编码和识别

深度卷积神经网络通过大样本训练层级结构可以得到对训练样本高度依赖的语义特征信息，进而在训练样本和测试样本数据集上得到极高的识别率。然而，其潜在的逐层学习特性使处于网络结构上层的滤波器学习到的参数的知识迁移特性很差，即无法像尺度不变特征编码模型、局部二进制编码模型等特征提取方法一样对不同领域计算机视觉信息进行有效特征提取。虽然近来已有较多迁移学习方法使得在某一类型样本库上训练完成的深度卷积神经网络模型可以有效作为完全不同类型的样本库的特征提取框架，但此类改进更多是任务特定型，对更多类型样本库不具有泛化特性。因此，为充分利用深度卷积神经网络模型具有的学习语义信息、特征表示能力强等优势，如何设计一种可以同步学习到样本非依赖特征表示和特定样本高度判别特征表示的深度卷积神经网络模型仍然是一个亟待解决的问题。

此外，当前主流的深度卷积神经网络及其变体模型虽对含噪声、旋转以及信息丢失等问题样本具有极强的适应性和学习性，但其仍然存在对输入样本尺寸敏感这一问题，而已有研究证明不同尺寸样本联合训练可以提高深度卷积神经网络的特征学习能力，因此如何设计一种可以接受任意尺寸样本输入进行训练的深度卷积神经网络模型也是提高其在不同计算机视觉任务上表现的方向之一。

对于基于深度卷积神经网络卓越特征学习能力实现有效生物特征识别的框架目前基本集中在人脸识别方面，制约其在其他生物特征信息认证方面的表现的主要原因是大样本库的缺乏、深度卷积神经网络特征学习泛化能力差等原因。而人脸识别存在容易受外界干扰、随着年龄或自身身体变化等因素导致类内差异大等缺点。静脉信息由于其潜在的体内生物特征、类内差异小而类间差异大、特征稳定等优势正逐步成为主流生物特征识别方式之一，这些潜在优势更使得其成为银行、军事等重要领域进行身份认证系统的不二选择。现有的静脉识别系统存在信息量不足、样本不足导致无法利用深度卷积神经网络潜在优势进行稳定模型训练等缺点，如何基于深度卷积神经网络在特征学习方面的优势和静脉信息在身份认证方面的优势设计实现有效的身份认证系统也是生物特征识别领域亟待解决的问题。

为解决上述问题，本节首先拟建立学习深度卷积神经网络非线性特征空间逆变函数模型，旨在通过对层级特征参数分布的量化分析提供有效的深度卷积神经网络模型改进参考。随后，基于残差编码方法所具有的可去除特定样本空间中的高频特征和基于特定字典将任意特征表示为指定维度特征的特点，设计一种可微特征编码层替代导致深度卷积神经网络对输入图像尺寸敏感的全连接层（特征学习部分），获得可在不同层同步学习样本判别空间参数和样本非依赖特征空间参数分布、可对不同尺寸样本进行端到端联合训练的深度特征编码网络模型（deep feature learning and coding network，DFLCN）。

在基于深度卷积神经网络和静脉信息设计有效生物特征识别模型方面，本节提出全新的手部多源信息认证任务，通过对大量认证对象手部掌纹、掌静脉、指纹、指静脉、背静脉、掌背连接处静脉共六处生物特征信息的同步采集，有效解决单一或简单模态组合等方法用于身份认证存在的抗干扰性能差、认证成功率无法满足实际应用要求、样本不足导致无法应用深度卷积神经网络模型进行特征提取等缺点。模型构建阶段，应用可以接受任意尺寸图像输入进行同步训练的深度特征编码网络模型对手部多源信息进行识别模型训练，同时基于训练过程误差分布和所设计量化分析方法对模型进行改进，最终得到满足实际应用要求的身份认证系统。

7.4.1 深度卷积神经网络模型相关研究分析

基于特征学习和表示的模型是图像理解、识别、分析等视觉模型研究中最为成功的研究成果之一，从传统手工设计图像模式表示模型（纹理特征描述模型[250]、尺度不变特征变换模型[60]、梯度方向直方图模型[143]）到基于特征矩阵空间有效编码为目的的特征表示模型（词袋模型[263, 264]、局部稀疏惩罚编码[265, 266]、支持向量编码[267]、Fisher向量编码[268]、局部级联描述子向量编码[269]），直到最近在各类计算机视觉任务中取得极高识别率的深层卷积神经网络及其改进模型[240, 242, 270-272]。然而现有研究大都集中在对这些模型进行任务特定改进或经验参数修正等方面，虽取得一定的识别率提升，研究者对这些浅层图像特征表示和深层图像特征学习模型的认识仍局限于"黑箱模式"，尤其是对于深度卷积神经网络系列模型的认识大都停留在"大样本训练""多层网络搭建""激活函数选择"等简单实现上的尝试，虽在各类计算机视觉任务识别率上取得一定的提升，仍无法从原理分析方面提供有效的模型改进策略。直至最近一项[273]基于层级特征变换分析对激活函数进行改进而得到更高识别率的工作的提出，充分说明了基于深度卷积神经网络模型理解而设计改进方法或提出全新模型这一思路的有效性。然而，目前已有的对深度卷积神经网络模型认知和分析的方法大都通过可视化层级特征模式的思路进行，例如 Zeiler 等[271]通过反卷积网络层的设计观察特定通道滤波器对局部输入模式变化的输出情况，Simonyan 等[274]通过梯度敏感编码模型设计突出显示物体分类中的高判别区域，Agrawal 等[275]通过设计通用层级特征可视化方法观察得到图像判别信息以不同的形式存在深度卷积神经网络各个层，证明了多层模型设计的有效性，Zhou 等[276]则通过可视化层级图像模式证明多层网络模型的信息处理过程是由通用信息到类别语义信息的过程。这些方法虽能够加深我们对深度卷积神经网络这一"黑箱模型"的认识，但简单的可视化过程无法从原理上解释不同深度卷积神经网络模型及同一深度卷积神经网络模型的不同层在不同视觉任务上的表现差异的原因。本节预从设计有效的深度卷积神经网络模型特征空间模式变换函数学习模型入手，基于所学简单有效变换函数结果分布对层级变换过程进行建模，旨在为深度卷积神经网络模型在特定任务上识别率低的层级变换过程提供分析工具，进而能够通过设计有效层级修正模型实现模型的改进。

在不同数据库训练完成的深度卷积神经网络模型取得误差率近乎为 0 的识别结果充分证明了深度卷积网络模型在计算机视觉任务中的有效性，而且我们基于所提出的深度卷积神经网络层级结构和原理理解模型，可以更加深入认识到深度卷积神经网络模型能够学习到兼具鲁棒性和易区分性的特征表示的内在原因和数据变换过程，并基于该认识设计实现更加有效的深度卷积神经网络模型。尽管深度卷积神经网络相较传统计算机视觉模型取得更加有效的识别结果，但由于其特有的结构中全连接层的设计使特定深度卷积神经网络模型只能接受与训练样本一致的图像尺寸输入，而且深度卷积神经网络模型的深度网络结构设计使其在训练过程中学到的特征信息由通用到语义信息，而真正使深度卷积神经网络取得高识别率的是学到语义信息的层，使得在特定样本库训练的深度卷积神经网络模型无法和传统计算机视觉模型一样有效用作通用特征提取模型。本节旨在基于对深度卷积神经网络模型理解的基础上合理添加新的特征编码网络层，使得新的网络模型通过不同网络层设计同时学到样本依赖和非依赖特征表示参数，进而能够实现有效的跨样本领域的模型迁移。在特征编码网络层设计方法上，我们通过研究最近在跨领域图像识别任务中取得较好结果的 Fisher 向量编码-卷积神经网络模型[277]和局部级联描述子向量编码-卷积神经网络模型[278]，发现其中引入的Fisher编码准则可以有效地将训练样本特有特征模式进行去除而得到更加通用且保持判别性的特征编码，因此预设计基于字典与残差编码同步学习的可微卷积特征编码层，并用该编码层替代原有深度卷积神经网络模型中用于特征参数学习的全连接层，实现一个完整的深度特征编码网络模型。由于预设计的残差编码层具有对输入和层参数可微特性，因此，将其和最后一个用于分类的全连接层组合即可基于随机梯度下降算法[279]对深度特征编码网络模型进行端到端训练。

在模型验证方面，除在大型图像识别问题中进行有效训练和结果分析之外，本节选择了一个全新而且极具应用前景的生物特征识别领域——手部多源信息认证任务，该任务样本包含了掌纹图像、手掌静脉图像、手背静脉图像、手掌背连接处静脉图像、手指静脉图像、指纹图像六类图像。传统的基于手部图像信息的身份认证系统[57,68]主要集中在掌纹图像、掌静脉图像、背静脉图像或指静脉图像，并且全部基于传统视觉特征提取模型设计。其存在的主要问题之一是图像信息单一导致识别率低、系统抗干扰能力差等；而融合静脉和掌纹的多模态系统[57]存在特征提取方法较深度卷积神经网络模型鲁棒性和判别性差，而由于样本不足导致无法基于已有手部图像库训练有效的深度卷积神经网络模型。而本项目在模型验证阶段提出的基于深度卷积神经网络模型的手部多元信息认证系统有效克服了以上缺点。首先，本系统引入全新的一种身份认证模式——手掌背连接处静脉图像，并且通过引入六种手部生物特征图像信息大大增加了身份认证的有效性。此外通过构建较大规模的手部多源生物特征信息样本库，和基于深度卷积神经网络模型具有的可接受不同尺寸输入图像进行同步训练和同步学习样本依赖和非依赖特征表示的特性可以对深度卷积神经网络模型进行有效训练，一方面得到全新且更加有效的身份认证模型，另一方面证明所提出模型的有效性。

7.4.2 深度特征编码网络模型设计

通过对梯度方向直方图模型特征空间参数分布逆变函数设计，得到梯度方向直方图模型特征可视化模型是近年来图像特征空间分析最为成功的模型之一，该研究证明了对特征空间参数分布进行再学习进而对梯度方向直方图模型特征提取过程进行分析的思路的可行性。

在此理论基础上，建立含正则项的深度卷积神经网络特征空间逆变函数，并基于经验风险最小化思路设计合理的求解方法。得到合理的特征空间变换函数估计之后，基于欧氏范数设计合理的度量原始图像空间和特征逆变空间参数分布之间相似性的鲁棒性准则，基于该准则判断分析得到的估计函数的有效性和深度卷积神经网络模型学习鲁棒特征表示的能力。实验设计方面，在已有深度卷积神经网络模型基础上，针对不同卷积层设计变换层（实现尺寸、仿射、旋转等空间变化），对添加变换层的网络模型进行再训练，基于特征空间变换函数对添加变换层前后的各层网络输出进行分析，分析网络结构变化前后输出变化，基于量化分析结果解释深度卷积神经网络学习过程，进而为提出有效深度卷积神经网络模型改进策略提供参数指导。

局部级联描述子向量编码网络模型在构建字典及元素权重策略设计中，引入概率准则权重分配方法实现对编码权重可微的特征向量再编码过程。Fisher 向量编码模型则基于 Fisher 准则对特征空间的再映射，可以大大降低图像类间分布差异而得到通用特征表示分布。

基于局部级联描述子向量网络编码和 Fisher 向量编码的特征空间再编码特性，建立可微深度特征编码层，该层一方面对卷积输出、字典元素和平滑系数等模型参数可微，另一方面可以通过编码约束设计使得网络同步学到样本非依赖特征表征参数和样本依赖分类表征参数。同时，基于指定字典元素可以使得网络具有输入尺寸任意特性。网络结构设计方面，通过设计的可微特征编码层代替原始深度卷积神经网络模型中的用于特征学习的全连接层，在该网络层前后设计有效用于特征降维的 1×1 卷积层及用于分类的全连接层得到可利用随机梯度下降进行端对端训练的深度特征编码网络模型。具体的用于手部多源生物特征信息编码的网络模型如图 7-18 所示。

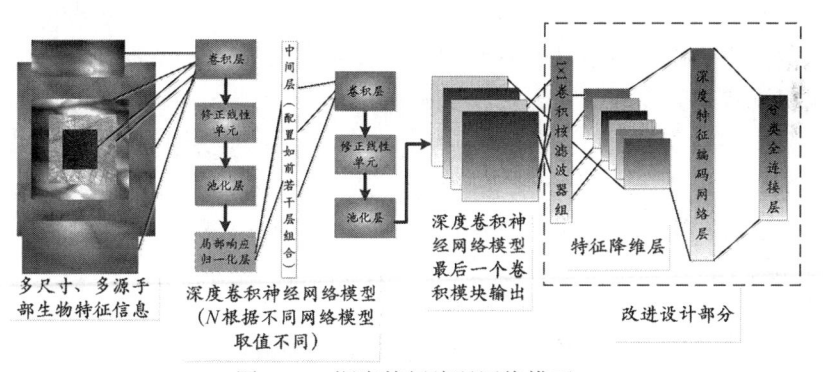

图 7-18　深度特征编码网络模型

基于设计的手部多源生物特征图像采集系统构建大规模、多类型样本库，该样本库中对单个对象同时采集其手部掌纹、掌静脉、指纹、指静脉、背静脉、掌背连接处静脉共六处图像。在实验设计阶段，选用"牛津大学机器视觉组发布的 VGG 模型"作为初始模型，对其添加可微特征编码层在原始样本库进行再训练。随后，以多尺寸、多类型、大规模手部多源信息样本库的感兴趣区域图像为输入，对深度特征编码网络模型进行特定任务训练，同时得到满足实际应用要求的身份认证系统。

1. 经验风险最小化模型构建与特征空间变换函数求解

设所学特征表示模型表示为 $\emptyset$，输入可能发生的变化表示为 g（g 可表示旋转、光照、仿射等变换），则深度卷积神经网络所学模型鲁棒可以表示为一定存在一种变换 M_g（$\mathbf{R}^d \to \mathbf{R}^d$）使得式（7-3）成立：

$$\emptyset(gx) \doteq M_g\emptyset(x), \quad \forall x \in X \triangleq M_g = \emptyset \circ g \circ \emptyset^{-1} \tag{7-3}$$

式中，M_g 存在的充分条件是 $\emptyset$ 是可逆非线性函数。由于深度卷积神经网络所学特征，训练简单的线性分类器就可以取得较好结果，当存在某种变换 M_g 使得深度卷积神经网络模型具有鲁棒特性时，意味着 M_g 是一种简单的线性变换模型，因此可定义 $M_g = (A_g, b_g)$。此时，仿射变换可以表示为 $\emptyset(gx) \doteq A_g\emptyset(x) + b_g, A_g \in \mathbf{R}^{d \times d}$ and $b_g \in \mathbf{R}^d$，则变换参数 A_g, b_g 的求解可以定义为经验风险最小化问题，如式（7-4）所示：

$$E(A_g, b_g) = \lambda \mathcal{R}(A_g) + \frac{1}{n}\sum_{i=1}^{n}\ell(\emptyset(gx_i), A_g\emptyset(x_i) + b_g) \tag{7-4}$$

式中，$\mathcal{R}$ 为参数正则项；ℓ 是变换函数引起的表示损失项。对于 $\mathcal{R}$ 的求解，从解空间参数分布稀疏和解的值分布稀疏两方面考虑进行设计，而损失函数 ℓ 的构建则可根据特定问题在 Hellinger 距离或者深度卷积神经网络中最后一层归一化指数函数两类函数中进行选择。得到合理的特征空间变换函数估计 M_g 之后，基于欧氏范数设计合理的度量 $\emptyset(gx)$ 与 $M_g\emptyset(x)$ 之间相似性的鲁棒性准则，基于该准则判断分析得到的估计函数的有效性和深度卷积神经网络模型学习鲁棒特征表示的能力。

2. 字典与残差编码同步学习的可微卷积特征编码层设计

基于生成特征描述子 $X = \{x_1, x_2, \cdots, x_N\}$ 和可学习含有预定义字典元素的编码集 $D = \{d_1, d_2, \cdots, d_K\}$，基于残差编码思想的描述子二次编码模型可描述为

$$E = \{e_1, \cdots, e_k, \cdots e_K\} \text{ and } e_k = \sum_{i=1}^{N} e_{ik} = \sum_{i=1}^{N} a_{ik} r_{ik} \tag{7-5}$$

式中，$r_{ik} = x_i - d_k, i \in [1, N], k \in [1, K]$，残差权重 a_{ik} 求解方法较多。分析可知，这一描述子二次编码模型可以将不同长度的描述子集合定义为固定长度特征向

量。基于已有研究证明的基于"概率分布准则实现权重分配"所定义残差权重系数对于其平滑算子可微,所定义残差编码权重计算方法:

$$a_{ik} = \frac{\exp(-s_k r_{ik}^2)}{\sum_{j=1}^{K}\exp(-s_k r_{ik}^2)} \quad (7-6)$$

式中,s_k 是平滑系数,并且根据高斯混合模型定义可知,该平滑系数可以通过梯度下降等参数学习方法进行求解。所添加卷积特征编码层可使网络具有学习到非样本依赖特征表示、可接受不同尺寸图像输入、可端对端训练等优势的原因分析如下:

(1)非样本依赖特征表示学习:样本特定的特征描述算子 x_i 属于 X 中的高频算子,该算子和通过反向误差传播模型学习到的字典编码集中某一个元素 d_k 残差一定非常小(即基于 d_k 对这一高频算子的残差编码 r_{ik} 接近 0),而根据所定义残差编码权重计算方法可知,x_i 相对其他字典元素 d_j 编码得到的权重 a_{ij} 会接近 0,进而导致残差编码对高频特征算子编码值接近 0,使得基于该残差编码层的深度特征编码结构能够学到非样本依赖特征表示。

(2)多尺寸样本输入联合训练:深度特征编码网络模型中的残差编码层在定义好字典集之后,可通过残差编码过程将前一层卷积层得到的任意输出转换为特定尺寸的特征向量(传统深度卷积神经网络的第一个全连接层的实现是基于特定尺寸输入实现的),之后将特征向量输入分类全连接层。

(3)可微编码网络端对端训练:基于所设计深度特征编码网络模型,假设残差编码层对平滑系数(已证明)、字典元素、和前一层卷积输出均可导,则该模型可基于分类全连接层实现端到端的同步特征提取和分类,并基于误差反向传播和随机梯度下降实现端到端的模型训练。

7.4.3 基于 DFLCN 的手部多源信息识别实验

1. 手部多源生物特征图像样本库

基于手部多源信息进行身份认证模型构建是一个全新的模式识别问题,因此无公开样本库可供实验研究,为解决这一问题,本节首先构建一定规模高质量手部多源生物特征图像库(手掌静脉、掌纹、手指静脉、指纹、手背静脉以及掌背连接处静脉等共计六处生物特征图像)。该图像库采集对象分布相对较符合实际,分别包括存在年龄差异的儿童、年长对象、壮年对象;存在体型差异的肥胖者、瘦弱者;考虑时间变化因素的设定固定时间段间隔分时采集样本图像等因素。实际采集时光源波长模式设置为850nm和可见光,同一样本采集时间间隔固定设置为10天,为最大化表征生物特征信息将采集样本图像大小设置为460×680,最终对共计50人采集构建规模为3000($50\times5\times2\times6$)手部多源生物特征信息图像库。

2. 网络模型超参数设置

初始模型选择为Caffe库公开的预训练ResNet模型,训练完成的深度特征编码网络中的可微特征编码层替代原始的FC7全连接层。网络训练时的具体参数设置为:momentum设置为0.9,weight decay设置为0.0005,梯度下降迭代求解次数为30 000。学习率设置为0.01,并且在迭代过程中的学习率基于γ为0.1的多项式准则进行递减,训练的batch size设置为120。

3. 识别对比实验

为充分证明本节设计实现的深度特征编码网络模型对手部多源生物特征信息的编码和识别的有效性,本节分别选择了基于FV对dense SIFT特征进行二次编码,基于FV对预训练CNN进行二次编码两个典型图像识别模型作为对比进行识别实验设计,具体的实验模式分别包括对单源图像的识别和多源融合识别,具体结果如表7-8所示。

表 7-8 不同特征编码模型对手部多源信息编码及识别结果对比

识别结果	背静脉	掌静脉	掌纹	指静脉	指纹	掌背连接处静脉	多源信息融合
FV-SIFT	78.5%	76.9%	79.3%	68.4%	71.5%	63.2%	90.3%
FV-CNN	92.1%	93.2%	89.4%	72.1%	74.2%	70.6%	95.4%
DFLCN	94.8%	94.3%	91.2%	86.5%	81.3%	84.3%	99.3%

对比分析表7-8所示的手部多源生物特征信息编码及识别对比结果可知,同一模型对于不同手部生物特征信息编码效果不同,其中表现最好的为多源信息融合模式,其识别率远远优于其他单源模式识别结果,充分证明本节所提出的多源信息认证识别方法的有效性。除此之外,针对相同识别模式,不同的编码方法结果相差较大,其中效果最好的为本节提出的深度特征编码网络模型,一方面证明了深度卷积神经网络较传统手工设计特征在特征学习任务方面的优势,另一方面证明本节提出的特征编码层可以有效克服源训练图像和目标编码图像之间差异而得到有效特征编码结果的能力。

本节所设计的可接受任意尺寸输入,可同步学习通用模式编码和样本依赖特征编码参数的深度特征编码网络模型也可用作其他类型模式识别问题。

7.5 本章小结

本章主要针对手部静脉信息多元任务特性和手部多源生物特征信息融合特性进行了研究和实验设计。传统的生物特征识别图像，如人脸、步态、指纹和虹膜等图像均被证明可用作性别判断任务。在这一结果驱动下，本章基于稀疏滤波设计无监督特征学习模型，并对所学特征进行子空间聚类，通过聚类结果具有的良好收敛性得到有效的基于静脉信息的性别判定模型。基于这一结论，对第 6 章所设计的用于身份认证的知识迁移网络模型的损失函数和输出层进行改进，之后对知识迁移网络进行二次微调，得到有效的性别判定模型。此外，通过观察无监督聚类结果和之间设计的质量评价聚类结果发现其具有高度一致性，从而将该无监督特征学习模型替代原有的基于 CFISH 的质量评价模型，得到可同时实现性别判断和身份认证的多模态静脉信息挖掘模型。

多源生物特征识别通过利用多种生物特征信息之间的优势互补特性可以得到更加鲁棒的身份认证模型，首次提出了基于手部多源生物特征信息的身份证模型，分析所构建的多源生物特征信息数据库具有的多源信息多尺寸分布特性，设计了基于 Fisher 准则和 1×1 卷积核组的特征编码层，并利用该层替代导致现有网络中只能接受固定尺寸输入的全连接层，得到可同步接受不同尺寸输入的深度特征编码网络，并通过多源输入解决训练样本不足的问题，最终得到有效的手部多源生物特征信息认证模型。

参 考 文 献

[1] KONG A W K. Palmprint identification based on generalization of IrisCode[D]. Waterloo: University of Waterloo, 2007.

[2] CRISAN. Biometrics boom[J]. Spectrum IEEE, 2004, 41(3): 13.

[3] LAVTON G. Biometric market report 2012—2016[EB/OL]. [2016-05-20]http://www.ibgweb.com/products/Reports/bmir 2012-2016.

[4] MIURA N, NAGASAKA A, MIYATAKE T. Feature extraction of finger vein patterns based on iterative line tracking and its application to personal identification[J]. Systems and Computers in Japan, 2010, 35(7): 61-71.

[5] LIN C L, FAN K C. Biometric verification using thermal images of palm-dorsa vein patterns[J]. IEEE Transactions on Circuits and Systems for Video Technology, 2004, 14(2): 199-213.

[6] 田捷, 杨鑫. 生物特征识别技术理论与应用[M]. 北京: 电子工业出版社, 2005.

[7] ZHU B H, LIU S T, RAN Q W. Optical image encryption based on multifractional Fourier transforms[J]. Optics Letters, 2000, 25(16): 1159-1161.

[8] MALLAT S, HWANG W L. Singularity detection and processing with wavelets[J]. IEEE Transactions on Information Theory, 1992, 38(2): 617-643.

[9] DAUGMAN J G. Complete discrete 2-D Gabor transforms by neural networks for image analysis and compression[J]. IEEE Transactions on Acoustics Speech and Signal Processing, 1988, 36(7): 1169-1179.

[10] WANG L, LEEDHAM G, CHO S Y. Infrared imaging of hand vein patterns for biometric purposes[J]. Iet Computer Vision, 2007, 1(3-4): 113-122.

[11] ZHAO S, WANG Y D, WANG Y H. Extracting hand vein patterns from low-quality images: a new biometric technique using low-cost devices [C]//Fourth International Conference on Image and Graphics. IEEE Computer Society, 2007: 667-671.

[12] WANG L Y, LEEDHAM G. A thermal hand vein pattern verification system[J]. Lecture Notes in Computer Science, 2005, 3687: 58-65.

[13] 孙晖. 基于手指静脉特征的识别技术研究[D]. 哈尔滨: 哈尔滨工程大学, 2008.

[14] WATANABE M, ENDLOH T, SHIOSHARA M, et al. Palm vein authentication technology and its applications [C]//Proceedings of the Biometric Consortium Conference, 2005: 4-5.

[15] CROSS J M, SMITH C L. Thermographic imaging of the subcutaneous vascular network of the back of the hand for biometric identification[C]//Institute of Electrical and Electronics Engineers, 1995 International Carnahan Conference on Security Technology. IEEE, 1995: 20-35.

[16] KONO M, UEKI H, UMEMURA S. Near-infrared finger vein patterns for personal identification[J]. Applied Optics, 2002, 41(35): 7429-7436.

[17] DREVER L, ROA W, MCEWAN A, et al. Comparison of three image segmentation techniques for target volume delineation in positron emission tomography[J]. Journal of Applied Clinical Medical Physics, 2007, 8(2): 93-109.

[18] MIURA N, NAGASAKA A, MIYATAKE T. Personal identification device and method: 7995803B2[P]. 2011.

[19] KONO M, KAMAHORI M, MATSUO H, et al. Personal authentication system: 7184576B2[P]. 2007.

[20] 吕佩卓，赖声礼，陈佳阳，等. 一种自适应的手背静脉区域定位算法[J]. 微计算机信息，2008, 24(4): 214-215, 302.

[21] DAI Y G, HUANG B N, LI W X, et al. A Method for capturing the finger-vein image using nonuniform intensity infrared light[C]//International Conference on Pattern Recognition, 2008: 501-505.

[22] 王元铂，何玉青，侯雨石，等. 基于DSP的静脉识别系统[J]. 光学技术，2009, 35(5): 739-741.

[23] WANG D S, LI J P, MEMIK G. User identification based on finger-vein patterns for consumer electronics devices[J]. IEEE Transactions on Consumer Electronics, 2010, 56(2): 799-804.

[24] LIU Z, SONG S L. An embedded real-time finger-vein recognition system for mobile devices[J]. IEEE Transactions on Consumer Electronics, 2012, 58(2): 522-527.

[25] WANG L Y, LEEDHAM G, CHO S Y. Minutiae feature analysis for infrared hand vein pattern biometrics[J]. Pattern Recognition, 2008, 41(3): 920-929.

[26] 林喜荣，庄波，苏晓生，等. 人体手背血管图像的特征提取及匹配[J]. 清华大学学报自然科学版，2003, 43(2): 164-167.

[27] SHIMOOKA T, SHIMIZU K. Artificial immune system for personal identification with finger vein pattern[C]//Knowledge-Based Intelligent Information and Engineering Systems Springr Berlin Heidelberg, 2004: 511-518.

[28] HUTTENLOCHER D P, KLANDERMAN G A, RUCKLIDGE W A. Comparing images using the hausdorff distance[J]. IEEE Transactions on Pattern Analysis and Machine Intelligence, 1993, 15(9): 850-863.

[29] GAO Y S, LEUNG M K H. Line segment Hausdorff distance on face matching[J]. Pattern Recognition, 2002, 35(2): 361-371.

[30] YANG J F, LI X. Efficient finger vein localization and recognition[C]//International Conference on Pattern Recognition, ICPR 2010, Istanbul, Turkey, 2010: 1148-1151.

[31] YANG J F, SHI Y H, YANG J L. Finger-vein recognition based on a bank of gabor filters[C]//Computer Vision-ACCV 2009. Springer Berlin Heidelberg, 2010: 374-383.

[32] YANG J F, ZHANG B, SHI Y H. Scattering removal for finger-vein image restoration[J]. Sensors, 2012, 12(3): 3627-3640.

[33] SHAHIN M, BADAWI A, KAMEL M. Biometric authentication using fast correlation of near infrared hand vein patterns[J]. International Journal of Biomedical Sciences, 2007, 2(1-4): 141-148.

[34] YU C B, QIN H F, CUI Y Z, et al. Finger-vein image recognition combining modified Hausdorff distance with minutiae feature matching[J]. Interdisciplinary Sciences: Computational Life Sciences, 2009, 1(4): 280-289.

[35] 刘铁根，王云新，李秀艳，等. 基于手背静脉的生物特征识别系统[J]. 光学学报，2009, 29(12): 3339-3343.

[36] 刘相滨，刘智成，龚平，等. 手背静脉识别算法研究[J]. 湖南师范大学自然科学学报，2009, 32(1): 32-35.

[37] LIU Z, YIN Y L, WANG H J, et al. Finger vein recognition with manifold learning[J]. Journal of Network and Computer Applications, 2010, 33(3): 275-282.

[38] LEE H C, KANG B J, LEE E C, et al. Finger vein recognition using weighted local binary pattern code based on a support vector machine[J]. Journal of Zhejiang University SCIENCEC, 2010, 11(7): 514-524.

[39] CHATFIELD K, LEMPITSKY V S, VEDALDI A, et al. The devil is in the details: an evaluation of recent feature encoding methods[C]//British Machine Vision Corference, 2011: 1-76.

[40] GRAUMAN K, DARRELL T. The pyramid match kernel: discriminative classification with sets of image features[C]//Tenth IEEE International Conference on Computer Vision, IEEE Computer Society, 2005: 1458-1465.

[41] KOBAYASHI T. BFO Meets HOG: Feature extraction based on histograms of oriented p.d.f. gradients for image classification[C]//Computer Vision and Pattern Recognition, IEEE, 2013: 747-754.

[42] RUSSAKOVSKY O, LIN Y Q, YU K, et al. Object-centric spatial pooling for image classification[C]//European Conference on Computer Vision. Springer-Verleg, 2012: 1-15.

[43] CHOI J H. Finger vein extraction using gradient normalization and principal curvature[J]. Proceedings of SPIE - The International Society for Optical Engineering, 2009, 7251.

[44] KANG W X. Vein pattern extraction based on vectorgrams of maximal intra-neighbor difference[J]. Pattern Recognition Letters, 2012, 33(14): 1916-1923.

[45] ZHANG Y B, LI Q, YOU J, et al. Palm vein extraction and matching for personal authentication [C]//International Conference on Advances in Visual Information Systems, Springer Belin Heidelberg, 2007: 154-164.

[46] QIAN X, GUO S, LI X, et al. Finger-vein recognition based on the score level moment invariants fusion[C]//International Conference on Computational Intelligence and Software Engineering, IEEE, 2009: 1-4.

[47] LEE J C. A novel biometric system based on palm vein image[J]. Pattern Recognition Letters, 2012, 33(12): 1520-1528.

[48] YANG W M, HUANG X L, ZHOU F, et al. Comparative competitive coding for personal identification by using finger vein and finger dorsal texture fusion [J]. Information Sciences, 2014, 268(6): 20-32.

[49] YANG J F, SHI Y H. Finger－vein ROI localization and vein ridge enhancement[J]. Pattern Recognition Letters, 2012, 33(12): 1569-1579.

[50] SONG W, KIM T, KIM H C, et al. A finger-vein verification system using mean curvature[J]. Pattern Recognition Letters, 2011, 32(11): 1541-1547.

[51] KHAN H M, SUBRAMANIAN R K, KHan N A M. Representation of hand dorsal vein features using a low dimensional representation integrating cholesky decomposition[C]//International Congress on Image and Signal Processing, IEEE, 2009: 1-6.

[52] LIU J, XUE D Y, CUI J W, et al. Palm-dorsa vein recognition based on kernel principal component analysis and fisher linear discriminant[J]. Journal of Computational Information Systems, 2012, 8(4): 1545-1552.

[53] MACGREGOR P, WELFORD R. Veincheck: imaging for security and personnel identification[J]. Advanced Imaging (Woodury, N. Y.), 1991, 6(7): 52-56.

[54] WANG K J, ZHANG Y, YUAN Z, et al. Hand vein recognition based on multi supplemental features of multi-classifier fusion decision[C]//IEEE International Conference on Mechatronics and Automation, 2006: 1790-1795.

[55] MIKOLAJCZYK K, SCHMID C. An affine invariant interest point detector[C]//European Conference on Computer Vision. Springer-Verlag, 2002: 128-142.

[56] LEE E C, LEE H C, PARK K R. Finger vein recognition using minutia-based alignment and local binary pattern-based feature extraction[J]. International Journal of Imaging Systems and Technology, 2009, 19(3): 179-186.

[57] KANG R P. Multimodal biometric method that combines veins, prints, and shape of a finger[J]. Optical Engineering, 2011, 50(2): 29801.

[58] TAN X, TRIGGS B. Enhanced local texture feature sets for face recognition under difficult lighting

conditions[J]. IEEE Transactions on Image Processing, 2007, 19(6): 1635-1650.

[59] LAZEBNIK S, SCHMID C, PONCE J. Beyond bags of features: spatial pyramid matching for recognizing natural scene categories[C]//Computer Vision and Pattern Recognition, 2006: 2169-2178.

[60] LOWE D G. Distinctive image features from scale-invariant keypoints[J]. International Journal of Computer Vision, 2004, 60(2): 91-110.

[61] BAY H, ESS A, TUYTELAARS T, et al. Speeded-up robust features (SURF)[J]. Computer Vision and Image Understanding, 2008, 110(3): 346-359.

[62] MOREL J M, YU G. ASIFT: a new framework for fully affine invariant image comparison[J]. Siam Journal on Imaging Sciences, 2009, 2(2): 438-469.

[63] ARANDJELOVIC R. Three things everyone should know to improve object retrieval[C]//IEEE Conference on Computer Vision and Pattern Recognition. IEEE Computer Society, 2012: 2911-2918.

[64] LADOUX P O, ROSENBERGER C, DORIZZI B. Palm vein verification system based on SIFT matching[C]//International Conference on Advances in Biometrics. Springer-Verleg, 2009: 1290-1298.

[65] 李秀艳, 刘铁根, 邓仕超, 等. 基于 SURF 算子的快速手背静脉识别[J]. 仪器仪表学报, 2011, 32(4): 831-836.

[66] WANG H B, TAO L, HU X Y. Novel algorithm for hand vein recognition based on retinex method and SIFT feature analysis[J]. Electrical Power Systems and Computers, 2011, 99: 559-566.

[67] KIM H G, LEE E J, YOON G J, et al. Illumination normalization for SIFT based finger vein authentication[C]//Advances in Visual Computer, 2012: 21-30.

[68] KANG W, LIU Y, WU Q, et al. Contact-free palm-vein recognition based on local invariant features [J]. PLoS One, 2014, 9(5): e97548.

[69] WANG Y D, LIAO W P. Hand vein recognition based on feature coding[C]//Chinese Conference on Biometric Recognition, 2012: 165-175.

[70] 岳峰. 面向身份识别的掌纹特征提取和匹配方法研究[D]. 哈尔滨: 哈尔滨工业大学, 2010.

[71] ZHANG D, ZUO W W, YUE F. A comparative study of palmprint recognition algorithms[J]. ACM Computing Surveys, 2012, 44(1): 1-37.

[72] KANHANGAD V, KUMAR A, ZHANG D. A unified framework for contactless hand verification[J]. IEEE Transactions on Information Forensics and Security, 2011, 6(3): 1014-1027.

[73] ZHANG D, GUO Z, LU G, et al. An online system of multispectral palmprint verification[J]. IEEE Transactions on Instrumentation and Measurement, 2010, 59(2): 480-490.

[74] VU P V, CHANDLER D M. A fast wavelet-based algorithm for global and local image sharpness estimation[J]. IEEE Signal Processing Letters, 2012, 19(7): 423-426.

[75] VOVK U, PERNUŠ F, LIKAR B. A review of methods for correction of intensity inhomogeneity in MRI[J]. IEEE Transactions on Medical Imaging, 2007, 26(3): 405.

[76] WELLS W M, GRIMSON W L, KIKINIS R, et al. Adaptive segmentation of MRI data[J]. IEEE Transactions on Medical Imaging, 1996, 15(4): 429-442.

[77] LEEMPUT K V, MAES F, VANDERMEULEN D, et al. Automated model-based bias field correction of MR images of the brain[J]. IEEE Transactions on Medical Imaging, 1999, 18(10): 885-896.

[78] TINCHER M, MEYER C R, GUPTA R, et al. Polynomial modeling and reduction of RF body coil spatial inhomogeneity in MRI[J]. IEEE Transactions on Medical Imaging, 1993, 12(2): 361-365.

[79] ROSS A, JAIN A K. Multimodal biometrics: an overview[C]//Signal Processing Conference, 2004: 1221-1224.

[80] JIN Z, LOU Z, YANG J Y, et al. Face detection using template matching and skin-color information[J]. Neurocomputing, 2007, 70(4-6): 794-800.

[81] SAO A K, YEGNANARAYANA B. Face verification using template matching[J]. IEEE Transactions on Information Forensics and Security, 2007, 2(3): 636-641.

[82] TAN S Y, HUANG W T, CHEN C H, et al. A sweeping fingerprint verification system using the template matching method[J]. WSEAS Transactions on Computers, 2010, 9(5): 516-525.

[83] IWAI R, YOSHIMURA H. Matching accuracy analysis of fingerprint templates generated by data processing method using the fractional Fourier transform[J]. Communications and Network, 2011, 4(1): 24-32.

[84] GUPTA S, DOSHI V, JAIN A, et al. Iris recognition system using biometric template matching technology[J]. International Journal of Computer Applications, 2010, 1(2): 24-28.

[85] PARK Y K, KIM J K. Fast adaptive smoothing based on LBP for robust face recognition[J]. Electronics Letters, 2007, 43(24): 1350-1351.

[86] LI C C, ZHOU W D, YUAN S S. Iris recognition based on a novel variation of local binary pattern[J]. The Visual Computer, 2015, 31(10): 1419-1429.

[87] LUO Y T, ZHAO L Y, ZHANG B, et al. Local line directional pattern for palmprint recognition[J]. Pattern Recognition, 2016, 50(C): 26-44.

[88] CHARFI N, TRICHILI H, ALIMI A M, et al. Bimodal biometric system for hand shape and palmprint recognition based on SIFT sparse representation[J]. Multimedia Tools and Applications, 2017, 76(20): 20457-20482.

[89] LI G, KIM J. Palmprint recognition with local micro-structure tetra pattern[J]. Pattern Recognition, 2017, 61: 29-46.

[90] ISA N A M, SALAMAH S A, NGAH U K. Adaptive fuzzy moving K-means clustering algorithm for image segmentation[J]. IEEE Transactions on Consumer Electronics, 2009, 55(4): 2145-2153.

[91] REDDI S S, RUDIN S F, KESHAVAN H R. An optimal multiple threshold scheme for image segmentation[J]. IEEE Transactions on Systems Man and Cybernetics, 1984, SMC-14(4): 661-665.

[92] PHAM D L, PRINCE J L. Adaptive fuzzy segmentation of magnetic resonance images[J]. IEEE Transactions on Medical Imaging, 1999, 18(9): 737-752.

[93] PHAM D L. Spatial models for fuzzy clustering[J]. Computer Vision and Image Understanding, 2001, 84(2): 285-297.

[94] CONDON B R, PATTERSON J, WYPER D, et al. Image non-uniformity in magnetic resonance imaging: its magnitude and methods for its correction[J]. British Journal of Radiology, 1987, 60(709): 83-87.

[95] SIMMONS A, TOFTS P S, BARKER G J, et al. Sources of intensity nonuniformity in spin echo images at 1.5 T[J]. Magnetic Resonance in Medicine, 1994, 32(1): 121-128.

[96] WICKS D A, BARKER G J, TOFTS P S. Correction of intensity nonuniformity in MR images of any orientation[J]. Magnetic Resonance Imaging, 1993, 11(2): 183-196.

[97] AXEL L, COSTANTINI J, LISTERUD J. Intensity correction in surface-coil MR imaging[J]. American Journal of Roentgenology, 1987, 148(2): 418-420.

[98] MCVEIGH E R, BRONSKILL M J, HENKELMAN R M. Phase and sensitivity of receiver coils in magnetic resonance imaging[J]. Medical Physics, 1986, 13(6): 806-814.

[99] NARAYANA P A, BREY W W, KULKARNI M V, et al. Compensation for surface coil sensitivity variation in magnetic resonance imaging[J]. Magnetic Resonance Imaging, 1988, 6(3): 271-274.

[100] JOHNSTON B, ATKINS M S, MACKIEWICH B, et al. Segmentation of multiple sclerosis lesions in intensity corrected multispectral MRI[J]. IEEE transactions on medical imaging, 1996, 15(2): 154-169.

[101] DAWANT B M, ZIJDENBOS A P, MARGOLIN R A. Correction of intensity variations in MR images

for computer-aided tissue classification[J]. IEEE Transactions on Medical Imaging, 1993, 12(4): 770-781.

[102] SLED J G, ZIJDENBOS A P, EVANS A C. A nonparametric method for automatic correction of intensity nonuniformity in MRI data[J]. IEEE Transactions on Medical Imaging, 1998, 17(1): 87-97.

[103] AHMED M N, YAMANY S M, MOHAMED N, et al. A modified fuzzy C-means algorithm for bias field estimation and segmentation of MRI data[J]. IEEE Transactions on Medical Imaging, 2002, 21(3): 193-199.

[104] SALVADO O, HILLENBRAND C, WILSON D. Correction of intensity inhomogeneity in MR images of vascular disease[C]//International Conference of the Engineering in Medicine and Biology Society, 2005: 4302-4305.

[105] LI C, HUANG R, DING Z, et al. A variational level set approach to segmentation and bias correction of images with intensity inhomogeneity[J]. Med Image Comput Comput Assist Interv, 2008, 11(2): 1083-1091.

[106] LIKAR B, VIERGEVER M A, PERNUS F. Retrospective correction of MR intensity inhomogeneity by information minimization[J]. IEEE Transactions on Medical Imaging, 2001, 20(12): 1398-1410.

[107] 张灵, 秦鉴. 基于灰度投影和阈值自动选取的各像分割方法[J]. 中国组织工程研究与临床康复, 2010, 14(9): 1638-1641.

[108] VALA M H J, BAXI A. A review on Otsu image segmentation algorithm[J]. International Journal of Advanced Research in Computer Engineering and Technology, 2013, 2(2): 11945-11948.

[109] KUMAR A, HANMANDLU M, GUPTA H M. Online biometric authentication using hand vein patterns[C]//IEEE International Conference on Computational Intelligence for Security and Defense Applications, 2009: 311-317.

[110] STANCIU S G, TRANCA D E, COLTUC D. Contrast enhancement influences the detection of gradient based local invariant features and the matching of their descriptors[J]. Journal of Visual Communication and Image Representation, 2015, 32(C): 246-256.

[111] CAMPOS P, FORKIN M, XU X. Evaluating Gabor preprocessing for SIFT-based ocular recognition[C]//Southeast Regional Conference, 2011: 365-366.

[112] JOHNSON J L, GREGORY D A, KIRSCH J C. Incoherent image intensity normalization, contour enhancement, and pattern recognition system: 4743097A[P]. 1988.

[113] HUMMEL R. Image enhancement by histogram transformation[J]. Computer Graphics and Image Processing, 1977, 6(2): 184-195.

[114] RAO D H, PANDURANGA P P. A survey on image enhancement techniques: classical spatial filter, neural network, cellular neural network, and fuzzy filter[C]//IEEE International Conference on Industrial Technology, 2007: 2821-2826.

[115] SRIVASTAVA R, GUPTA J R P, PARTHASARTHY H, et al. PDE based unsharp masking, crispening and high boost filtering of digital images[C]//Contemporary Computing - Second International Conference, IC3 2009, 2009: 8-13.

[116] MOKHTAR N R, HARUN N H, MASHOR M Y, et al. Image enhancement techniques using local, global, bright, dark and partial contrast stretching for acute leukemia images[J]. Lecture Notes in Engineering and Computer Science, 2009, 2176(1): 807-812.

[117] GUAN X, JIAN S, PAN H D, et al. An image enhancement method based on gamma correction[C]//Second International Symposium on Computational Intelligence and Design, 2009: 60-63.

[118] GONZALEZ R C, WOODS R E. Digital Image Processing 2/e[M]. New Jersry: Prentice Hall, 2001.

[119] ZIMMERMAN J B, PIZER S M, STAAB E V, et al. An evaluation of the effectiveness of adaptive histogram equalization for contrast enhancement[J]. IEEE Transactions on Medical Imaging, 1988, 7(4): 304-312.

[120] SANTHI K, BANU R S D W. Contrast enhancement by modified octagon histogram equalization[J]. Signal, Image and Video Processing, 2015, 9(1): 73-87.

[121] ZUO C, CHEN Q, SUI X B. Range limited bi-histogram equalization for image contrast enhancement[J]. Optik - International Journal for Light and Electron Optics, 2013, 124(5): 425-431.

[122] ZHAO J J, TIAN H L, XU W X, et al. A new approach to hand vein image enhancement[C]//Second International Conference on Intelligent Computation Technology and Automation, 2009: 499-501.

[123] KIM J, CHOI O, KWEON I S. Efficient feature tracking for scene recognition using angular and scale constraints[C]//Ieee/rsj International Conference on Intelligent Robots and Systems, 2008: 4086-4091.

[124] TORR P H S, ZISSERMAN A. MLESAC: A new robust estimator with application to estimating image geometry[J]. Computer Vision and Image Understanding, 2000, 78(1): 138-156.

[125] CHUM O, MATAS J. Matching with PROSAC - progressive sample consensus[C]// IEEE Computer Society Conference on Computer Vision and Pattern Recognition, 2005: 220-226.

[126] CHOI O, KWEON I S. Robust feature point matching by preserving local geometric consistency[J]. Computer Vision and Image Understanding, 2009, 113(6): 726-742.

[127] LEORDEANU M, HEBERT M. A spectral technique for correspondence problems using pairwise constraints[C]//Tenth IEEE International Conference on Computer Vision, 2005: 1482-1489.

[128] DAS M, FARMER J, GALLAGHER A, et al. Event-based location matching for consumer image collections[C]//ACM International Conference on Image and Video Retrieval, 2008: 339-348.

[129] WU L, NIU Y, ZHANG H, et al. Robust feature point matching based on local feature groups(LFGs) and relative spatial configuration[J]. Journal of Computational Information System, 2011, 7: 3225-3244.

[130] OSUNA-ENCISO V, CUEVAS E, SOSSA H. A comparison of nature inspired algorithms for multi-threshold image segmentation[J]. Expert Systems with Applications, 2013, 40(4): 1213-1219.

[131] CHIOU Y C, TSAI M R. Segmentation of unevenly illuminated line scanned images[J]. Sensor Review, 2009, 29(4): 361-372.

[132] OTSU N. A Threshold Selection Method from Gray-Level Histograms[J]. IEEE Transactions on Systems Man and Cybernetics, 1979, 9(1): 62-66.

[133] PAN M, KANG W. Palm vein recognition based on three local invariant feature extraction algorithms[C]// Chinese Conference on Biometric Recognition, Springer-Verleg, 2011: 116-124.

[134] HUANG D, TANG Y, WANG Y, et al. Hand-dorsa vein recognition by matching local features of multisource keypoints[J]. IEEE Transactions on Cybernetics, 2015, 45(9): 1823-1837.

[135] PIETIKÄINEN M, HADID A, ZHAO G, et al. Computer Vision Using Local Binary Patterns[M]. London: Springer, 2011.

[136] AHONEN T, HADID A, PIETIKÄINEN M. Face description with local binary patterns: application to face recognition[J]. IEEE Transactions on Pattern Analysis and Machine Intelligence, 2006, 28(12): 2037-2041.

[137] WANG X Y, HAN T X, YAN S C. An HOG-LBP human detector with partial occlusion handling[C]//IEEE 12th International Conference on Computer Vision, 2009: 32-39

[138] KANG W X, WU Q X. Contactless palm vein recognition using a mutual foreground-based local binary pattern[J]. IEEE Transactions on Information Forensics and Security, 2014, 9(11): 1974-1985.

[139] KOBAYASHI T, YE J X. Acoustic feature extraction by statistics based local binary pattern for

environmental sound classification[C]//IEEE International Conference on Acoustics, Speech and Signal Processing, 2014: 3052-3056.

[140] OJALA T, PIETIKÄINEN M, MÄENPÄÄ T. Multiresolution gray-scale and rotation invariant texture classification with local binary patterns[J]. IEEE Transactions on Pattern Analysis and Machine Intelligence, 2000, 24(7): 971-987.

[141] KOBAYASHI T. Discriminative local binary pattern[J]. Machine Vision and Applications, 2016, 27(8): 1175-1186.

[142] GUO Z H, ZHANG L, ZHANG D. Rotation invariant texture classification using LBP variance (LBPV) with global matching[J]. Pattern Recognition, 2010, 43(3): 706-719.

[143] DALAL N, TRIGGS B. Histograms of oriented gradients for human detection[C]// IEEE Computer Society Conference on Computer Vision and Pattern Recognition, 2005: 886-893.

[144] JIN H L, LIU Q S, LU H Q, et al. Face detection using improved LBP under Bayesian framework[C]//International Conference on Image and Graphics, 2004: 306-309.

[145] HAFIANE A, SEETHARAMAN G, ZAVIDOVIQUE B. Median binary pattern for textures classification[C]// International Conference on Image Analysis and Recognition, 2007: 387-398.

[146] KOBAYASHI T, OTSU N. Motion recognition using local auto-correlation of space-time gradients[J]. Pattern Recognition Letters, 2012, 33(9): 1188-1195.

[147] DUDA R O, HART P E, STORK D G. Pattern Classification[M]. 2nd ed. New York: Wiley-Interscience, 2000.

[148] GUO Z H, ZHANG D, ZHANG L. Empirical study of light source selection for palmprint recognition[J]. Pattern Recognition Letters, 2011, 32(2): 120-126.

[149] ELTIBI M F, ASHOUR W M. Initializing K-means clustering algorithm using statistical information[J]. International Journal of Computer Applications, 2011, 29(7): 51-55.

[150] STARK J A. Adaptive image contrast enhancement using generalizations of histogram equalization[J]. IEEE Transactions on Image Processing, 2000, 9(5): 889-896.

[151] MOREL J M, YU G. ASIFT: a new framework for fully affine invariant image comparison[J]. SIAM Journal on Imaging Sciences, 2(2): 438-469.

[152] WANG Y D, LI K F, CUI J L. Hand-dorsa vein recognition based on partition local binary pattern[C]//IEEE International Conference on Signal Processing Proceedings, 2010: 1617-1674.

[153] ROSDI B A, SHING C W, SUANDI S A. Finger vein recognition using local line binary pattern[J]. Sensors, 2011, 11(12): 11357-11371.

[154] CHEN H E, LU G M, WANG R. A new palm vein matching method based on ICP algorithm[C]// International Conference on Interaction Sciences: Information Technology, Culture and Human 2009, 2009: 1207-1211.

[155] ZHOU Y B, KUMAR A. Human identification using palm-vein images[J]. IEEE Transactions on Information Forensics and Security, 2011, 6(4): 1259-1274.

[156] SUN J W, ABDULLA W. Palm Vein Recognition by Combining Curvelet Transform and Gabor Filter[M]. Berlin: Springer, 2013: 314-321.

[157] STAFF T P O. Correction: palm-vein classification based on principal orientation features[J]. Plos One, 2014, 9(11): e116446.

[158] GU J X, WANG Z H, KUEN J, et al. Recent advances in convolutional neural networks[EB/OL]. arxiv: 1512.07108v5, 2017.

[159] HUBEL D H, WIESEL T N. Receptive fields and functional architecture of monkey striate cortex[J]. Journal of Physiology, 1968, 195(1): 215-243.

[160] FUKUSHIMA K. Neocognitron: A self-organizing neural network model for a mechanism of pattern recognition unaffected by shift in position[J]. Biological Cybernetics, 1980, 36(4): 193-202.
[161] LE CUN Y, BOSER B, DENKER J S, et al. Handwritten digit recognition with a back-propagation network[J]. Advances in Neural Information Processing Systems, 1990, 2(2): 396-404.
[162] LECUN Y, BOTTOU L, BENGIO Y, et al. Gradient-based learning applied to document recognition[J]. Proceedings of the IEEE, 1998, 86(11): 2278-2324.
[163] HECHT-NIELSENR. Theory of the backpropagation neural network[C]//International Joint Conference on Neural Networks, 1989: 595-605.
[164] ZHANG W, ITOH K, TANIDA J, et al. Parallel distributed processing model with local space-invariant interconnections and its optical architecture[J]. Applied Optics, 1990, 29(32): 4790-4797.
[165] MARC, HUANG F J, BOUREAU Y, et al. Unsupervised learning of invariant feature hierarchies with applications to object recognition[C]//IEEE Conference on Computer Vision and Pattern Recognition (2007), 2007: 1-8.
[166] BOUREAU Y L, PONCE J, LECUN Y. A theoretical analysis of feature pooling in visual recognition[C]//International Conference on Machine Learning, 2010: 111-118.
[167] HINTON G E, SRIVASTAVA N, KRIZHEVSKY A, et al. Improving neural networks by preventing co-adaptation of feature detectors[J]. Computer Science, 2012, 3: 212-223.
[168] SPRINGENBERG J T, DOSOVITSKIY A, BROX T, et al. Striving for simplicity: the all convolutional net[EB/OL]. arXiv: 1412. 6808, 2014.
[169] LIN M, CHEN Q, YAN S. Network In Network[J]. Eprint Arxiv, 2013: 1312.4400.
[170] NAIR V, HINTON G E. Rectified linear units improve restricted boltzmann machines[C]//International Conference on Machine Learning. Omnipress, 2010: 807-814.
[171] WANG T, WU D J, COATES A, et al. End-to-end text recognition with convolutional neural networks[C]//International Conference on Pattern Recognition, 2013: 3304-3308.
[172] YANG J C, YU K, GONG Y H, et al. Linear spatial pyramid matching using sparse coding for image classification[C]//IEEE Conference on Computer Vision and Pattern Recognition (2009), 2009: 1794-1801.
[173] 孙志军, 薛磊, 许阳明, 等. 深度学习研究综述[J]. 计算机应用研究, 2012, 29(8): 2806-2810.
[174] LI X, LIU X B, LIU Z C. A dorsal hand vein pattern recognition algorithm: image and signal processing (CISP)[C]//3rd International Congress on Image and Signal Processing, 2010: 1723-1726.
[175] CHANG CC, LIN C J. LIBSVM: a library for support vector machines[J]. ACM, 2011, 2(3): 1-27.
[176] HUA S G, CHEN G P, WEI H L, et al. Similarity measure for image resizing using SIFT feature[J]. Eurasip Journal on Image and Video Processing, 2012, 2012(6): 1-11.
[177] YAMAUCHI Y, MATSUSHIMA C, YAMASHITA T, et al. Relational HOG feature with wild-card for object detection[C]//IEEE International Conference on Computer Vision Workshops, 2011: 1785-1792.
[178] RAZAVIAN A S, AZIZPOUR H, SULLIVAN J, et al. CNN features off-the-shelf: an astounding baseline for recognition[C]//IEEE Conference on Computer Vision and Pattern Recognition Workshops, 2014: 284-291.
[179] HUANG F J, LECUN Y. Large-scale learning with SVM and convolutional for generic object categorization[C]//IEEE Computer Society Conference on Computer Vision and Pattern Recognition, 2006: 284-291.
[180] YOSINSKI J, CLUNE J, BENGIO Y, et al. How transferable are features in deep neural networks?[C]//International conference on Neural Information Processing Systems. MIT Press, 2014, 27: 3320-3328.
[181] GIRSHICK R, DONAHUE J, DARRELL T, et al. Rich feature hierarchies for accurate object detection

and semantic segmentation[C]//IEEE Conference on Computer Vision and Pattern Recognition (CVPR) (2014), 2014: 580-587.

[182] OQUAB M, BOTTOU L, LAPTEV I, et al. Learning and transferring mid-level image representations using convolutional neural networks[C]//IEEE Conference on Computer Vision and Pattern Recognition (CVPR) (2014), 2014: 1717-1724.

[183] OZBULAK G, AYTAR Y, EKENEL H K. How transferable are CNN-based features for age and gender classification?[C]//International Conference of the Biometrics Special Interest Group, 2016: 1-6.

[184] AHARON M, ELAD M, BRUCKSTEIN A. K-SVD: an algorithm for designing overcomplete dictionaries for sparse representation[J]. IEEE Transactions on Signal Processing, 2006, 54(11): 4311-4322.

[185] ENGAN K, AASE S O, HUSOY J H. Frame based signal compression using method of optimal directions (MOD)[C]//IEEE International Symposium on Circuits and Systems, 1999: 1-4.

[186] FAN J P, FENG J Y, SHEN Y, et al. Learning inter-related visual dictionary for object recognition[C]// IEEE Conference on Computer Vision and Pattern Recognition (2012), 2012: 3490-3497.

[187] BIOUCAS-DIAS J M, FIGUEIREDO M A T. A New TwIST: two-step iterative shrinkage/thresholding algorithms for image restoration[J]. IEEE Transactions on Image Processing, 2007, 16(12): 2992-3004.

[188] SCHÖLKOPF B, PLATT J, HOFMANN T. Efficient sparse coding algorithms[J]. Advances in Neural Information Processing Systems, 2006, 19: 801-808.

[189] PARKHI O M, VEDALDI A, ZISSERMAN A. Deep face recognition[C]//British Machine Vision Conference, 2015: 1-41.

[190] HUANG G B, MATTAR M, BERG T, et al. Labeled faces in the wild: a database for studying face recognition in unconstrained environments[J]. Month, 2008.

[191] Biometrics Research Centre (BRC) [EB/OL]. [2018-05-20]. http://www4.comp.polyu.edu.hk/~biometrics/index.htm.

[192] ZHOU Y H, ZHOU Z H. Large margin distribution learning with cost interval and unlabeled data[J]. IEEE Transactions on Knowledge and Data Engineering, 2016, 28(7): 1749-1763.

[193] XU J, YIN J. Kernel least absolute shrinkage and selection operator regression classifier for pattern classification[J]. Iet Computer Vision, 2013, 7(1): 48-55.

[194] NOCEDAL J. Updating quasi-newton matrices with limited storage. [J]. Mathematics of Computation, 1980, 35(151): 773-782.

[195] WANG J, WANG G Q, LI M, et al. Hand vein recognition based on improved template matching[J]. International Journal Bioautomation, 2014, 18(4): 337-348.

[196] ZHANG B C, ZHANG L, ZHANG D, et al. Directional binary code with application to PolyU near-infrared face database[J]. Pattern Recognition Letters, 2010, 31(14): 2337-2344.

[197] ZHANG D, KONG W K, YOU J, et al. Online palmprint identification[J]. IEEE Transactions on Pattern Analysis and Machine Intelligence, 2003, 25(9): 1041-1050.

[198] JIA Y Q, SHELHAMER E, DONAHUE J, et al. Caffe: convolutional architecture for fast feature embedding[J]. Eprint Arxiv, 2014: 675-678.

[199] MOGHADDAM B, YANG M H. Learning gender with support faces[J]. IEEE Transactions on Pattern Analysis and Machine Intelligence, 2002, 24(5): 707-711.

[200] BUCHALA S, DAVEY N, GALE T M, et al. Analysis of linear and nonlinear dimensionality reduction methods for gender classification of face images[J]. International Journal of Systems Science, 2005, 36(14): 931-942.

[201] SUN Z, BEBIS G, YUAN X, et al. Genetic feature subset selection for gender classification: a

comparison study[C]//Applications of Computer Vision, 2002: 165-170.

[202] MAIRAL J, BACH F, PONCE J. Task-Driven Dictionary Learning[J]. IEEE Transactions on Pattern Analysis and Machine Intelligence, 2012, 34(4): 791-804.

[203] CHANG C C, LIN C J. LIBSVM: A library for support vector machines[J]. Acm Transactions on Intelligent Systems and Technology, 2011, 2(3): 1-27.

[204] MALKI S, SPAANENBURG L. Hand veins feature extraction using DT-CNNS[J]. Proceedings of SPIE-The International Society for Optical Engineering, 2007, 6590.

[205] ZHAO S, WANG Y D, WANG Y H. Biometric identification based on low-quality hand vein pattern images[C]//International Conference on Machine Learning and Cybernetics, 2008: 1172-1177.

[206] KUMAR A, PRATHYUSHA K V. Personal authentication using hand vein triangulation and knuckle shape[J]. IEEE Transactions on Image Processing A Publication of the IEEE Signal Processing Society, 2009, 18(9): 2127-2136.

[207] WANG Y, LI K, CUI J, et al. Study of hand-dorsa vein recognition[J]. Lecture Notes in Computer Science, 2010, 6215: 490-498.

[208] MIURA N, NAGASAKA A, MIYATAKE T. Feature extraction of finger vein patterns based on iterative line tracking and its application to personal identification[J]. Machine Vision and Applications, 2004, 35(4): 61-71.

[209] PASCUAL J E S, URIARTEANTONIO J, SANCHEZREILLO R, et al. Capturing hand or wrist vein images for biometric authentication using low-cost devices[C]//Sixth International Conference on Intelligent Information Hiding and Multimedia Signal Processing, 2010: 318-322.

[210] ZHANG H, TANG C, KONG W K, et al. Matching vein patterns from color images for forensic investigation[C]//IEEE Fifth International Conference on Biometrics: Theory, Applications and Systems, 2012: 77-84.

[211] ZHOU Z, DU E Y, THOMAS N L, et al. A new human identification method: sclera recognition[J]. IEEE Transactions on Systems, Man, and Cybernetics-Part A: Systems and Humans, 2012, 42(3): 571-583.

[212] LIN Y, DU E Y, ZHOU Z, et al. An efficient parallel approach for sclera vein recognition[J]. IEEE Transactions on Information Forensics and Security, 2014, 9(2): 147-157.

[213] REN C X, LEI Z, DAI D Q, et al. Enhanced local gradient order features and discriminant analysis for face recognition[J]. IEEE Transactions on Cybernetics, 2015, 46(11): 2656-2669.

[214] NALLA P R, KUMAR A. Toward more accurate Iris recognition using cross-spectral matching[J]. IEEE Transactions on Image Processing, 2017, 26(1): 208-221.

[215] JIA W, HU R X, LEI Y K, et al. Histogram of oriented lines for palmprint recognition[J]. Systems Man and Cybernetics Systems, 2014, 44(3): 385-395.

[216] MAIORANA E, La ROCCA D, CAMPISI P. On the permanence of EEG signals for biometric recognition[J]. IEEE Transactions on Information Forensics and Security, 2016, 11(1): 163-175.

[217] JAIN A K, DASS S C, NANDAKUMAR K. Can soft biometric traits assist user recognition?[J]. Proceedings of SPIE - The International Society for Optical Engineering, 2004, 5404: 561-572.

[218] DANTCHEVA A, ELIA P, ROSS A. What else does your biometric data reveal? A survey on soft biometrics[J]. IEEE Transactions on Information Forensics and Security, 2015, 11(3): 441-467.

[219] NIINUMA K, PARK U, JAIN A K. Soft biometric traits for continuous user authentication[J]. IEEE Transactions on Information Forensics and Security, 2010, 5(4): 771-780.

[220] DEMIRKUS M, PRECUP D, CLARK J J, et al. Soft biometric trait classification from real-world face videos conditioned on head pose estimation[C]//Computer Vision and Pattern Recognition Workshops,

2012: 130-137.

[221] SONG W, KIM T, KIM H C, et al. A finger-vein verification system using mean curvature[J]. Pattern Recognition Letters, 2011, 32(11): 1541-1547.

[222] WANG J, LI H J, WANG G Q, et al. Vein recognition based on (2D)2FPCA[J]. International Journal of Signal Processing Image Processing and Pattern Recognition, 2013, 6(4): 323.

[223] BALUJA S, ROWLEY H A. Boosting sex identification performance[J]. International Journal of Computer Vision, 2007, 71(1): 111-119.

[224] ARUN K S, SARATH K S. A machine learning approach for fingerprint based gender identification[C]//Recent Advances in Intelligent Computational Systems, 2011: 163-167.

[225] WANG J F, LIN C L, CHANG Y H, et al. Gender determination using fingertip features[J]. Internet Journal of Medical Update, 2008, 3(2): 22-28.

[226] ZHANG D, WANG Y H. Gender recognition based on fusion of face and multi-view gait[C]//Advances in Biometrics, Third International Conference, DBLP, 2009: 1010-1018.

[227] AMAYEH G, BEBIS G, NICOLESCU M. Gender classification from hand shape[C]//IEEE Computer Society Conference on Computer Vision and Pattern Recognition Workshops, 2008: 1-7.

[228] WUNDERLICH R E, CAVANAGH P R. Gender differences in adult foot shape: implications for shoe design[J]. Medicine Science in Sports Exercise, 2001, 33(4): 605-611.

[229] YOO J H, HWANG D, NIXON M S. Gender classification in Human gait using support vector machine[J]. Advanced Concepts for Intelligent Vision Systems, 2005, 3708: 138-145.

[230] BRUNELLI R, POGGIO T. Face recognition: features versus templates[J]. IEEE Transactions on Pattern Analysis and Machine Intelligence, 1993, 15(10): 1042-1052.

[231] FELLOUS J M. Gender discrimination and prediction on the basis of facial metric information[J]. Vision Research, 1997, 37(14): 1961-1973.

[232] GOLOMB B A, LAWRENCE D T, SEJNOWSKI T J. SexNet: A neural network identifies sex from human faces[C]//1990 Conference on Advances in Neural Information Processing Systems, 1990: 572-577.

[233] LU L, SHI P. A novel fusion-based method for expression-invariant gender classification[C]//IEEE International Conference on Acoustics, Speech and Signal Processing, 2009: 1065-1068.

[234] JAIN A, HUANG J, FANG S. Gender identification using frontal facial images[C]//IEEE International Conference on Multimedia and Expo, 2005: 4.

[235] LIAN H C, LU B L. Multi-view Gender Classification Using Local Binary Patterns and Support Vector Machines[M]. Berlin Heidelberg: Springer, 2006: 479-487.

[236] ALEXANDRE L, A S. Gender recognition: A multiscale decision fusion approach[J]. Pattern Recognition Letters, 2010, 31(11): 1422-1427.

[237] YLIOINAS J, HADID A, PIETIK M. Combining contrast information and local binary patterns for gender classification[C]//Image Analysis, Scandinavian Conference, 2011: 676-686.

[238] DEMIRKUS M, TOEWS M, CLARK J J, et al. Gender classification from unconstrained video sequences[C]//IEEE Computer Society Conference on Computer Vision and Pattern Recognition Workshops, 2010: 55-62.

[239] WISKOTT L, FELLOUS J M, KRÜGER N, et al. Face Recognition and gender determination[C]// Processdings of the International Workshop on Automatic Face and Gesture Recognition, 1995: 92-97.

[240] KRIZHEVSKY A, SUTSKEVER I, HINTON G E. ImageNet classification with deep convolutional neural networks[C]//International Conference on Neural Information Processing Systems, 2012: 1097-1105.

[241] SZEGEDY C, LIU W, JIA Y Q, et al. Going deeper with convolutions[C]//IEEE Conference on Computer Vision and Pattern Recognition, 2015: 1-9.

[242] SIMONYAN K, ZISSERMAN A. Very deep convolutional networks for large-scale image recognition[EB/OL]. arXiv: 1409.1556, 2015.

[243] HE K M, ZHANG X Y, REN S Q, et al. Deep residual learning for image recognition[C]//IEEE Conference on Computer Vision and Pattern Recognition (2016), 2016: 770-778.

[244] NIAN F, LI L, LI T Q, et al. Robust gender classification on unconstrained face images[C]// International Conference on Internet Multimedia Computing and Service, 2015: 77.

[245] ANTIPOV G, BERRANI S A, DUGELAY J L. Minimalistic CNN-based ensemble model for gender prediction from face images [J]. Pattern Recognition Letters, 2016, 70(C): 59-65.

[246] LEVI G, HASSNCER T. Age and gender classification using convolutional neural networks[C]// Computer Vision and Pattern Recognition Workshops, 2015: 34-42.

[247] EIDINGER E, ENBAR R, HASSNER T. Age and gender estimation of unfiltered faces[J]. IEEE Transactions on Information Forensics and Security, 2014, 9(12): 2170-2179.

[248] DING Z M, FU Y. Robust transfer metric learning for image classification. [J]. IEEE Transactions on Image Processing, 2017, 26(2): 660-670.

[249] SCHMID C. Constructing models for content-based image retrieval[C]//Proceedings of the 2001 IEEE Computer Society Conference on Computer Vision and Pattern Recognition, 2001.

[250] LEUNG T, MALIK J. Representing and recognizing the visual appearance of materials using three-dimensional textons[J]. International Journal of Computer Vision, 2001, 43(1): 29-44.

[251] VARMA M, ZISSERMAN A. A statistical approach to texture classification from single images[J]. International Journal of Computer Vision, 2005, 62(1-2): 61-81.

[252] YANG J C, YU K, GONG Y H, et al. Linear spatial pyramid matching using sparse coding for image classification[C]//IEEE Conference on Computer Vision and Pattern Recognition, 2009: 1794-1801.

[253] RANZATO M, HUANG F J, BOUREAU Y L, et al. Unsupervised learning of invariant feature hierarchies with applications to object recognition[C]//IEEE Conference on Computer Vision and Pattern Recognition, 2007: 1-8.

[254] HINTON G, OSINDERO S, TEH Y W. A Fast Learning Algorithm for Deep Belief Nets[J]. Neural Computation, 2006, 18(7): 1527-1554.

[255] VINCENT P, LAROCHELLE H, BENGIO Y, et al. Extracting and composing robust features with denoising autoencoders[C]//International Conference on Machine Learning, 2008: 1096-1103.

[256] OLSHAUSEN B A, FIELD D J. Sparse coding with an overcomplete basis set: a strategy employed by V1[J]. Vision Research, 1997, 37(23): 3311-3325.

[257] JAIN A, HUANG J. Integrating independent components and linear discriminant analysis for gender classification[C]//International Conference on Automatic Face and Gesture Recognition, 2004: 159-163.

[258] LI X, ZHAO X, FU Y, et al. Bimodal gender recognition from face and fingerprint[C]//IEEE Conference on Computer Vision and Pattern Recognition, 2010: 2590-2597.

[259] ZHANG K, TAN L, LI Z, et al. Gender and smile classification using deep convolutional neural networks[C]//IEEE Conference on Computer Vision and Pattern Recognition Workshops, 2016: 739-743.

[260] ZHANG T, ZHOU Z H. Large margin distribution machine[C]//ACM SIGKDD International Conference on Knowledge Discovery and Data Mining, 2013: 313-322.

[261] CAO L, DIKMEN M, FU Y, et al. Gender recognition from body[C]//International Conference on

Multimedia 2008, Vancouver, British Columbia, 2008: 725-728.
[262] SHAN C F, GONG S G, MCOWAN P W. Fusing gait and face cues for human gender recognition[J]. Neurocomputing, 2008, 71(10-12): 1931-1938.
[263] CSURKA G, DANCE C R, FAN L X, et al. Visual categorization with bags of keypoints[J]. Workshop on Statistical Learning in Computer Vision Eccv, 2004, 44(247): 1-22.
[264] SIVIC J, ZISSERMAN A. Video google: a text retrieval approach to object matching in videos[C]//IEEE International Conference on Computer Vision, 2003.
[265] YANG J C, YU K, HUANG T. Supervised translation-invariant sparse coding[C]//IEEE Conference on Computer Vision and Pattern Recognition, 2010: 3517-3524.
[266] WANG J J, YANG J C, YU K, et al. Locality-constrained linear coding for image classification[C]//IEEE Conference on Computer Vision and Pattern Recognition, 2010: 3360-3367.
[267] ZHOU X, YU K, ZHANG T, et al. Image classification using super-vector coding of local image descriptors[C]//European Conference on Computer Vision, 2010: 141-154.
[268] PERRONNIN F, DANCE C. Fisher kernels on visual vocabularies for image categorization[C]//IEEE Conference on Computer Vision and Pattern Recognition, 2007: 1-8.
[269] JEGOU H, DOUZE M, SCHMID C, et al. Aggregating local descriptors into a compact image representation[C]//IEEE Conference on Computer Vision and Pattern Recognition, 2010: 3304-3311.
[270] SERMANET P, EIGEN D, ZHANG X, et al. OverFeat: integrated recognition, localization and detection using convolutional networks[EB/OL]. Eprint arXiv, 2013.
[271] ZEILER M D, FERGUS R. Visualizing and Understanding Convolutional Networks[M]. Berlin: Springer, 2014: 818-833.
[272] SZEGEDY C, IOFFE S, VANHOUCKE V, et al. Inception-v4, inception-resnet and the impact of residual connections on learning[EB/OL]. Eprint arXiv, 2016.
[273] SHANG W, SOHN K, ALMEIDA D, et al. Understanding and improving convolutional neural networks via concatenated rectified linear units[EB/OL]. Eprint arXiv, 2016.
[274] SIMONYAN K, VEDALDI A, ZISSERMAN A. Deep Inside convolutional networks: visualising image classification models and saliency maps[EB/OL]. Eprint arXiv, 2013.
[275] AGRAWAL P, GIRSHICK R, MALIK J. Analyzing the performance of multilayer neural networks for object recognition[EB/OL]. Eprint arXiv, 2014.
[276] ZHOU B, KHOSLA A, LAPEDRIZA A, et al. Object detectors emerge in deep scene CNNs[EB/OL]. arXiv: 1412.6856, 2015.
[277] CIMPOI M, MAJI S, VEDALDI A. Deep filter banks for texture recognition and segmentation[C]//IEEE Conference on Computer Vision and Pattern Recognition, 2015: 3828-3836.
[278] GONG Y C, WANG L W, GUO R Q, et al. Multi-scale orderless pooling of deep convolutional activation features[EB/OL]. arXiv: 1403.1840, 2014.
[279] MATHEWS V J, XIE Z. Stochastic gradient adaptive filter with gradient adaptive step size[J]. IEEE Transactions on Signal Processing, 1993, 41(6): 2075-2087.

后　　记

1. 关于静脉识别目前课题组完成的主要工作

　　静脉图像由于其潜在的特征丰富、体内特征和活体检测等特性而使得其具有极高的安全性和鲁棒性，基于静脉信息的身份认证模型正逐步成为主流的生物特征模型。然而，成像对比度低、特征表征困难、样本库规模较小等问题一直制约着静脉识别从研究到产品化的发展。为解决上述几个问题，本书从手部多源生物特征信息采集装置设计和数据库构建、静脉图像偏置修复增强、多种静脉图像特征编码模型设计、数据库规模匹配深度卷积神经网络设计、相似图像知识迁移网络模型设计等有效手部多源信息特征编码和识别模型进行深入研究，具体完成的工作有如下几方面：

　　（1）设计实现手部多源生物特征信息采集装置并构建小规模样本库。静脉图像较其他生物特征信息虽然在身份认证方面存在很多优势，然而其特定成像原理使得采集高质量手部静脉图像较为困难，使得目前在静脉识别研究领域仍无公开高质量静脉图像数据库。为解决这一问题，本书在对光照系统、成像及滤光设备等组件进行分析后，确定具体型号，设计实现第一代手背静脉图像采集装备。然而其采集图像仍然存在对比度低的问题，为解决这一问题，本书提出基于图像质量评价参数反馈的光照自适应控制策略，并加以特定手部信息分布结构设计实现第二代采集装置（手部多源生物特征信息同步采集装置），构建了一定规模的手部多源生物特征信息数据库，为后续算法设计和验证打下基础。此外，通过对该数据库进行开源，为其他相关领域研究人员提供算法测试和对比样本。

　　（2）从静脉图像组分信息分解角度提出图像对比度增强策略。静脉图像由于存在对比度低的问题，任何静脉图像的预处理或特征提取方法都需设计合理的对比度增强方法作为预处理。然而，传统对比度增强准则通过设计线性或非线性变换函数对输入像素进行灰度拉伸，容易使得增强后图像中存在噪声和伪静脉信息，进而使得后续分析步骤结果不准确。本书在分析得到静脉图像对比度低的原因后（光照系统曝光程度统一导致不同类型采集对象成像质量不一），提出静脉图像组分信息分解模型，通过将静脉图像定义为静脉信息和光照信息的组合，设计能通过凸优化策略求解的能量函数，通过对函数的优化求解得到光照组分估计结果，并基于该结果进行偏置修复得到最终的准确对比度增强结果。

（3）提出基于静脉骨架信息多特征提取及决策层融合的识别模型。该模型首先对经过偏置修复的静脉图像设计改进邻域最大类间距离对应的阈值进行分割，之后对分割图像进行细化和去毛刺等后处理过程。在单像素拓扑结构决策阶段，通过改进模板匹配策略得到较好识别结果。随后，对分割后图像提取 WDM 特征，在对特征进行有效选择后将其映射至 Hough 变换空间计算图像相似度，将两者进行决策层融合得到具有极高识别率的静脉骨架特征提取和识别模型。

（4）对现有的基于局部不变性特征的静脉识别模型框架提出疑问，认为其中的对比度增强过程对最终识别结果存在影响，并通过对已有的 18 种对比度增强算法进行实验证明所提出疑问的正确性。为改进这一问题，分别从特征提取和匹配策略两个方面进行改进，得到稳定的类内及类间匹配分布和高识别率结果。此外，基于之前提出的偏置修复和分割方法设计实现 SIFT 特征选择策略，将对比度引入的伪静脉关键点特征和误匹配去除，进而得到对比度增强鲁棒的识别模型。

（5）从特定质量分布设计特征提取模型角度出发，提出质量依赖（对比度非依赖）特征编码和识别模型。首先基于 Fisher 准则设计类间方差最大模型对传统 LBP 模型进行改进得到更鲁棒更有效的改进局部二进制特征编码模型。以此特征提取模型为基础，考虑到对比度增强对原始静脉信息发生不可逆改变的事实，将对比度增强预处理过程选择性去除，去除准则为静脉图像质量分组结果。对于低质量静脉图像，利用对比度增强处理过静脉图像生成的改进 LBP 编码权重和未经增强预处理的编码值进行组合得到最大化去除对比度增强的有效特征编码结果；对高质量静脉图像，直接对其进行特征编码值和权值生成并得到最终的特征直方图分布，随后从算法效率方面提出改进 Chi-square 距离准则得到稳定的识别结果。

（6）由于静脉图像分布稀疏性导致有效特征编码方法设计困难，首次提出利用深度卷积神经网络模型解决静脉识别问题。CNN 模型虽已在各类图像识别任务中取得前所未有的成功，但制约其在静脉识别方面的发展的根本原因在于无大规模静脉图像数据库。为利用 CNN 设计实现静脉特征学习模型，本书分别从样本规模匹配网络结构设计和知识迁移网络模型设计两个方面出发，提出有效用于静脉深度特征编码网络模型。在基于静脉图像直接训练网络模型工作中，本书首先初始化一个单隐层网络结构，之后通过网络结构自生长准则迭代得到与样本库规模匹配的特征学习和识别网络模型。在知识迁移网络模型设计方面，为了充分利用已训练完成的 CNN 结构具有的极强的特征表达能力，本书提出基于相似图像知识迁移的网络微调策略，通过利用邻域网络模型训练样本之间潜在相似性可以一方面加快网络收敛，另一方面避免由于源训练样本和目标样本之间差异大而引起的网络过拟合问题。在相似图像选择策略方面，本书提出基于稀疏字典元素相似性的图像选择模型，该方法的有效性通过网络模型的微调和有效识别结果的得出得到验证。

（7）提出基于静脉图像信息的性别判断模型。传统的生物特征识别图像，如人脸、步态、指纹和虹膜等图像均被证明可用作性别判断任务。在这一结果驱动下，本书基于稀疏滤波设计无监督特征学习模型，并对所学特征进行子空间聚类，通过聚类结果具有的良好收敛性得到有效的基于静脉信息的性别判定模型。基于这一结论，对所设计的用于身份认证的知识迁移网络模型的损失函数和输出层进行改进，之后对知识迁移网络进行二次微调，得到有效的性别判定模型。

此外，通过观察无监督聚类结果和之间设计的质量评价聚类结果发现其具有高度一致性，从而将该无监督特征学习模型替代原有的基于 CFISH 的质量评价模型，得到可同时实现性别判断和身份认证的多模态静脉信息挖掘模型。

（8）多源生物特征识别通过利用多种生物特征信息之间的优势互补特性可以得到更加鲁棒的身份认证模型，提出了基于手部多源生物特征信息的身份证模型，分析所构建的多源生物特征信息数据库具有的多源信息多尺寸分布特性，设计了基于 Fisher 准则和 1×1 卷积核组的特征编码层，并利用该层替代导致现有网络中只能接受固定尺寸输入的全连接层，得到可同步接受不同尺寸输入的深度特征编码网络，并通过多源输入解决训练样本不足问题，最终得到有效的手部多源生物特征信息认证模型。

2. 关于手部多源信息认证课题的发展方向的若干思考

静脉图像由于其潜在的活体识别、抗干扰性能强的优势正逐步成为主流的生物特征识别模型之一，基于静脉图像设计实现身份认证产品的几个主要问题包括：非接触静脉图像采集导致背景复杂、静脉样本不足导致无法利用特征学习能力强的深度卷积神经网络模型、识别对象生理特性变化对图像分布差异性影响、手部疾病或静脉血管类疾病对识别结果影响等，为解决这一系列问题，需要着重从以下几个方面入手：

（1）收集大规模静脉采集样本，并分别从时间间隔足够长、尽可能制造同一样本采集图像差异、对采集对象手部添加不同类型附着物等几个方面考虑，设计多类型、复杂静脉图像样本库，对现有算法有效性进行验证。

（2）从最优光源波长、空间结构、发光强度等角度对光源模型进行分析，并通过设计不同类型组合实验观察实验样本分布，分别设计实现适用于不同类型单一或组合型采集对象的最优静脉成像系统。

（3）从设计有效的静脉分布复制样本出发，以生成对抗网络、Auto-Encoder 等模型为基础设计实现伪造静脉样本生成策略，通过对模型进行优化得到的主观视觉无法辨认的伪造样本对现有识别模型进行攻击，进而提出改进策略加强其抗攻击特性，得到更加鲁棒的静脉识别模型。

（4）对于将注册骨骼模板和采集灰度静脉图像进行匹配，将具有不同年龄、温度、背景分布的静脉图像进行匹配的问题通过"Cross-Domain Matching"框架进行模型化，并通过设计实现有效的 Matching Metric Learning 策略得到有效识别模型。

（5）研究如何基于 ARM 平台进行静脉识别实现；之后针对移动设备（手机平台）的硬件和软件系统特点，实现基于静脉信息的身份认证软件系统。